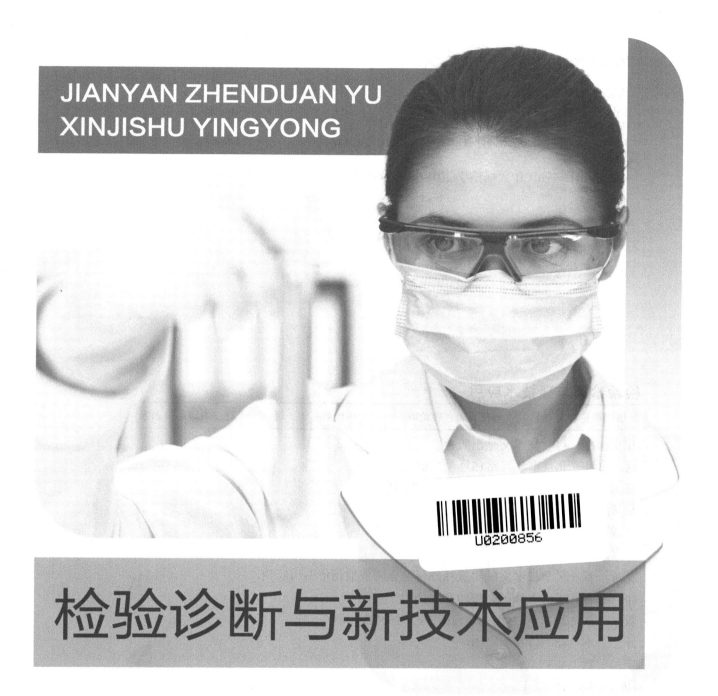

JIANYAN ZHENDUAN YU
XINJISHU YINGYONG

检验诊断与新技术应用

主 编 郑 楠 张展青 王 鹏 任美英 李永钢

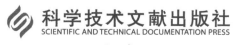

科学技术文献出版社
SCIENTIFIC AND TECHNICAL DOCUMENTATION PRESS

·北 京·

图书在版编目（CIP）数据

检验诊断与新技术应用 / 郑楠等主编. — 北京：科学技术文献出版社, 2018.5
ISBN 978-7-5189-4441-5

Ⅰ.①检… Ⅱ.①郑… Ⅲ.①医学检验 Ⅳ.①R446

中国版本图书馆CIP数据核字(2018)第099415号

检验诊断与新技术应用

策划编辑：曹沧晔　　　责任编辑：曹沧晔　　　责任校对：赵　瑷　　　责任出版：张志平

出 版 者　科学技术文献出版社
地　　址　北京市复兴路15号　邮编 100038
编 务 部　(010) 58882938，58882087（传真）
发 行 部　(010) 58882868，58882874（传真）
邮 购 部　(010) 58882873
官方网址　www.stdp.com.cn
发 行 者　科学技术文献出版社发行　全国各地新华书店经销
印 刷 者　济南大地图文快印有限公司
版　　次　2018年5月第1版　2018年5月第1次印刷
开　　本　880×1230　1/16
字　　数　483千
印　　张　15
书　　号　ISBN 978-7-5189-4441-5
定　　价　148.00元

前　言

　　随着基础医学和临床医学的飞速发展，相应的新知识、新技能不断涌现，新的仪器设备及治疗手段不断被采用和推广，使得临床检验在临床应用中日臻完善。检验医学作为"古老"而又"新兴"的边缘学科，发生了本质的变化，从检验技术转变为"检验医学"，使其服务范围、学科建设内涵、技术人员的知识结构和专业设置均发生了相应的变化。

　　本书以医学检验为主线，疾病诊断治疗为目标，检验临床结合为中心，共分四篇，涵盖了血液学检查、体液检验、生物化学检验、微生物学检验。本书论述详尽，内容新颖，科学性与实用性强，是各位编者结合多年临床经验，参考国内外有关书籍和文章，详细总结、深入思索，并加以汇总、提炼编写而成。适于广大医学检验工作者、临床医师、实验医学科研人员、医学院校师生参考使用。

　　本书全体编者都以高度认真的态度参与了工作，但由于时间有限和编写风格不尽一致，难免有诸多疏漏和欠妥之处，恳请各位读者、同仁谅解并提出宝贵意见。

编　者

2018 年 4 月

目　录

第一篇　血液学检查

第一章　骨髓细胞检验……………………………………………………………………… 3
　　第一节　适应证………………………………………………………………………… 3
　　第二节　检查步骤……………………………………………………………………… 3
　　第三节　临床意义……………………………………………………………………… 4
　　第四节　常用细胞化学染色…………………………………………………………… 5
第二章　血液流变学检验及临床意义……………………………………………………… 7
第三章　输血检验…………………………………………………………………………… 14
　　第一节　血型鉴定……………………………………………………………………… 14
　　第二节　交叉配血实验………………………………………………………………… 20
　　第三节　梅毒螺旋体抗体检测………………………………………………………… 27
第四章　血液成分的临床应用……………………………………………………………… 30
　　第一节　成分输血概述………………………………………………………………… 30
　　第二节　全血输注……………………………………………………………………… 34
　　第三节　红细胞输注…………………………………………………………………… 35
　　第四节　血小板输注…………………………………………………………………… 38
　　第五节　血浆输注……………………………………………………………………… 40
第五章　贫血疾病检验……………………………………………………………………… 42
　　第一节　贫血实验室诊断概论………………………………………………………… 42
　　第二节　缺铁性贫血…………………………………………………………………… 46
　　第三节　巨幼细胞性贫血……………………………………………………………… 51
　　第四节　再生障碍性贫血……………………………………………………………… 55
第六章　出血与血栓性疾病检验…………………………………………………………… 61
　　第一节　过敏性紫癜…………………………………………………………………… 61
　　第二节　血友病………………………………………………………………………… 65
　　第三节　原发性血小板减少性紫癜…………………………………………………… 77
　　第四节　继发性血小板减少性紫癜…………………………………………………… 83
第七章　白血病与淋巴瘤检验……………………………………………………………… 87
　　第一节　急性淋巴细胞白血病………………………………………………………… 87
　　第二节　急性髓细胞白血病…………………………………………………………… 88
　　第三节　慢性白血病…………………………………………………………………… 92
　　第四节　特殊类型白血病……………………………………………………………… 93
　　第五节　淋巴瘤………………………………………………………………………… 95

第二篇　体液检验

第八章　尿液检验 ·· 101
　第一节　尿液标本 ·· 101
　第二节　尿液理学检查 ·· 103
　第三节　尿液化学成分检查 ·· 107

第九章　粪便检验 ·· 125
　第一节　一般性状检查 ·· 125
　第二节　粪便显微镜检查 ·· 125
　第三节　粪便隐血试验 ·· 132

第十章　体液检验 ·· 134
　第一节　脑脊液检查 ·· 134
　第二节　精液检查 ·· 137
　第三节　前列腺液检查 ·· 141
　第四节　阴道分泌物检查 ·· 141
　第五节　痰液检查 ·· 142

第三篇　生物化学检验

第十一章　蛋白质测定 ·· 147
　第一节　血清总蛋白测定 ·· 147
　第二节　人血白蛋白测定 ·· 150
　第三节　血清蛋白电泳 ·· 154
　第四节　血清前白蛋白测定 ·· 160

第十二章　糖代谢测定 ·· 162
　第一节　血液葡萄糖测定 ·· 162
　第二节　口服葡萄糖耐量试验 ·· 166
　第三节　糖化血红蛋白测定 ·· 167
　第四节　糖化血清蛋白测定 ·· 171
　第五节　血清 C 肽测定 ··· 173
　第六节　血清胰岛素测定 ·· 173
　第七节　脑脊液葡萄糖测定 ·· 174
　第八节　尿液葡萄糖测定 ·· 174

第十三章　血脂检验 ·· 175
　第一节　血清总胆固醇检验 ·· 175
　第二节　血清三酰甘油检验 ·· 176
　第三节　血清高密度脂蛋白胆固醇检验 ···································· 177
　第四节　血清低密度脂蛋白胆固醇检验 ···································· 179

第十四章　激素测定 ·· 181
　第一节　垂体激素测定 ·· 181
　第二节　甲状腺激素和甲状腺功能相关测定 ································ 189

第四篇　微生物学检验

第十五章　细菌检验技术…………………………………………………………………………207
　　第一节　细菌形态学检查………………………………………………………………………207
　　第二节　培养基的种类和制备…………………………………………………………………209
　　第三节　细菌的接种和培养……………………………………………………………………213
第十六章　病毒检验技术…………………………………………………………………………220
　　第一节　病毒形态学检查………………………………………………………………………220
　　第二节　病毒的分离和鉴定……………………………………………………………………221
　　第三节　病毒免疫学检测………………………………………………………………………223
　　第四节　病毒的分子生物学检测………………………………………………………………224
第十七章　真菌检验技术…………………………………………………………………………226
　　第一节　真菌形态检验技术……………………………………………………………………226
　　第二节　真菌的培养技术………………………………………………………………………227
　　第三节　真菌的其他检验技术…………………………………………………………………228
第十八章　支原体检验……………………………………………………………………………229
　　第一节　概述……………………………………………………………………………………229
　　第二节　肺炎支原体……………………………………………………………………………230
　　第三节　解脲脲原体……………………………………………………………………………233
　　第四节　其他支原体……………………………………………………………………………235
第十九章　衣原体检验……………………………………………………………………………237
　　第一节　概述……………………………………………………………………………………237
　　第二节　沙眼衣原体……………………………………………………………………………237
　　第三节　肺炎嗜衣原体…………………………………………………………………………240
　　第四节　鹦鹉热嗜衣原体………………………………………………………………………242
参考文献……………………………………………………………………………………………244

第一篇

血液学检查

第一篇

基础理论知识

第一章

骨髓细胞检验

第一节 适应证

1. 造血系统疾病

（1）贫血病因学诊断如增生性贫血、增生不良性贫血、铁粒幼细胞性贫血等及骨髓贮存铁评价。

（2）白血病特别是非白血性类型、全髓细胞白血病、混合细胞白血病诊断和治疗监测。

（3）白细胞减少症、粒细胞缺乏症或类白血病反应诊断和鉴别诊断。

（4）骨髓增生异常综合征、骨髓增殖性疾病（骨髓纤维化、真性红细胞增多症）诊断。

（5）淋巴增殖性疾病，恶性淋巴瘤如 Hodgkin 病等诊断。

（6）浆细胞增殖性疾病如多发性骨髓瘤、原发性巨球蛋白血症、浆细胞白血病诊断。

（7）白血病性网状内皮（单核巨噬）增生症如恶性组织细胞病、毛细胞白血病诊断。

（8）与巨核细胞－血小板相关的出血－血栓性疾病病因学诊断和评价。

2. 脂代谢障碍性疾病　Gaucher 病、Niemann－Pick 病诊断。

3. 骨髓转移癌　原发于肺、胃、骨、前列腺癌等骨转移诊断。

4. 某些感染性疾病

（1）骨髓涂片用于黑热病、疟疾等原虫感染性疾病诊断。

（2）骨髓培养用于发热、系统性感染如伤寒、亚急性细菌性心内膜炎病原学诊断，组织原浆菌病、分枝杆菌感染病因学探讨。

5. 其他情况　如不明发热，肝、脾、淋巴结肿大，脾功能亢进症，明显贫血，血象异常而不能明确诊断者。

（郑　楠）

第二节 检查步骤

1. 穿刺部位选择

（1）髂前上棘、髂后上棘较安全，但有时不易操作，儿童也可在腓骨小头穿刺。

（2）胸骨造血终生活跃，穿刺方便易于成功，胸骨柄、胸骨体均可穿刺：成人胸骨厚度，胸骨体只有 7～10mm，胸骨柄不过 11～12mm，而前后骨板厚度胸骨柄各 1.1～1.2mm，胸骨体各 0.9～1.1mm。穿刺部位在胸骨柄正中或胸骨体中线第 3、第 4 肋间水平。胸骨后有大血管，操作不当有一定危险性。穿刺针长度为软组织压缩厚度加 4～5mm，安全挡必须固定牢靠，旋转进针，谨慎操作，不用猛力，可确保安全。

2. 吸取骨髓量

（1）细胞学检查 0.2mL，不可多吸，因易致骨髓稀释。

（2）细菌学检查 5mL。

抽吸满意指标：一瞬间疼痛，有骨髓颗粒，镜下有骨髓特有的细胞成分。

3. 制片与送检

（1）骨髓极易凝固，应迅速制片，要薄而均匀（推片角度小、速度慢、用力均匀），分出头、体、尾，至少要 5 张，写好姓名、日期。

（2）填好申请单，详细书写患者症状、体征、血液学结果、临床诊断，附血片 2～3 张送检。

骨髓组织分布不均匀，特别是骨髓局限性疾病如骨髓瘤、骨转移癌、岛屿性造血的再生障碍性贫血，不能仅根据一次检验结果肯定或排除诊断，应在不同部位多次穿刺抽吸或骨髓活组织检验。

4. 染色　Wright 染色法、Giemsa 染色法、Wright – Giemsa 复合染色法，以后者染色效果最好。

5. 低倍镜检查

（1）取材、制片、染色是否满意，不佳的材料影响结果的准确性。

（2）计数全片巨核细胞数。

（3）观察异常细胞如体积巨大、形态和染色性异常的细胞。

（4）根据有核细胞与成熟红细胞的大致比率，判断骨髓增生程度。

6. 油浸镜检查

（1）观察骨髓细胞构成、红细胞增生、粒细胞增生、粒细胞/红细胞比值。

（2）观察有核细胞大小、形态、染色性有无异常，核浆发育是否平行；异常细胞形态和结构特征。

（3）对有核细胞进行分类计数，计数各阶段细胞的比例（%），白细胞、有核红细胞各占的比率（%）。

（4）观察成熟红细胞大小、形态、染色性改变。

（5）观察巨核细胞形态、发育阶段、胞质颗粒、有无血小板形成；血小板数量和形态。

（6）观察寻找肿瘤细胞和寄生虫。不能分类细胞或异常细胞的形态学特征，应予详细描述。

（郑　楠）

第三节　临床意义

根据骨髓增生程度，以何种细胞增生为主，增生细胞的形态学特征；粒细胞与有核红细胞比值，各系统各阶段细胞比率，异常细胞的质和量，结合临床资料、CBC、血细胞形态学、必要的细胞组织化学染色和其他检验检查资料提出诊断意见。

1. 分析结果及临床意义

（1）粒细胞与有核红细胞比值（G/E 比值）：正常为 3∶1～5∶1。比值大于 6 见于各类白血病、类白血病反应；比值小于 2 见于增生性贫血、红血病或粒细胞缺乏症。

（2）粒细胞系统：正常占骨髓细胞的多数为 30%～60%，以晚幼粒细胞、杆状核细胞和分叶核细胞为主；分叶核细胞不超过 21%，增多提示骨髓有稀释；原始粒细胞少于 1%，早幼粒细胞少于 3%，二者之和不超过 5%。

1）粒细胞增生为主，G/E 比值增大，形态异常：①以原始粒细胞或早幼粒细胞为主（超过 20%～90%），伴形态异常，见于急性粒细胞白细病或慢性粒细胞白血病急性变，后者有核浆发育不平行，嗜碱性粒细胞增多。②以中幼粒细胞为主，伴有核浆发育不平行，见于亚急性粒细胞白细胞。③以中幼粒细胞、晚幼粒细胞、杆状核细胞为主，见于慢性粒细胞白血病（伴有嗜酸性、嗜碱性粒细胞增多）、感染、中毒、晚期肿瘤（可伴有中毒颗粒、核固缩、胞质空泡形成、Dohle 包涵体等退行性变）。④嗜酸性粒细胞正常少于 5%，增多见于慢性粒细胞白血病、过敏性疾病或寄生虫疾病。⑤嗜碱性粒细胞正常少于 1%，增多见于慢性粒细胞白血病、嗜碱性粒细胞白血病。

2）粒细胞增生减低，G/E 比值减小，有成熟停滞，形态异常，见于理化因素所致的粒细胞缺乏症。

（3）红细胞系统：正常占有核细胞的 20%～30%，仅次于粒细胞系统。

1）红细胞系统增多，G/E 比值减小：①以原始红细胞及早幼红细胞增多，红细胞系巨幼变，见于红血病；红、粒、巨核三系巨幼变，见于部分巨幼细胞性贫血。②以中幼粒细胞、晚幼粒细胞、早幼红细胞为主，核成熟迟缓，红系细胞巨幼变，同时也有粒细胞、巨核细胞巨幼变，分叶核细胞分叶过多现象，见于巨幼细胞性贫血。③以中幼粒细胞、晚幼红细胞为主，见于溶血性贫血、大失血后、慢性红血病。④以晚幼红细胞为主，见于缺铁性贫血（胞体小、胞质发育延迟）、慢性肾炎。

2）红细胞系统减少：①粒细胞系正常，G/E 比值增大，见于单纯红细胞再障。②粒细胞系减少，骨髓增生减低，G/E 比值正常，见于再生障碍性贫血。

（4）淋巴细胞系统：正常比率一般不超过 30%。

原始及幼淋巴细胞增多，血片见有原始淋巴细胞，见于急性淋巴细胞白血病。

以幼淋巴细胞和成熟淋巴细胞为主，见于慢性淋巴细胞白血病、病毒感染（传染性单核细胞增多症、风疹、病毒性肝炎等）。

（5）单核细胞系统：正常不超过 5%。

原始及幼单核细胞增多，见于急性单核细胞白血病。成熟单核及幼单核细胞增多，见于慢性单核细胞白血病，慢性细菌感染或寄生虫感染。

（6）浆细胞系统：正常不超过 1%，超过 5% 为异常。

幼浆细胞增多伴有形态异常，见于浆细胞增殖性疾病，如浆细胞白血病、多发性骨髓瘤等。

成熟浆细胞反应性增多，见于再生障碍性贫血、转移性癌、病毒性感染等。

（7）巨核细胞系统：正常幼巨核细胞 0% ～5%、成熟无血小板巨核细胞 10% ～27%、有血小板巨核细胞 45% ～60%，裸核及变性型细胞 4% ～6%。

增多（每片平均超过 20 个）见于慢性粒细胞白血病、骨髓纤维化、急性失血、特发性血小板减少性紫癜（无血小板形成巨核细胞增多）。

减少见于各类白血病、急或慢性再生障碍性贫血。

2. 诊断意见

（1）血液学可肯定诊断：具有典型、特征性细胞学改变，如各类白血病包括低增生型白血病、再生障碍性贫血、巨幼细胞性贫血、铁粒幼红细胞性贫血、特发性血小板减少性紫癜、多发性骨髓瘤、恶性组织细胞病、Gaucher 病或 Niemann – Pick 病、Hodgkin 淋巴瘤、转移性癌、寄生虫病等。

（2）血液学可支持诊断：具有支持某些疾病的细胞学特征，但不具备鉴别诊断意义的改变，如增生性贫血、反应性浆细胞增多症、类白血病反应、骨髓增生异常综合征等。

（3）血液学可排除诊断：骨髓细胞学特征不支持某些方面的临床诊断，有助于缩小临床鉴别诊断的范围。

（4）血液学不确定诊断：骨髓细胞学不具有特征性改变，不能肯定或否定诊断时，应详细描述骨髓细胞学的形态学、细胞化学和免疫组化学特征，供临床参考。

对原始细胞、白血病细胞、不明细胞的辨认或鉴别有困难时，应借助细胞化学染色、染色体检查、免疫组织化学、电镜检查或必要时外送会诊。提倡建立病理组织学细胞形态学会诊制度，作为学术活动内容之一，有利于提高医疗质量和细胞学诊断水平。

（郑　楠）

第四节　常用细胞化学染色

1. 过氧化酶染色（peroxidase stain，POX）　用于急性白血病类型鉴别：粒细胞质含量丰富，晚期原始粒细胞以后各阶段均呈阳性反应；单核细胞质含量较少，幼单核细胞及其以后阶段单核细胞呈弱阳性反应；淋巴细胞、浆细胞、红细胞系及巨核细胞系不含有，呈阴性反应。

2. 特异性酯酶染色（specific esterase stain，SES）　用于急性白血病类型鉴别：为中性粒细胞所特有，分化型原粒细胞呈弱阳性，早幼粒细胞强阳性，随细胞成熟而反应减弱；嗜酸性细胞、淋巴细胞、单核细胞一般呈阴性反应。

3. 非特异性酯酶染色（nonspecific esterase stain，NSE）　用于急性白血病类型鉴别：单核细胞呈强阳性反应，并为 NaF 所抑制；粒细胞为阴性或弱阳性反应，不为 NaF 抑制；淋巴细胞呈阴性反应。

4. 过碘酸希夫染色，糖原染色（periodic acid schiff stain，PAS）　用于白血病类型和淋巴系增生良恶性鉴别：粒细胞系原始粒细胞多为阴性，早幼粒细胞以后各阶段细胞均呈阳性，并随成熟而增强；单核细胞系幼稚单核细胞为阳性；成熟巨核细胞和血小板呈阳性反应；淋巴细胞系约 20% 呈阳性，恶性增生时如恶性淋巴瘤、霍奇金病、急或慢性淋巴细胞白血病，淋巴细胞的积分值升高；病毒性感染淋巴细胞积分值在正常范围；缺铁性贫血、贫血型地中海贫血，幼红细胞呈强阳性反应；无贫血地中海贫血（地中海特性或性状）、溶血性贫血，幼红细胞呈弱阳性反应。

5. 中性粒细胞碱性磷酸酶染色（neutrophil alkaphatase stain，NAP）　每一中性粒细胞按反应强弱确定为 0、1 +、2 +、3 +、4 +，计数阳性细胞的百分数为阳性率，" + "号总数为积分。健康成人阳性率有很大差异，一般阳性率在 40% 以下，积分在 80% 以下。正常人除成熟中性粒细胞外，其他细胞均为阴性反应。用于：病毒感染与细菌感染，特别是化脓性感染的鉴别；前者反应减低或无变化，后者反应增强；慢性粒细胞白血病与类白血病反应的鉴别，前者反应减低，后者反应增强；阵发性睡眠性血红蛋白尿与再生障碍性贫血的鉴别，前者反应减低，后者反应增强；各种应激状态、肾上腺皮质激素或雌激素使用，反应均可明显增强。

6. 骨髓铁染色（bone marrow iron stain，BMIS）　利用普鲁士蓝反应对骨髓涂片染色，分细胞外铁和细胞内铁（铁粒细胞），用以评估骨髓铁贮存量，缺铁性与非缺铁性贫血的鉴别和铁利用障碍性贫血的诊断。缺铁性贫血细胞外铁消失，细胞内铁减少；非缺铁性贫血时增多；铁利用障碍时明显增多，而且可见环核铁粒幼红细胞。

（郑　楠）

第二章

血液流变学检验及临床意义

一、全血黏度测定

血液黏度是衡量血液流动性的指标，黏度越大流动性越小，反之越大。血液黏度主要由血细胞比容（Hct）、红细胞聚集性、红细胞变形性、红细胞表面电荷、血浆黏度、纤维蛋白原含量以及白细胞、血小板流动性等血液内在因素决定；还与测量条件如温度、pH、渗透压、标本存放时间、抗凝剂、检测方法和仪器等都影响测定结果。目前常用于全血黏度测定的仪器主要有两大类：旋转式黏度计和毛细管黏度计。

（一）毛细管黏度计法测定

1. 原理　毛细管黏度计法是指一定量的液体，在一定压力驱动下，通过一定管径的毛细管所需时间来计算液体的黏度，见公式（1）。

$\eta = \eta_0 t / t_0$

已知黏度为 η_0，流过时间为 t_0；待测液体黏度为 η，流过时间为 t。

2. 试剂　抗凝剂：肝素 $10 \sim 20 U/mL$ 血；EDTA · 2Na $1.5 g/L$ 血。

3. 操作

（1）受检者静脉取血，以肝素（$10 \sim 20 U/mL$ 血）或 EDTA · 2Na（$1.5 g/L$ 血）抗凝。

（2）血样置于水浴中，恒温 5min，混匀后加入储液池，同时按下测量钮开始计时，测得血样流过时间（t）。

（3）按上述操作（2），测量生理盐水流过时间（t_0）。

（4）按公式（1）计算每个平均切变率下的血液表观黏度。

（5）Hct 是影响黏度的重要因素，为便于分析测定的结果，可以微量毛细管测定 Hct。

4. 参考区间

全血黏度：男为（$4.25 + 0.41$）mPa · s；女为（3.65 ± 0.32）mPa · s。

全血比黏度：男为（7.764 ± 1.05）mPa · s；女为（4.568 ± 1.60）mPa · s。

全血还原黏度（7.40 ± 0.75）mPa · s。

由于血液黏度受各种因素的影响，即使应用通用的仪器和标准化的操作方法也难以获得一致的参考范围，因此不同的实验室应具有自己的参考范围。

（二）旋转式黏度计法测定

1. 原理　在样品中有一个同轴的锥体，当样品槽旋转时，血样越黏，通过血样传入到锥体的扭矩越大，故检测锥体受力的大小可得出样品的黏度。

2. 操作

（1）静脉采血，以肝素或 EDTA · 2Na 常规抗凝。

（2）打开仪器预热，使恒温系统达到测试温度。

（3）将试样在测试温度下恒温 5min 后，充分混匀加入测样杯。

（4）按测量键，切变率按由低至高的顺序进行测量。

3. 参考区间

男：230s^{-1}时为（4.53±0.46）mPa·s；11.5s^{-1}时为（9.31±1.48）mPa·s。

女：230s^{-1}时为（4.22±0.41）mPa·s；11.5s^{-1}时为（8.37±1.22）mPa·s。

二、血浆黏度测定（毛细管黏度计法）

（一）原理

血浆中含有各种蛋白质、脂类和电解质，其中蛋白质对血浆黏度影响最大，这主要取决于蛋白质分子的大小、形状和浓度。纤维蛋白原对血浆黏度的影响最大，球蛋白次之，白蛋白影响最小。此外，蛋白质还通过与红细胞相互作用，引起红细胞聚集性增加和变形性降低，进而引起血液黏度升高。用于血浆黏度测量的毛细管黏度计的结构和测量原理同血液黏度测定。

（二）试剂

抗凝剂：肝素10～20U/mL血；EDTA·2Na1.5g/L血。离心取血浆。

（三）操作

（1）将以肝素（10～20U/mL血）或EDTA·2Na（1.5g/L血）抗凝的血液以3 000r/min离心10min，取出血浆置于25℃或37℃水浴预热5min，使其达到测量温度。

（2）将血浆加入毛细管黏度计储液池内，按下仪器测量键，或用秒表进行人工计时。

（3）用同样的方法测量水的流过时间，按下列公式（2）计算血浆黏度。

$$\eta = \eta_0 \rho_t / \rho_0 t_0$$

待测液体黏度为η，已知黏度为η_0，待测液体密度为ρ_t，已知液体密度为ρ_0，已知流过时间为t_0。

（四）参考区间

血浆黏度：男为（1.76±0.04）mPa·s；女为（1.78±0.06）mPa·s。

三、红细胞聚集性测定（红细胞沉降法）

（一）原理

当红细胞聚集时，随着红细胞聚集体的形成及其比重的增加，红细胞沉降率明显加快。红细胞沉降率（ESR）在一定程度上反应红细胞的聚集性，但受红细胞比容（Hct）、血浆黏度、红细胞表面电荷、温度以及血浆与细胞之间密度差等因素的影响。因此可利用血沉方程求出K值，由K值估计红细胞的聚集性。

（二）操作

（1）用温氏法测定血沉（ESR），再通过离心法测定红细胞比容（Hct）。

（2）将ESR和Hct代入方程ESR＝K［Hct－（lnH＋1）］求出K值。设R＝Hct－（lnH＋1），则K＝ESR/R。为了简化计算，可利用表2-1由红细胞比容Hct查出相应R值，将R值和ESR代入K＝ESR/R，即可得出K值。K值越大，表示红细胞聚集性越高（表2-1）。

表 2 −1　从红细胞比容查 R 值

		0.00	0.01	0.02	0.03	0.04	0.05	0.06	0.07	0.08	0.09
				Hct 小数点后第二位数							
Hct小数点后第一位数	0.2	0.809	0.771	0.734	0.700	0.067	0.636	0.609	0.579	0.553	0.528
	0.3	0.504	0.481	0.459	0.439	0.419	0.400	0.367	0.364	0.348	0.332
	0.4	0.316	0.302	0.288	0.274	0.261	0.249	0.227	0.225	0.214	0.203
	0.5	0.193	0.183	0.174	0.165	0.156	0.148	0.140	0.132	0.125	0.118
	0.6	0.111	0.104	0.098	0.092	0.086	0.081	0.076	0.070	0.066	0.061
	0.7	0.057	0.052	0.049	0.045	0.041	0.038	0.034	0.031	0.028	0.026
	0.8	0.032	0.021	0.018	0.016	0.014	0.013	0.009	0.009	0.008	0.007
	0.9	0.005	0.004	0.003	0.003	0.002	0.001	0.001	0	0	0

例如：一个样品的 ESR 为 0.2，Hct 为 0.73，在 Hct 与 R 换算表中竖行对应 0.7、横行对应 0.03 的交界处查得 R 为 0.045，此样品的 K 值为 0.2/0.045 = 44。

（三）参考区间

K 值的均值为 53 ± 20。

（四）临床意义

K 值增高反映红细胞聚集性增加。K 值正常而血沉增快反映红细胞比容减低；血沉增快伴 K 值增大，可肯定血沉增快；血沉正常，而 K 值正常，可肯定血沉正常；血沉正常，而 K 值增大，则可肯定血沉加快。

四、红细胞变形性测定

（一）黏性检测法

1. 原理　血液的表观黏度随切变率升高而降低，高切变率下血液的表观黏度主要由红细胞的变形性决定。在相同红细胞比容、介质黏度和切变率时，表观黏度降低者红细胞的平均变形性越好。因此，通过测量血液在高切变率下的表观黏度及相应的血浆黏度和血细胞比容值可间接估计红细胞的平均变形性。

2. 器材　最好用有较宽切变率范围的旋转式黏度计，切变率选择在 100/s 以上。采血方法和抗凝同血液黏度测量。

3. 操作　应用黏性测量法估计红细胞变形性，可利用黏性方程求出参数 TK 值。用旋转式或毛细管黏度计测量血液在高切变率下的黏度值，用毛细管黏度计测量血浆黏度，利用下列黏性方程计算 TK 值 [公式（3）]。

$$\eta_r = (1 - TKC)^{-2.5}$$

$$TK = (\eta_r 0.4 - 1) \times \eta_r^{0.4}C$$

式中，η_r：相对黏度（是全血黏度与血浆黏度的比值）；T：Taylor 因子；K：红细胞群集指数；C：红细胞体积浓度（常以 Hct 代替）。

利用 TK 值可间接估计红细胞的变形性，正常状态下 TK 值约 0.9，TK 值愈大表明红细胞变形性愈差。

红细胞变形性还可以由获得的黏度值计算红细胞刚性指数（IR）。

$$IR = \frac{\eta_b - \eta_p}{\eta_p} \times \frac{1}{Hct}$$

式中，η_b：全血黏度；η_p：红浆黏度；Hct：红细胞比容。IR 值越大，表明红细胞变形性越差。

黏性测量的优点在于测得血液黏度的同时可获得对红细胞的平均变形性的估计，缺点是不易分辨细胞变形时应力与应变之间的关系。

4. 参考区间　$180s^{-1}$ 为小于 1.00。

5. 附注

（1）红细胞膜的黏弹性：红细胞表面结构及酶维持 T 细胞膜的黏弹性，一旦发生改变，导致红细胞膜变硬，变形性减低。

（2）红细胞几何形状：红细胞形状改变，其表面积与体积之比发生改变，也影响红细胞的变形性。

（3）红细胞内黏度：当红细胞内血红蛋白发生沉淀或聚集时，处于高张介质中的红细胞内黏度升高，变形性降低。

（4）切变率对变形性的影响：红细胞的变形性随切变率的增快而增加。

（5）红细胞的浓度对变形性的影响：红细胞浓度增加，红细胞间的间隙变窄，切变率增加，变形性增大。

（6）介质对变形性的影响：血浆中各种介质的含量不仅影响血浆黏度，而且影响红细胞的变形性。

（二）微孔滤过法

1. 原理　微孔滤过法是目前国内外广泛采用的方法。在正常状态下红细胞很容易通过比自身直径小的孔道；在病理状态下由于红细胞变形能力下降，其通过微细孔道的阻力增加。微孔过滤法就是采用测量红细胞通过滤膜上微孔（3～5μm）的能力来反映红细胞变形性。红细胞滤过仪，主要由滤膜、负压发生系统和控温三大部分组成。

测量一定体积的悬浮液和介质流过滤膜所需时间 tηs 与 tηo。用滤过指数（IF）表示红细胞的变形性，按下列公式（4）计算。IF 越高红细胞变形性越差。

$$IF = \frac{t_s - t_0}{t_0 \ (Hct)}$$

式中 Hct 悬浮液中红细胞比容。

2. 试剂与器材

（1）滤过仪：国内有 CR - Ⅱ 型滤过仪和 DXC - 200 型滤过仪；国外有圣·乔治滤过仪（St George'sfiltrometer），MF 四导滤过仪，SEFAM ergthrochyter 等。国外的滤过仪大多配有电脑，自动化程度较高。

（2）抗凝：由于肝素容易引起血小板聚集不宜采用，故作滤过试验时血宜用 EDTA·2Na 抗凝。

（3）悬浮介质：采用等渗的 PBS（pH7.4）。使用前应用 G2 滤器滤过，以除去其中的颗粒。

3. 操作

（1）将血液以 3 000r/min 离心 10min，弃去血浆及红细胞柱表面的血浆黄层，以 PBS 洗涤 3 次，每次洗后以 3 000r/min 离心 5min，弃去上清液。

压紧的红细胞按 1∶9（V/V）加到 PBS 中配成浓度 10% 的悬浮液备用。

（2）在加样前使储气瓶内保持 0.98kPa 或 1.96kPa 负压，分别吸取悬浮介质（PBS）和细胞悬浮液加入到带刻度的样品池内，分别测量在负压作用下流过滤膜的时间 to 和 ts。

4. 参考区间

全血滤过法：0.29 ± 0.10。

红细胞悬浮液滤过法：0.98 ± 0.08。

5. 附注

（1）细胞易堵塞滤孔而影响检测结果，故样品中的白细胞应尽量少。

（2）细胞比容应控制在 10% 左右。

五、红细胞表面电荷测定（红细胞电泳法）

细胞电泳技术是通过测量细胞在电场中的泳动来反映细胞表面电荷，进而研究细胞的表面结构和功能。将红细胞悬浮于生理盐水或自身血浆中，在电场的作用下，借助显微镜观察红细胞的电泳速度。由于红细胞表面带有负电荷，因此，红细胞向正极移动，电泳速度与其表面负电荷的密度大小成正比。

（一）原理

红细胞表面带负电荷，在电场中向正极移动，此即红细胞电泳。其电泳泳动度（EPM）可按下列公式（5）计算。

$$EPM = \frac{v}{E}$$

式中，v 为细胞泳动速度；E 为电场强度。

只要测出细胞的 EPM，自动化仪器经过一系列换算便可得出红细胞表面的电荷速度。

（二）试剂与器材

1. 红细胞悬浮液的配制　取静脉血，以肝素抗凝（10～20U/mL 血）或 EDTA·2Na（1.5g/L 血）抗凝，以 3 000r/min 离心 10min，取出血浆存于小试管内，随后加入 1 滴血使其中红细胞浓度达到每微升 10^4 个左右备用，也可用生理盐水或 9% 的蔗糖溶液作悬浮介质。但是由于生理盐水离子强度大、导电性强，电泳池内工作电流大易生热而影响测量结果。

2. 细胞电泳仪　主要由直流稳压电源、电泳室、电极及显微镜等部分组成。

（三）操作

（1）将稀释的红细胞悬浮液装入方形玻管内，两端套好琼脂管，装入电泳管架的槽内，然后置于显微镜台上并插入电极。

（2）接通电源，通过倒向开关变换两电极的极性，利用微标尺测量细胞在电场作用下泳动一定距离（s）所需时间（t），仪器自动记录 20 个细胞在两个方向泳动时间的平均值（t），并会自动给出红细胞的电泳动度（EPM）和细胞表面电荷密度。

（四）参考区间

14.6～18.2s。

（五）附注

1. 介质的离子强度　离子强度越大，电泳速度越慢。
2. 电场强度　电场强度越高，电泳速度越快。
3. 温度　温度升高可导致介质黏度降低、细胞泳动阻力变小、电泳速度增大。
4. 漂移现象　所谓漂移现象即在无电场作用时，电泳池内细胞仍向某一方向移动。这是由于电泳小室有泄漏所致，故方玻管两端的琼脂管一定要套装好。

（六）临床意义

红细胞表面电荷减少或丧失，导致红细胞间的静电斥力减少，使红细胞聚集性增加，形成串联、堆集现象，血流减慢。见于冠心病、脑血栓、糖尿病、脉管炎、骨髓增生症等疾病。

六、血液流变学检查的影响因素

（一）采血与抗凝剂的影响

采血方式不当可引起黏度测定误差。根据国际血液学标准化委员会（ICSH）的建议，压脉带压迫的时间应尽可能缩短，针头插入血管后，应在压脉带松开 5s 后开始抽血，抽血时用力不宜过猛。抗凝剂以用肝素（10～20U/mL 血）或 EDTA·2Na（1.5g/L 血）为宜。为防止对血液的稀释作用，应采用固体抗凝剂，若采用液体抗凝，应提高抗凝剂的浓度，以减少加入液体的量。

（二）血样存放时间的影响

采血后立即进行测试，在室温下存放时间过长，会引起测量结果偏高，最好于 4h 内完成测试，若存于 4℃ 冰箱可延长至 12h。血样不宜在 0℃ 以下存放，因为在冷冻条件下红细胞会发生破裂。

（三）生命节律的影响

研究指出，人体在 1 天 24h 内血液黏度呈现规律性的变化。一般有两次高峰，分别在上午 11：00 和晚上 20：00。进食会引起红细胞比容（Hct）和血浆成分的变化。因此，采血时间以清晨空腹为宜。

（四）Hct 的影响

血液是血细胞在血浆中的悬浮液，其黏度受血浆和血细胞质与量的影响。为排除血浆黏度的影响，引入了相对黏度（η_r）的概念，它是血液黏度（η_b）与血浆黏度（η_p）的比值：$\eta_r = \eta_b / \eta_p$。血液黏度（η_b）与标准参照液（H_2O）黏度（ηH_2O）的比值，即 $\eta = \eta_b / \eta H_2O$。

红细胞是血液中最主要的有形成分，对血液黏度的影响最大，全血黏度随 Hct 的增加呈指数上升，为排除 Hct 变化对血液黏度的影响，引入了还原黏度的概念，它表示因红细胞单位比容变化引起的血液黏度的增加。

$$全血还原黏度（MPa \cdot s）= \frac{\eta_b - \eta_p}{\eta_p} \times \frac{1}{Hct}$$

由于在低切变率下，血液黏度主要受红细胞聚集的影响；高切变率时，血液黏度主要受红细胞变形性的影响。因此，若低切变率情况下还原黏度升高，表明红细胞聚集性升高；若高切变率时还原黏度升高，表明红细胞变形性降低。

（五）残留液的影响

在测量每一血样后，在毛细管内壁上会残留一薄层液体，它将会影响下一血样的黏度测定，需以第二血样冲洗，在实际测量中也可采用加入过量的第二血样，使其前沿先流入的液体冲洗毛细管，带走残留层。

（六）表面张力的影响

在毛细管黏度计中，无论在流体前端的凸液面，还是流体尾部的凹液面，都会由于液体表面张力而产生一种与驱动力方向相反的力（表面张力），从而影响黏度测量的结果。为减少表面张力的影响，故以采用较大口径的毛细管为好。

七、血液流变学检查的临床意义

血液流变学检测对疾病的诊断、疗效观察和预后判断有一定的参考意义，但由于存在着许多影响因素和有待解决的问题，使流变学的临床应用受到限制。

（一）高血压

有资料表明，原发性高血压患者全血黏度、血浆黏度、红细胞比容和纤维蛋白原升高。此外，在 1/s 切变率时的全血黏度与血压明显相关；血液流变学也与血管紧张素的水平相关；当血压降低后，血液黏度也随之降低。因此，在高血压患者由于红细胞变形性降低和全血黏度升高，导致血循环阻力增加，血流减慢，组织呈现血液灌注不足。

（二）动脉粥样硬化

研究发现，动脉粥样硬化不仅与血管壁受损、脂质代谢紊乱和血液凝固性增强有关，而且与血液流变学也有关。Oka 指出，血管弯曲可影响血液流动，或使血管内应力增加，导致血管内皮细胞受损、通透性增加、血液黏度增高、血液淤滞、纤维蛋白网形成、血管平滑肌增生和血小板激活等，有利于动脉粥样硬化的发生。

（三）心肌梗死和心绞痛

心肌梗死（心梗）和心绞痛患者，红细胞的聚集性增强、红细胞变形能力降低、白细胞数升高、白细胞滤过性降低、血浆黏度升高，血浆纤维蛋白原和球蛋白升高。Chien 等对心梗患者血液黏度进行了动态观察，发现心肌梗死后第一天，血液黏度明显升高，这可持续几天，而后渐渐降低。

（四）脑梗死

大量临床观察表明，脑血管病变尤其是脑梗死急性发作期的患者，全血黏度、血浆黏度和 Hct 升高，细胞变形性减低，血小板自发性聚集率升高，纤维蛋白原的水平升高。

（五）肺心病

患者的 Hct 升高，导致血黏度升高、血流阻力增大、组织血液灌注减少、组织缺氧，导致酸中毒又可引起红细胞内黏度增加、红细胞变硬、红细胞变形能力降低。若伴感染，可使免疫球蛋白升高，又加重血液流变学的改变。

（六）血液病

常见于镰状细胞贫血（HbS）、遗传性球形和（或）椭圆形红细胞增多症、血红蛋白病、红细胞增多症、血小板增多症等，都有特殊的血液流变学的异常，都是引起血栓的重要因素之一。

（郑　楠）

第三章

输血检验

第一节 血型鉴定

一、ABO 血型鉴定

1900 年，Karl Landsteiner 在研究 22 个人的血清与红细胞时，发现有些人的血清会与某些人的红细胞发生凝集。1927 年 Karl Landsteiner 按照凝集素原将其分别命名为 A、B、O、AB 型。为常规血型鉴定方法的发展奠定了基础。ABO 血型系统是第一个被发现的血型系统，对临床输血有很重要的意义。

（一）标本

静脉抗凝或不抗凝血 1.5 ~ 2.0mL。

（二）原理

ABO 血型鉴定，是根据 IgM 类特异性血型抗体与红细胞膜上特异性抗原结合能出现凝集反应的原理，用已知 IgM 类特异性标准抗 A 和抗 B 血清来测定红细胞上有无相应的 A 抗原或（和）B 抗原，同时用已知标准 A 型红细胞和 B 型红细胞来测定血清中有无相应的天然 IgM 类抗 A 或（和）抗 B。

（三）器材

载玻片、滴管、小试管、台式离心机、微柱凝胶离心机、玻璃棒、蜡笔或记号笔、显微镜等。

（四）试剂

（1）单克隆或多克隆抗 A、抗 B 血清试剂。

（2）0.8%、5% 和 10% A 型、B 型及 O 型试剂红细胞盐水悬液。

（3）受检者血清。

（4）受检者 0.8%、5% 和 10% 红细胞盐水悬液。

（5）10mm × 60mm 透明的玻璃试管或塑料试管。

（6）微柱凝胶检测卡。

（五）操作步骤

1. 试管法

（1）查抗原：取洁净小试管 2 支，分别标明抗 A、抗 B，用滴管加入抗 A 和抗 B 分型试剂各 2 滴于试管底部，再以滴管分别加入受检者 5% 红细胞盐水悬液 1 滴，混匀。

（2）查抗体：取洁净小试管 3 支，分别标明 A 型、B 型和 O 型细胞。用滴管分别加入受检者血清 2 滴于试管底部，再分别以滴管加入 A 型、B 型、O 型 5% 试剂红细胞悬液 1 滴，混匀。

（3）立即以 1 000r/min 离心（离心时间为离心机校准时间）。

（4）轻轻摇动试管，使沉于管底的红细胞浮起，先以肉眼观察有无凝集（或溶血）现象，如肉眼观察不见凝集，应将反应物倒于玻片上，再以低倍镜下观察有无凝集。

（5）凝集强度判断标准

4＋：红细胞凝集成一大片或几片，仅有少数单个游离红细胞，血清清晰透明。

3＋：红细胞凝集成数个大颗粒凝块，有少数单个游离红细胞，血清透明。

2＋：红细胞凝成数个小颗粒凝块，游离红细胞＜1/2。

1＋：红细胞凝成数个小颗粒凝块，游离红细胞＞1/2。

±：红细胞凝成数个微小颗粒凝块，周围有很多游离红细胞。

MF＝混合凝集外观（mixed field，MF），镜下可见少数红细胞凝集，而绝大多数红细胞呈分散分布。

－：阴性，镜下未见红细胞凝集，红细胞均匀分布。

HP：部分溶血（part hemolysis，HP），有些残留红细胞。

H：完全溶血（hemolysis，H），无残留红细胞。

（6）报告受检者红细胞 ABO 血型：见表 3－1。

表 3－1 多检查红细胞 ABO 血型

分型血清＋受检者红细胞		检者血型	受检者血清＋试剂红细胞		
抗－A	抗－B		A 细胞	B 细胞	O 细胞
＋	－	A	－	＋	－
－	＋	B	＋	－	－
－	－	O	＋	＋	－
＋	＋	AB	－	－	－

注：＋为凝集；－为不凝集。

2．玻片法

（1）查抗原：取清洁玻片 1 张，用记号笔分别标明抗 A、抗 B，用滴管加入抗 A 和抗 B 分型试剂各 1 滴于玻片标记相对应处，再以滴管分别加入受检者 10％红细胞盐水悬液 1 滴，混匀。

（2）查抗体：取清洁玻片 1 张，用记号笔分别标明 A 型、B 型和 O 型细胞。用滴管分别加入受检者血清 1 滴于玻片标记相对应处，再分别以滴管加入 A 型、B 型、O 型 10％试剂红细胞悬液 1 滴，混匀。

（3）将玻片不断轻轻转动，使血清与细胞充分混匀，连续约 15s，以肉眼观察有无凝集反应。如肉眼观察不见凝集，应再以低倍镜下观察有无凝集或溶血。

（4）报告受检者红细胞 ABO 血型见表 3－1。

3．微柱凝胶法

（1）标本：同试管法。

（2）原理：①人红细胞抗原与相应抗体发生特异性免疫反应（其本质为血凝反应）。②检测系统是在微柱中（载体）将反应介质凝胶（sephdexG－100 或 50 葡聚糖胶）或小玻璃珠装入微柱中。③凝胶或小玻璃珠的间隙具有分子筛作用。凝集的红细胞（结合的）被留在微柱上面成带状或凝集颗粒散布凝胶中间。未凝集的红细胞（即未结合、游离的）通过离心后沉入微柱的底部。④微柱凝胶中所含的特异性单克隆抗－A、抗－B 试剂检测红细胞上相应的血型抗原，或在含凝胶的微柱上用标准 A 型、B 型红细胞检测血清中相应的血型抗体，从而鉴定红细胞的血型。

（3）查抗原：在微柱凝胶检测卡的 A 和 B 孔中加入受检者 0.8％的红细胞生理盐水悬液 1 滴（或 50μl）；即刻使用微柱凝胶离心机，以 1 000r/min 离心 10min，取出观察结果。亦可用全自动血型检测系统直接检测。

（4）查抗体：在微柱凝胶检测卡的 RG_{A1}、RG_B 和质控 Ctrl 孔中加入相应的标准。

0.8％ A 型、B 型和 O 型试剂红细胞盐水悬液和被检血清各 1 滴（或 50μl），即刻使用微柱凝胶离心机，以 1 000r/min 离心 10min，取出观察结果。

（5）结果判断：阳性反应，红细胞抗原与抗体结合使红细胞发生凝集，在离心后浮在凝胶表面或胶中；阴性反应，被检红细胞无相应抗原结合，在离心后红细胞沉于微柱的底部。检测结果：①质控管应为阴性反应。②A 孔阳性 B 孔阴性、RG$_{A1}$孔阴性 RG$_B$ 孔阳性为 A 型。③A 孔阴性 B 孔阳性、RG$_{A1}$孔阳性 RG$_B$ 孔为阴性为 B 型。④A 孔 B 孔阴性、RG$_{A1}$孔 RG$_B$ 阳性为 O 型。⑤A 孔 B 孔阳性、RG$_{A1}$孔 RG$_B$孔阴性为 AB 型。

（六）注意事项

（1）严格按操作规程操作，认真核对标本并做好标记。

（2）所用试管、滴管和玻片必须清洁干净，防止溶血。

（3）一般应先加血清，然后再加红细胞悬液，以便容易核实是否漏加血清。

（4）抗血清每次使用完后，应放回冰箱保存，以免细菌污染。

（5）为了防止冷凝集现象的干扰，一般应在室温下进行试验。

（6）严格控制离心速度和时间，防止假阳性或假阴性结果。

（7）观察时应注意红细胞呈特异性凝集、继发性凝固以及缗钱状排列的区别。

（8）未用的微柱凝胶免疫检测卡应入室温保存，用完后放 4℃冰箱保存 1 周。

（9）观察结果时，若出现溶血现象，表明存在抗原抗体反应并有补体激活，应视为凝集。

（10）判断结果后应仔细核对，记录，避免笔误。

（11）分型试剂＋受检者红细胞与受检者血清＋试剂红细胞结果不符时，要看受检者基本情况，如果是婴幼儿、肿瘤患者，理论上应该检测到的抗体没有查到，可以忽略不计，以查到的抗原定型。

（12）分型血清＋受检者红细胞与受检者血清＋试剂红细胞结果不符时，受检者基本情况，又不是婴幼儿、肿瘤患者。理论上应该检测到的抗体没有查到，多见老年人，可以用以下方法加以检测抗体：

1）用试管法重做，在做完 1、2 步后，把试管放 4℃环境 15min，后取出离心，观察结果。

2）用试管法重做，在做完 1、2 步后，把试管放 37℃环境 15min，后取出离心，观察结果。

3）用试管法重做，用聚凝胺方法查抗体：①取洁净小试管 3 支，分别标明 A 型、B 型和 O 型细胞。用滴管分别加入受检者血清 2 滴于试管底部，再分别以滴管加入 A 型、B 型、O 型 5% 试剂红细胞悬液 1 滴，混匀。②于三个试管中分别加入低离子强度液（low ionstrength solution，LISS 液）0.7mL、聚凝胺液（polybrene solution）2 滴，混匀。③以 1 000r/min 离心（离心时间应按离心机校准时间）。④倒掉上清液，管底残液体留约 0.1mL。⑤轻轻摇动试管，目测红细胞有无凝集，如无凝集，则必须重做。⑥加入解聚液（resupension solution）2 滴，轻轻转动试管混合并同时观察结果。如果在 30 秒至 1 分钟内凝集散开，代表是由聚凝胺引起的非特异性聚集；如凝集不散开，则为红细胞抗原抗体结合的特异性反应。如反应可疑，可进一步倒在玻片上用显微镜观察。

（13）受检者血清＋试剂红细胞试验中，O 型细胞凝聚要查自身抗体和不规则抗体。

（七）方法评价

（1）玻片法定型简单，不需要离心设备，适用于大规模血型普查。亚型红细胞抗原与抗体的凝集反应慢、凝集强度弱，有时容易被忽略而导致定型有误。该法仅靠抗体的力量凝集红细胞而无离心力加速反应，故反应时间较长，且不适用于交叉配血。

（2）试管法定型反应快、时间短，特别是紧急输血时可在抗原抗体反应 1 分钟后离心观察结果；通过离心增强凝集，可发现亚型和较弱的抗原抗体反应，结果准确可靠。

（3）微柱凝胶法定型使用安全，操作简单，结果稳定可靠，灵敏度高，重复性好，但费用昂贵，需要特殊的仪器设备。

（八）临床意义

（1）血型鉴定是实施输血治疗的首要步骤。进行交叉配血前必须准确检测受血者和供血者的血型。

（2）进行组织器官移植时，供、受器官者的 ABO 系统血型必须相同。

（3）母、子 ABO 系统血型不合可以造成 ABO 系统新生儿溶血病。

（4）查抗体的目的在于复检血型抗原结果的准确性，纠正漏检、误报。

（5）查抗原时，对一些具有弱抗原的亚型，如 A_2B 型，因其 A 型抗原较弱而被忽略，误定为 B 型。通过查抗体可发现此类患者血清中既无抗 A，也无抗 B 凝集素，提示检查的抗原可能有误，应进一步核实鉴定结果。

（6）查抗体可以纠正某些肿瘤患者因红细胞抗原性减弱造成的抗原检测错误，同时还可以克服和排除获得性类 B 抗原和全凝集现象对红细胞定型的干扰。

（7）查抗体还可以发现血清中存在的一些不规则抗体，如抗 M、抗 N、抗 P_1、抗 Lewis 等。

二、ABO 亚型鉴定

人类红细胞 A 抗原主要有两种亚血型，即 A_1 和 A_2（构成全部 A 型血液的 99.99%）亚型。二者的红细胞与抗 A 试剂血清反应结果很强。其血清学区别由 B 型人血清或双花扁豆（dolichos biflous）种子提取液制备的抗 A_1 与红细胞的反应确定。A 型红细胞除 A_1 和 A_2 外，时而可见一些与抗 A 呈弱反应、甚至不反应的"弱 A"变异体，一般也称为 A 亚型，国内报道的有 A_3、A_x、A_m 亚型，受控于一些罕见的等位基因，其频率在几千分之一到几万分之一之间。A_3、A_x 和 A_m 亚型的鉴定，主要根据各自的特点相互比较，尚无特定的抗血清加以区别。本试验主要鉴定 A_1 和 A_2 亚型。

（一）标本

静脉抗凝或不抗凝血 1.5～2.0mL。配成 5% 红细胞盐水悬液备用。

（二）原理

根据 ABO 血型血清学特点，A 型和 AB 型可分为 A_1、A_2、A_1B 和 A_2B 四种亚型。抗 A 血清中含有抗 A 和抗 A_1 两种抗体，抗 A 抗体可以凝集所有 A 型和 AB 型红细胞，而抗 A 抗体只能与一部分 A 型和 AB 型红细胞反应。据此凡与抗 A_1 血清反应者被指定为 A_1 或 A_1B 亚型；不与抗 A_1 血清反应者指定为 A_2 或 A_2B 亚型。

（三）器材

吸管、小试管、记号笔、台式离心机、显微镜等。

（四）试剂

（1）单克隆或多克隆抗 A_1 试剂。

（2）生理盐水。

（3）A_1 和 A_2 亚型 5% 红细胞盐水悬液。

（五）操作步骤

（1）取两支小试管，一支测定受检者红细胞用，另一支供对照用并标明 A_1 和 A_2。

（2）将单克隆或多克隆抗 A 试剂分别在受检者小试管中和对照小试管的 A_1 和 A_2 中各加 1 滴。

（3）将受检者 5% 红细胞悬液加 1 滴于受检者小试管中。

（4）将对照用 5% A_1 和 A_2 红细胞悬液相应各加 1 滴于小试管的 A_1 和 A_2 中。

（5）摇匀，立即以 1 000r/min 离心 1 分钟。

（6）轻轻摇动，在低倍镜下观察结果。

（六）结果判断

如 A 对照红细胞凝集，而 A_2 对照红细胞不凝集，说明该试验结果可靠。此时如果受检者红细胞凝集者为 A 型，不凝集者为 A_2 型。

（七）注意事项

（1）对其他亚型的鉴定还须做吸收与放散试验来确定，如出现鉴定困难，可采用分子生物学的方法鉴定。

（2）用 A_2 红细胞吸收过的 B 型人血清和双花扁豆种子提取液测定结果，可推测 A_1 和 A_2 细胞是抗原量的变化，而从 A_2 或 A_2B 的人所产生的抗 A_1 观察，A_1 和 A_2 红细胞 A 抗原是质的不同。因此，检查时必须掌握好反应时间。

（3）如 A_1 和 A_2 对照红细胞都凝集或都不凝集，表示抗 A_1 血清不纯或有其他质量问题。

（4）新生儿红细胞 ABO 血型抗原较弱，不宜作 A_1 和 A_2 亚型鉴定。

（八）临床意义

（1）若 A_1 和 A_2 基因共同遗传时，人体的表型为 A_1 亚型，此时 A_2 基因被 A_1 基因所隐蔽。当 A_2 基因与 B 和 O 基因配对时，则人体的表型将为 A_2B 或 A_2 亚型。

（2）在常规输血试验中，除非 A_2 或 A_2B 亚型人的血清含有抗 A 抗体，患者与供者间的 A_1 或 A_2 亚型不需加以区别。

（3）只有在 37℃ 有反应的抗 A_1 亚型，才考虑具有临床意义，因其能造成红细胞与血清试验间的 ABO 定型不符，且亦可引起交叉配血试验不相合。

三、Rh 血型鉴定

Rh 血型系统通过输血或妊娠可产生免疫性抗体，当遇到相应抗原，可致溶血反应或新生儿溶血病。若误诊误治，可导致患者残废或死亡。临床输血时，一般需作 Rh 血型鉴定（Rh blood typing）。

（一）检测原理

Rh 抗原主要有 5 种：C、c、D、E、e。Rh 血型形成的天然抗体极少，主要是免疫抗体。抗 - D 抗体是 Rh 血型系统中最常见的抗体。Rh 抗体有完全抗体和不完全抗体两种，完全抗体在机体受抗原刺激初期出现，一般属 IgM 型。机体再次受抗原刺激，则产生不完全抗体，属 IgG 型。Rh 抗体主要是不完全抗体，如用 5 种不完全抗体的血清（抗 - D、抗 - E、抗 - C、抗 - c、抗 - e）作鉴定，可将 Rh 血型系统分为 18 个型别。在临床上，因 D 抗原的抗原性最强，抗体出现频率高，临床意义又较大，故一般只作 D 抗原的血型鉴定。如仅用抗 D 血清进行鉴定，则凡带有 D 抗原者称为 Rh 阳性，不带 D 抗原者称为 Rh 阴性。

（二）试剂

（1）Rh 抗血清：5 种不完全 Rh 抗血清（IgG）；单克隆 Rh 抗血清（IgM/IgG）。

（2）5% 受检者红细胞盐水悬液。

（3）0.067mol/L 磷酸盐缓冲液（pH 5.5）由 0.067mol/L Na_2HPO_4 5mL 加 0.067mol/L KH_2PO_4 95mL 混合而成。

（4）1% 菠萝蛋白酶（或木瓜酶）溶液，称取菠萝蛋白酶 1.0g，溶解于 0.067mol/L 磷酸盐缓冲液（pH 5.5）100mL 内。

（5）5% Rh 阳性红细胞和 5% Rh 阴性红细胞悬液各 1 份。

（三）操作

1. 酶法　取小试管（10mm×60mm）5 支，用蜡笔标记，分别加上述 5 种抗血清各 1 滴，再加 5% 受检者红细胞盐水悬液及 1% 菠萝蛋白酶试剂各 1 滴，混匀，置 37℃ 水浴中 30min，以肉眼观察凝集反应。

2. 盐水法　取小试管（10mm×60mm）5 支，蜡笔标记，分别加 5 种单克隆 Rh 抗血清（IgM）各 1 滴，再加入 5% 受检者红细胞各 1 滴，混匀，1 000g，离心 15s 观察结果。

3. 对照管　用蜡笔标记阳性和阴性分别加入抗 D 血清（IgG）1 滴，阳性对照管加 Rh 阳性红细胞 1 滴，阴性对照管加 Rh 阴性红细胞 1 滴，再各加 1% 菠萝蛋白酶溶液 1 滴，置 37℃ 水浴中 30min，肉眼观察反应结果。

4. 结果判定　如阳性对照管凝集，阴性对照管不凝集，受检管凝集，即表示受检者红细胞上有相应抗原；受检管不凝集，即表示受检红细胞上没有相应抗原。用 5 种抗 Rh 血清的检查结果可能有 18 种表型（表 3 - 2）。

表 3 - 2　5 种抗 Rh 血清检查结果判定

与各抗血清的反应					受检者 Rh 表型	Rh 阳性或阴性	
抗 C	抗 c	抗 D	抗 E	抗 e		临床上通称	血清学区分
+	+	+	+	+	CcDEe	Rh 阳性	Rh 阳性
+	−	+	−	+	CCDee	Rh 阳性	Rh 阳性
+	+	+	−	+	CcDee	Rh 阳性	Rh 阳性
+	−	+	+	−	CCDEE	Rh 阳性	Rh 阳性
−	+	+	+	−	ccDEE	Rh 阳性	Rh 阳性
−	+	+	−	+	ccDee	Rh 阳性	Rh 阳性
−	+	+	+	+	ccDEe	Rh 阳性	Rh 阳性
+	−	+	+	+	CCDEe	Rh 阳性	Rh 阳性
+	+	+	+	−	CcDEE	Rh 阳性	Rh 阳性
+	−	−	−	+	CCdee	Rh 阴性	Rh 阳性
−	+	−	+	−	ccdEE	Rh 阴性	Rh 阳性
+	+	−	+	+	CcdEe	Rh 阴性	Rh 阳性
−	+	−	−	+	Ccdee	Rh 阴性	Rh 阳性
−	+	−	+	+	ccdEe	Rh 阴性	Rh 阳性
+	−	−	+	−	CCdEE	Rh 阴性	Rh 阳性
+	−	−	+	+	CCdEe	Rh 阴性	Rh 阳性
+	+	−	+	−	CcdEE	Rh 阴性	Rh 阳性
−	+	−	−	+	ccdee	Rh 阴性	Rh 阴性

（四）注意事项

（1）单克隆 IgM：Rh 抗血清有商品试剂供应，可用盐水介质做凝集试验。抗血清（IgM）1 滴，加 5% 受检者红细胞悬液 1 滴，混合，1 000g 离心 15s，观察凝集反应。

（2）如临床上只要求检查是否为 Rh（D）阳性还是阴性，只需用抗 - D 血清进行鉴别。如结果为阴性，则应进一步检查排除弱 D。

（3）在我国汉族人群中，Rh 阳性占 99.66%，Rh 阴性占 0.34%。

（4）阳性对照可取 3 人 O 型红细胞混合配成。阴性对照不易得到。

（5）一般设计方法为正常 AB 型血清 1 滴，加 5%D 阳性红细胞悬液 1 滴和菠萝蛋白酶试剂 1 滴混匀，与受检管一同置 37℃ 水浴 30min。

（6）Rh 血型鉴定应严格控制温度与时间，因 Rh 抗原、抗体凝集反应时，凝块比较脆弱，观察反应结果时，应轻轻摇动试管，不可用力振摇。

（7）如鉴定结果只与抗 - D 血清起反应，而与抗 - C，抗 - c，抗 - E 和抗 e 都不凝集，则受检者为 Rh 缺失型，以 - D 表示。

（五）假阳性反应原因分析

（1）试剂中存在具有其他特异性的抗体（指不完全抗 - D 抗体），因此，对疑难抗原定型时，建议用不同来源的抗血清同时做两份试验。因为使用两份特异性相同的抗血清得到不一致的结果时，就会使检测人员意识到有进一步试验的必要。

（2）多凝集红细胞与任何成人血清都会发生凝集。

（3）当用未经洗涤的细胞做试验时，试样中的自身凝集和异常蛋白质可能引起假阳性结果。

（4）试剂瓶可能被细菌、外来物质或其他抗血清所污染。

（六）假阴性反应原因分析

（1）搞错抗血清每次试验时应细心核对抗血清瓶子上的标签。

（2）试管中漏加抗血清在加入细胞悬液之前，必须检查试管中有无抗血清。

（3）某种特定的抗血清不能和其相应抗原的变异型起反应：例如，抗 D 血清与弱 D 抗原，红细胞不起凝集；抗 – E 血清可能与 E″红细胞反应微弱，甚至完全无反应。

（4）如某种抗血清含有主要对抗 Rh 复合抗原的抗体，则可能与独立的基因产物的个别抗原不发生反应。这在抗 C 血清最为常见，因为很多抗 – C 血清含有反应性更强的抗 – Ce 成分。如受检者为 CDE/cde，其反应可能明显减弱，或完全不反应。

（5）未遵照抗血清使用说明书做试验，如抗血清和细胞间的比例以及温育的温度和时间不正确。

（6）抗血清保存不妥，试剂中的免疫球蛋白变质。

（郑　楠）

第二节　交叉配血实验

交叉配血主要是检查受血者血清中有无破坏供血者红细胞的抗体，故受血者血清加供血者红细胞相配的一管称为"主侧"；供血者血清加受血者红细胞相配的一管称为"次侧"，两者合称交叉配血。

交叉配血试验又称不配合性试验，是确保患者安全输血必不可少的试验，完整的操作规程应包括：①查阅受血者以前的血型检查记录，如与这次检查结果有所不同，应及时分析原因。②对收到的受血者血样应作 ABO 正反定型，必要时作 Rh 血型和其他血型检查以及血型抗体检测和鉴定。③选择预先进行血型检查的合格供血者作交叉配血试验。

一、交叉配血方法

（一）盐水介质交叉配血试验

盐水介质（saline medium）交叉配血试验是用生理盐水作为红细胞抗原和血清抗体之间的反应介质，通过离心来观察抗原抗体反应情况。盐水介质配血试验是最古老的一种配血试验，临床上多与其他能检出不规则抗体的配血试验（如抗球蛋白试验等）联合使用。

本法是目前最常用的配血方法，可以发现临床上最重要的 ABO 不配合性。当受血者和供血者细胞经混合并离心后，如有 ABO 不配合问题，就会很快显示出来，所以常称为"立即离心"（immediate spin）配血试验。本方法简单、快速，不需要特殊条件。ABO 血型交叉配血最常用方法，适用于无输血史或妊娠史患者。但仅用于检查 IgM 血型抗体是否相配，不能检出不相配的 IgG 血型抗体。

1. 标本　受血者不抗凝静脉血 2.0mL，供血者交叉管血 2.0mL。

2. 原理　人类 ABO 血型抗体是以天然 IgM 类血型抗体为主（包括 MN、P 等血型抗体），这种血型抗体在室温盐水介质中与对应的红细胞抗原相遇，出现红细胞凝集反应，或激活补体，导致红细胞膜损伤，出现溶血。进行交叉配血试验时，观察受血者血清与供血者红细胞以及受血者红细胞与供血者血清之间有无凝集和溶血现象，判断供、受者之间有无 ABO 血型不相合的情况。

3. 器材　试管架、小试管、塑料吸管、离心机、显微镜、载玻片、记号笔等。

4. 试剂

（1）0.9% 生理盐水。

（2）5% 红细胞生理盐水悬液取洗涤后压积红细胞 1 滴，加入生理盐水 8 滴，此时是约为 10% 的红细胞悬液。取此悬液 1 滴，加入生理盐水 5 滴，即为 5% 红细胞生理盐水悬液。

5. 操作步骤

（1）取受血者和供血者的血液标本，以 3 000r/min 离心 3min，分离上层受、供者血清，并将压积红细胞制成 5% 受、供者红细胞生理盐水悬液。

（2）受血者血清标记为 Ps（patient serum），供血者血清标记为 Ds（donor serum）。

（3）受血者 5% 红细胞生理盐水悬液标记为 Pc（patient cell），供血者 5% 红细胞生理盐水悬液标记为 Dc（doner cell）。

（4）取 2 支小试管，分别标明主、次，即主侧配血管和次侧配血管。主侧配血——受者血清 + 供者红细胞（ps 2 滴 + Dc 1 滴），次侧配血——受者红细胞 + 供者血清（Pc1 滴 + Ds 2 滴）。

（5）混匀，以 1 000r/min 离心 1min。

（6）小心取出试管后，肉眼观察上清液有无溶血现象，再轻轻摇动试管，直至红细胞成为均匀的混悬液。

（7）取载玻片一张，用两根吸管分别从主侧管和次侧管内吸取红细胞悬液 1 滴于载玻片两侧，用显微镜观察结果。

6. 结果判断　ABO 同型配血，主侧和次侧均无溶血及凝集反应表示配血相合，可以输用。任何一侧凝集、溶血或两侧均凝集、溶血为配血不合，禁忌输血。

7. 注意事项

（1）配血前严格查对患者姓名、性别、年龄、科别、床号及血型，确保标本准确无误，同时，要复检受血者和供血者的 ABO 血型是否相符。

（2）配血试管中发生溶血现象是配血不合，表明有抗原抗体反应，同时还有补体参与，必须高度重视。

（3）试验中，每次滴加不同人血清或红细胞时，都应当更换吸管，或将吸管放置在生理盐水中反复洗涤 3 次，防止血清中抗体拖带，影响试验结果。

（4）红细胞加入血清以后，立即离心并观察结果，不宜在室温下放置，以免影响试验结果。

（5）观察结果时，如果存在纤维蛋白时，可以去除纤维蛋白块，主要观察混合液中有无凝集。

（6）室温控制在（22±2）℃，防止冷抗体引起凝集反应，影响配血结果的判断。

（7）患者一次接受大量输血（10 个以上献血者），则献血者之间亦应进行交叉配血试验。

（8）盐水介质配血试验操作简单，是最常用的配血方法，可以发现最重要的 ABO 血型不合。但只能检出不相合的 IgM 类完全抗体，而不能检出 IgG 类免疫性的不完全抗体。对有输血史（特别是有过输血反应的患者）、妊娠、免疫性疾病史和器官移植史等患者，必须增加另外一种可以检测 IgG 类抗体的方法，保证输血安全。

（二）酶介质交叉配血试验

酶介质（enzymes medium）交叉配血试验既能检出不相合的完全抗体，又能检出不相合的不完全抗体。从而使 ABO 系统抗体以外其他血型系统的绝大多数 IgG 类抗体得以检出，提高了输血的安全性。本法敏感性高，对 Rh 血型抗体的检出尤为显著，操作简便，试剂也容易购到，故一般实验室均应建立。

1. 标本　受血者不抗凝静脉血 2.0mL，供血者交叉管血 2.0mL。

2. 原理　蛋白水解酶（木瓜酶或菠萝蛋白酶等）可以破坏红细胞表面带负电荷的唾液酸，使红细胞失去产生相互排斥的负电荷，导致红细胞表面的 Zeta 电势减小、排斥力减弱、距离缩短。同时酶还可以改变红细胞表面的部分结构，使某些隐蔽的抗原暴露出来。这样，IgG 类抗体可与经过酶处理的红细胞在盐水介质中发生凝集。

3. 器材　试管架、小试管、吸管、离心机、显微镜、载玻片、37℃ 水浴箱、记号笔等。

4. 试剂

（1）生理盐水。

（2）1% 木瓜酶或 0.5% 菠萝蛋白酶。

（3）5% 不完全抗 D 致敏的 Rh 阳性红细胞悬液。

（4）5% O 型红细胞生理盐水悬液。

（5）抗球蛋白血清试剂。

5. 操作步骤

（1）取受血者和供血者的血液标本，以 3 000r/min 离心 3min，分离上层受、供者血清，并将压积红细胞制成 5% 受、供者红细胞生理盐水悬液。

（2）取 6 支小试管，分别标明主侧管、次侧管、阳性对照管、阴性对照管、盐水对照 1 管和 2 管。

（3）主侧管加受血者血清和供血者 5% 红细胞盐水悬液各 1 滴；次侧管加供血者血清和受血者 5% 红细胞盐水悬液各 1 滴，主、次侧管各加 1% 木瓜酶或 0.5% 菠萝蛋白酶 1 滴。

（4）阳性对照管加 5% 不完全抗 D 致敏的 Rh 阳性红细胞悬液 1 滴和抗球蛋白血清 1 滴；阴性对照管加 5% O 型红细胞盐水悬液 1 滴和抗球蛋白血清 1 滴；盐水对照 1 管加供血者 5% 红细胞盐水悬液 1 滴和等渗盐水 1 滴；盐水对照 2 管加受血者 5% 红细胞盐水悬液 1 滴和等渗盐水 1 滴。

（5）混匀，置 37℃ 水浴中孵育 15min。

（6）以 1 000r/min 离心 1min，先用肉眼观察，再用显微镜确证，并记录结果。

6. 结果判断　轻轻转动试管观察结果，如阳性对照管凝集，阴性对照管和盐水对照管不凝集，主、次侧管均不凝集，表明配血相合，可以输用。

7. 注意事项

（1）1% 木瓜酶或 0.5% 菠萝蛋白酶应用液 4℃ 可保存一周，用完后立即放回冰箱。

（2）红细胞经蛋白酶修饰后可以改变红细胞悬液的物理性质，在交叉配血试验中可以出现非特异性自身凝集，因此必须做阳性对照、阴性对照和自身盐水对照。

（3）样本和试剂加完后，也可置 37℃ 水浴中孵育 30min，不必离心，直接观察结果。

（4）酶介质交叉配血试验敏感性高，对 Rh 血型抗体的检出尤为显著。但由于木瓜酶或菠萝蛋白酶不能检出 MNS 和 Duffy 血型系统中的某些抗体，存在输血安全隐患，而且酶会产生非特异性凝集，可得到假阳性或假阴性结果，因此目前临床上很少使用此试验。

（三）抗球蛋白介质交叉配血试验

抗球蛋白介质（antiglobulin medium）交叉配血试验主要检测 IgG 类性质的不完全抗体，避免因 ABO 以外的血型抗体引起的输血反应。本法是检查不完全抗体最可靠的方法，操作步骤较烦琐，时间长。适用于特殊需要的情况。

1. 标本　受血者不抗凝静脉血 2.0mL，供血者交叉管血 2.0mL。

2. 原理　IgG 类抗体相邻两个结合抗原的 Fab 片段最大距离是 14nm，而在盐水介质中的红细胞间的距离约为 25nm，所以 IgG 抗体不能在盐水介质里与相应的红细胞发生凝集，仅使红细胞处于致敏状态。由于抗人球蛋白试剂是马或兔抗人球蛋白抗体，可与致敏在红细胞膜上的 IgG 型血型抗体结合反应，经抗球蛋白抗体的"搭桥"作用，使二者结合，出现红细胞凝集现象。因此，为了检出 IgG 类性质的不完全抗体，需要使用抗球蛋白交叉配血试验。

3. 器材　试管架、小试管、记号笔、塑料吸管、载玻片、离心机、37℃ 水浴箱、显微镜等。

4. 试剂

（1）生理盐水。

（2）多特异性抗球蛋白血清（IgG，C3d）。

（3）人源性 IgG 型抗 D 血清。

（4）AB 型血清。

（5）O 型 RhD 阳性红细胞。

5. 操作步骤

（1）取受血者和供血者的血液标本，以 3 000r/min 离心 3min，分离上层受、供者血清，并将压积红细胞制成 5% 受、供者红细胞生理盐水悬液。

（2）取 2 支小试管，分别标明主侧和次侧，主侧管加受血者血清 2 滴和供血者 5% 红细胞盐水悬液 1 滴，次侧管加供血者血清 2 滴和受血者 5% 红细胞盐水悬液 1 滴。

（3）阳性对照管加 5% 人源性 IgG 型抗 D 致敏的 RhD 阳性红细胞悬液 1 滴。

（4）阴性对照管加正常人 AB 型血清作为稀释剂的 5% RhD 阳性红细胞悬液 1 滴。

（5）盐水对照 1 管加供血者 5% 红细胞盐水悬液 1 滴和生理盐水 1 滴；盐水对照 2 管加受血者 5% 红细胞盐水悬液 1 滴和生理盐水 1 滴。

（6）各试管轻轻混匀，置 37℃ 水浴箱中致敏 1 小时后，取出用生理盐水离心洗涤 3 次，倾去上清液（阳性对照管不必洗涤）。

（7）加多特异性抗球蛋白血清 1 滴，混匀，1 000r/min 离心 1min，取出后轻轻转动试管，先用肉眼观察结果，再用显微镜确证。

6. 结果判断　阳性对照管红细胞凝集，阴性对照管红细胞不凝集；受血者、供血者盐水对照管不凝集；主、次侧管红细胞均不凝集，表明配血相合，可以输用。阳性对照管红细胞凝集，阴性对照管红细胞不凝集；受血者、供血者盐水对照管不凝集；主、次侧管红细胞一管或两管凝集，表明配血不相合，禁忌输血。

7. 注意事项

（1）抗球蛋白介质交叉配血试验是检查不完全抗体最可靠的方法，该方法还可以克服因血浆蛋白或纤维蛋白原增高对正常配血的干扰。但操作烦琐，耗时较多，仅用于特殊需要的检查。

（2）如果阳性对照管红细胞凝集，阴性对照管红细胞不凝集，但盐水对照管凝集，表明反应系统有问题，试验结果不可信，应当分析原因，重新试验。

（3）为了除去红细胞悬液中混杂的血清蛋白，以防止假阴性结果，受、供者的红细胞一定要用生理盐水洗涤 3 次。

（4）如果试验结果阴性，要对该试验进行核实。可以在试验结束后，在主侧和次侧管中各加入 1 滴 IgG 型抗 D 致敏的 O 型红细胞，离心后应当出现红细胞凝集现象，表示试管内的抗球蛋白试剂未被消耗，阴性结果可靠；如果没有出现红细胞凝集则表示交叉配血结果无效，必须重新试验。

（5）抗球蛋白试剂应按说明书最适稀释度使用，否则，可产生前带或后带现象而误认为阴性结果。

（6）红细胞上吸附抗体太少或 Coombs 试验阴性的自身免疫性溶血性贫血患者，直接抗球蛋白试验可呈假阴性反应。

（7）全凝集或冷凝集血液标本及脐血标本中含有 Wharton 胶且洗涤不充分、血液标本中有很多网织红细胞且抗球蛋白试剂中含有抗转铁蛋白时，均可使红细胞发生凝集。

（8）如需了解体内致敏红细胞的免疫球蛋白类型，则可分别以抗 IgG、抗 IgM 或抗 C3 单价抗球蛋白试剂进行试验。

（四）聚凝胺介质交叉配血试验

本法快速、高度灵敏，结果可靠，能检测 IgM、IgG 等引起溶血性输血反应的几乎所用的规则和不规则抗体，适合各类患者的交叉配血，也可应用于血型检查、抗体测定、抗体鉴定，应用广泛。但该法操作要求较高，漏检 Kell 系统的抗体。

1. 标本　受血者静脉血 2.0mL，供血者交叉管血 2.0mL。

2. 原理　聚凝胺是带有高价阳离子的多聚季铵盐（$C_{13}H_{30}Br_2N_2$）x，溶解后能产生很多正电荷，可以大量中和红细胞表面的负电荷，减弱红细胞之间的排斥力，使红细胞彼此间的距离缩小，出现正常红细胞可逆性的非特异性凝集；低离子强度溶液降低了红细胞的 Zeta，电位，进一步增加抗原抗体间的引力，增强了血型抗体凝集红细胞的能力。当血清中存在 IgM 或 IgG 类血型抗体时，在上述条件下，与红细胞紧密结合，出现特异性的凝集，此时加入枸橼酸盐解聚液以消除聚凝胺的正电荷，由 IgM 或 IgG 类血型抗体与红细胞产生的凝集不会散开，如血清中不存在 IgM 或 IgG 类血型抗体，加入解聚液可使非特异凝集解散。

3. 器材　试管架、小试管、塑料吸管、载玻片、记号笔、离心机、显微镜等。

4. 试剂

（1）低离子强度液（low ion strength solution，LISS 液）。

（2）聚凝胺液（polybrene solution）。

（3）解聚液（resupension solution）。

5. 操作步骤

（1）取受血者和供血者的血液标本，以3 000r/min离心3min，分离上层受、供者血清或血浆，并将压积红细胞制成5%受、供者红细胞生理盐水悬液。

（2）取2支小试管，标明主、次侧，主侧管加患者血清（血浆）2滴，加供血者5%红细胞悬液（洗涤或不洗涤均可）1滴，次侧管反之。

（3）每管各加LISS液0.7mL，混合均匀，室温孵育1min。

（4）每管各加聚凝胺液2滴，混合均匀后静置15s。

（5）以3 400r/min离心15s，然后把上清液倒掉，不要沥干，让管底残留约0.1mL液体。

（6）轻轻摇动试管，目测红细胞有无凝集，如无凝集，必须重做；如有凝集，则进行下一步。

（7）加入解聚液2滴，轻轻转动试管混合并同时观察结果。如果在30秒内凝集解开，表示聚凝胺引起的非特异性聚集，配血结果相合；如凝集不散开，则为红细胞抗原抗体结合的特异性反应，配血结果不合。

（8）当上述结果反应可疑时，可取载玻片一张，用吸管取红细胞悬液1滴于载玻片上，用显微镜观察结果。

6. 结果判断　如主侧管和次侧管内红细胞凝集散开，则为聚凝胺引起的非特异性反应，表示配血相合，可以输用。如主侧管和次侧管或单独一侧管内红细胞凝集不散开，则为抗原抗体结合的特异性反应，表示配血不相合，禁忌输血。

7. 注意事项

（1）若受血者用血量大，需要10个献血员以上时，献血员间也要进行交叉配血。

（2）溶血标本不能用于交叉配血，因为配血试管中发生溶血现象，表明有抗原抗体反应，同时还有补体参与，是配血不合的严重情况。

（3）血清中存在冷凝集素时，可影响配血结果的判断。此时可在最后滴加解聚液时，将试管立即放入37℃水浴中，轻轻转动试管，并在30s内观察结果。

（4）聚凝胺介质交叉配血试验中，可以用EDTA的血浆标本代替血清使用。

（5）当解聚液加入以后，应尽快观察结果，以免反应减弱或消失。

（6）聚凝胺是一种抗肝素试剂，若患者血液标本中含有肝素，如血液透析患者，须多加几滴聚凝胺液以中和肝素。

（五）微柱凝胶介质交叉配血试验

微柱凝胶介质（micro column agglutination medium）交叉配血是基于游离的红细胞和凝集红细胞是否能通过特殊结构的凝胶介质，从而使不同状态的细胞得以分离这一原理进行的。该技术实质上是一种在微柱管中利用凝胶介质经过改良的血凝反应。

1. 标本　受血者静脉血2.0mL，供血者交叉管血2.0mL。

2. 原理　将适量献血者红细胞和受血者血清、受血者红细胞和献血者血清加入微柱凝胶孔内，放37℃孵育器中孵育后，如果血清中存在针对红细胞抗原的血型抗体（无论是IgM型或IgG型红细胞血型抗体）时，离心后，发生红细胞凝集，形成红细胞凝集团块，凝胶柱中的凝胶具有分子筛作用，阻止凝集的红细胞下沉，留在凝胶的表面或胶中。如果血清中不存在针对红细胞抗原的血型抗体，经过孵育、离心后，红细胞仍然以单个分散形式存在，沉于微柱凝胶的底部。

3. 器材　试管架、小试管、吸管、台式离心机、加样器（0～50μl）、微柱凝胶离心机、37℃微柱凝胶孵育器等。

4. 试剂

（1）微柱凝胶检测卡（每管除含凝胶外，已加抗球蛋白抗体）。

（2）生理盐水。

5. 操作步骤

（1）取受血者和供血者的血液标本，以 3 000r/min 离心 3min，分离上层受、供者血清或血浆，并制成 0.8% 受、供者红细胞生理盐水悬液。

（2）取出微柱凝胶卡，除去铝箔，分别标明主孔和次孔。

（3）主孔中（主侧）加入 50μl 10.8% 供血者红细胞，25μl 受血者血浆或血清。

（4）次孔中（次侧）加入 50μl 10.8% 受血者红细胞，25μl 供血者血浆或血清。

（5）加样后的微柱凝胶卡，置 37℃ 微柱凝胶孵育器中 15min。

（6）将卡放入微柱凝胶离心机中，以 1 000r/min，离心 10min，取出卡肉眼观察结果。

6. 结果判断　配血不符：主侧和次侧孔内红细胞与相应血浆或血清发生凝集，在离心后抗原抗体复合物悬浮在凝胶表面或胶中。

配血相符：主侧和次侧孔红细胞与相应血浆或血清没有凝集，在离心后红细胞沉于微柱的底部。

7. 注意事项

（1）微柱凝胶卡必须保存在室温下，实验前，要将微柱凝胶卡空卡放入微柱凝胶离心机中，以 1 000r/min，离心 1min，避免卡中的凝胶在运输途中产生胶质不均匀、胶面不整齐或气泡等。

（2）微柱凝胶介质交叉配血试验，可一次性检出 IgM 型和 IgG 型红细胞血型抗体，因此在临床输血实际使用时，可以省去盐水介质交叉配血试验。

（3）不要将微柱凝胶试剂卡长期保存 4℃，在此温度下，试剂卡中液体蒸发凝集于封口铝箔下，胶易干涸，应将试剂卡保存在 18～22℃。

（4）封口已损坏，管中液体干涸或有气泡的微柱凝胶试剂卡不能使用。

（5）配血标本要新鲜（3d 以内），不能被细菌污染，否则会出现假阳性反应。

（6）血清标本必须充分去纤维蛋白，否则标本中纤维蛋白在微柱凝胶中析出，阻碍阴性红细胞沉淀，呈假阳性反应。

（7）如果使用的标本是血浆，一定要用标准的含抗凝剂的标本管采集，否则血浆中纤维蛋白在微柱离心时析出，阻挡分散的红细胞下降，出现假阳性。

（8）微柱凝胶卡中出现溶血现象，强烈提示为红细胞抗原抗体阳性反应，也不排除其他因素所致溶血，故对标本一定要认真分析。

（9）微柱凝胶介质交叉配血试验操作简单、结果稳定、灵敏度高、重复性好、可标准化、可自动化、使用安全。

8. 微柱凝胶全自动配血系统操作步骤

（1）接通电源，打开全自动配血系统 WADiana 的开关。

（2）双击操作系统图标（即小黑人图标），进入自动系统。

（3）初始化 1min 后，单击黑色箭头，出现对话框（提示请清空废卡盒），单击确定。

（4）出现 test 菜单栏，在当前界面 test 的右边点击下拉键，选择实验名称：crossmatch（交叉配血）。

（5）对话框提示：请将前一个患者的献血员试管与下一个患者试管之间空一个试管位，单击确定。

（6）样品栏（samples）出现样品及试剂反应盘。

（7）样品盘图示的相应位置（从 1 号到 48 号）双击，出现对话框。

（8）按照提示输入患者 ID 号，选择试管直径，单击绿色箭头（即 OK 键）。再次输入，确定。

（9）按照步骤 6～8 输入所有的样本号（输入样本时前一个患者的献血员试管与下一个患者试管之间空一个试管位）。

（10）所有样本输入完毕，单击当前界面的黑色小人（自动配置实验）。

（11）单击凝胶卡（cards）栏按照提示放卡（diana gel coombs 卡），单击 reagents（试剂）栏按照提示放好试剂（D$_{112}$），试剂量要达到要求（放置实验用品前单击开门图标）。

（12）试剂放好后，关门，再次检查所有用品是否放好，单击当前界面的绿色箭头（运行实验）。

（13）当凝胶卡被拿去离心时，再次出现操作图标，可以按照（3）～（12）步骤操作，进行新的实验。

（14）所有实验结束后，双击判读图标，单击眼睛图标，选择批次，进行结果判读。

（15）双击打印图标，选择打印模式，打印报告存档。

二、临床意义

交叉配血试验是输血前必做的红细胞系统的配合性试验，是保证输血安全的关键措施和根本性保证。

1. 验证血型　进一步验证受血者与供血者血型鉴定是否正确，以避免血型鉴定错误而导致的输血后严重溶血反应。

2. 发现 ABO 血型系统抗体　含有抗 A_1 和抗 A_2 型的血清，与 A_1 型红细胞配血时，可出现凝集。

3. 发现 ABO 血型以外的不规则抗体　虽然 ABO 血型相同，但 Rh 或其他血型不同，同样可引起严重溶血性输血反应。特别是不进行 Rh 和其他稀有血型的鉴定，可通过交叉配血发现血型不同和免疫性抗体存在。

三、质量控制

1. 配血前质量控制

（1）严格查对制度：仔细核对标本上的标签和申请单的有关内容，防止配血错误。

（2）试剂：试剂质量性能应符合商品合格试剂的要求，有效期内使用，严防细菌污染。试验结束后应放冰箱保存，注意保存温度。

（3）器材的要求：①各种器材要清洁、干燥，防止溶血。为防止交叉污染，试管、滴管均应一次性使用。②微柱凝胶血型卡法产品质量符合要求，注意保存温度，有效期内使用，使用微柱凝胶血型卡专用水平离心机。

（4）标本：①标本新鲜，符合要求，防止污染，不能溶血。②红细胞浓度按要求配对，血浆成分可能影响鉴定结果，要用盐水洗涤 3 次红细胞，防止血浆中血型物质中和抗体。③新近或反复多次输血或妊娠可以引起意外抗体出现，若对患者输血史或妊娠史不明，标本应在 48h 内抽取。

（5）检验人员：检验人员应认真、负责、仔细工作。

2. 配血过程质量控制　按要求建立 SOP 文件，严格按操作程序操作。

（1）标记：标记准确清楚。

（2）加标本、试剂：标本和试剂比例要适当，加量准确，注意加入顺序；血型试剂从冰箱取出应待其平衡至室温后再使用。用后应尽快放回冰箱保存。

（3）时间和温度：严格控制反应时间和温度。

（4）离心：离心时间、速度按要求，严格控制。微柱凝胶配血卡法，最好使用微柱凝胶配血卡专用水平离心机。

（5）观察结果：观察结果认真仔细，应注意红细胞呈特异性凝集、继发性凝固的区别，弱凝集要用显微镜证实。

3. 配血后质量控制

（1）配血试管中发生溶血现象是配血不合，必须高度重视，如主侧试管凝集，应禁止输血，必须查找原因。

（2）登记结果和填发报告要仔细正规，查对无误后，才能发报告。

（3）配血后，应将患者和献血者的全部标本置冰箱内保存，保存至血液输完后至少 7d，以备复查。

（4）盐水配血阴性，应加用酶法、抗球蛋白配血等方法进行交叉配血。

（5）为确保输血安全应输同型血，交叉配血时血型相合可以输血。在患者输血过程中要主动与医师、护士取得联系，了解有无输血反应。如发生输血反应，应立即停止输血，查找原因。

（张展青）

第三节　梅毒螺旋体抗体检测

梅毒是梅毒螺旋体（treponema pallidum，TP）引起的慢性传染病，属于性病的一种，主要通过性接触和血液传播，也可通过胎盘传给下一代。实验室中检测梅毒除直接于暗视野显微镜下检查梅毒螺旋体外，还采用了多种血清学方法进行筛选和确认实验。本章重点介绍 ELISA 和明胶颗粒凝集试验。

一、酶联免疫吸附试验

（一）标本

静脉取血 2mL，常规分离血清或血浆。

（二）原理

当人体感染梅毒螺旋体后，机体可产生抗密螺旋体特异性抗体。本实验采用 ELISA 双抗原夹心法检测血清或血浆中梅毒螺旋体抗体（treponema pallidum antibody，TP-Ab）。在微孔条上预包被基因表达梅毒抗原（分子量 17 000、47 000），用酶标记基因重组梅毒抗原，与血清中抗梅毒螺旋体抗体反应，然后用底物作用显色。呈色强弱与标本中的 TP-Ab 含量成正相关。

（三）器材

加样器（50μl、100μl）、37℃水浴箱、酶标比色仪、振荡器、吸水纸、洗板机等。

（四）试剂

（1）包被梅毒抗原的 8 孔×12 反应板。

（2）TP 酶标记抗原。

（3）底物 A 液（3，3′，5，5′-四甲基联苯胺，TMB）；底物 B 液（0.1mol/L 枸橼酸-0.2mol/L 磷酸氢二钠缓冲液）。

（4）洗涤液 pH 7.4 的 Tris-HCl-Tween20 或运用试剂盒中浓缩液，使用前用蒸馏水 25 倍稀释。

（5）质控品：阴性、阳性对照血清。

（6）终止液：2mol/L H_2SO_4。

（五）操作步骤

（1）将微孔条固定于支架，按序编号。

（2）分别用加样器在对照孔中加入待测样品及阴阳性对照血清各 50μl 于相应孔中。

（3）分别在每孔中加入酶标记抗体 100μl，振荡混匀。

（4）置 37℃温育 60min，室温平衡 5min。

（5）用洗涤液充分洗涤 5 次，洗涤完后在吸水纸上扣干（每次应保持 30～60s 浸泡时间），亦可用洗板机自动洗涤。

（6）每孔加底物 A、B 各 50μl，振荡混匀，置 37℃避光 20min。

（7）每孔加终止液 50μl，混匀。

（8）用酶标仪单波长 450nm 或双波长 450/630nm 测定各孔 OD 值（用单波长测定时需设空白对照孔，30min 完成测定，并记录结果）。

（六）结果判断

1. 目测　阳性孔呈橘黄色，阴性孔为无色。

2. 比色

（1）阴性对照：正常情况下，阴性对照孔 OD 值≤0.1，阴性对照 OD 小于 0.05 时以 0.05 计算。

（2）阳性对照：正常情况下，阳性对照 OD 值≥0.5。如果所有阳性对照孔 OD 值都超出正常范围，应重新测试。

（3）临界值（CO）计算：临界值＝阴性对照孔 OD 均值 N×2.1。

（4）结果判定：标本 OD 值为 S，如果 S/CO≥1 者为 TP - Ab 阳性；S/CO<1 者为 TP - Ab 阴性。

（七）注意事项

（1）从冰箱中取所需数量微孔条固定于支架，按顺序编号，置室温平衡 10min。

（2）使用前应将试剂摇匀，同时弃去前 1~2 滴再使用。

（3）设空白对照时，不加样品及酶标记抗体，其余各步与标本检测相同。

（4）洗涤时各孔均须加满洗涤液，防止孔口有游离酶未能洗净。

（5）加酶标记抗原时，注意勿使加样器接触血清，避免血清间交叉污染。

（八）临床意义

ELISA 法检测梅毒螺旋体 IgG/IgM 抗体具有较高的敏感性和特异性，本方法适合于大样本的筛查和确诊，因其也存在假阳性结果，故阳性标本还应继续做确证试验，如梅毒螺旋体血凝试验（treponema pallidum hemagglutination assay，TPHA）、梅毒螺旋体颗粒凝集试验（treponema pallidum passive particle agglutination assay，TPPA）和荧光螺旋体抗体吸收试验（FTA - ABS）等。因为本实验同时检测 IgM 型和 IgG 型抗体，而 IgG - 型抗体在抗原消失后很长时间，仍可通过记忆细胞的作用继续产生，甚至终身携带，因此其结果不能作为疗效观察和判断复发的指标。

二、明胶颗粒凝集试验

（一）标本

静脉血 2mL，常规分离血清。

（二）原理

将梅毒螺旋体的精制菌体成分包被在人工载体明胶粒子上，这种致敏粒子和标本中的梅毒螺旋体抗体进行反应发生凝集，由此可以检测出血清和血浆中的梅毒螺旋体抗体。本实验可作为梅毒确认试验。

（三）器材

微量振荡器、微量反应板、加样器（0~100μl）等。

（四）试剂

（1）标本稀释液。

（2）致敏粒子液。

（3）未致敏粒子液。

（4）阳性对照效价 1:320。

（五）操作步骤

（1）从冰箱中取出试剂及微量反应板，编号 2 排 4 孔，置室温平衡 10min。

（2）在 2 排微量反应板的第 1 孔加入标本稀释液 100μl，从第 2 孔至第 4 孔每孔加 25μl。

（3）用微量加样器取标本 25μl 至第一排第 1 孔中，稀释后取 25μl 至第 2 孔中，依次稀释到第 4 孔。

（4）用微量加样器取阳性对照血清 25μl 至第二排第 1 孔中，稀释后取 25μl 至第 2 孔中，依次稀释到第 4 孔。

（5）在第 3 孔中加 25μl 未致敏粒子，在第 4 孔中加 25μl 致敏粒子。

（6）用微量振荡器混合 30 秒，加盖后于室温（15~30℃）下水平静置。2 小时后观察结果。放置至次日可能也不影响结果判定。

（六）结果判定

（1）阴性粒子成纽扣状聚集，呈现出外周边缘均匀且平滑的圆形。

（2）弱阳性粒子形成小环状，呈现出外周边缘均匀且平滑的圆形。

（3）阳性粒子环明显变大，其外周边缘不均匀且杂乱地凝集在周围。

（七）临床意义

常用的梅毒确认试验 TPHA，其试剂是用梅毒螺旋体为抗原致敏醛化的禽类红细胞制成，由于红细胞具有生物活性易产生非特异性凝集，且保存时间较短，故近年来推出 TPPA 试验。TPPA 以纯化的梅毒螺旋体抗原致敏惰性的人工明胶颗粒替代 TPHA 试验中的致敏红细胞，使结果更为稳定，敏感性和特异性更高。TPPA 检测的是梅毒螺旋体特异性抗体，其中包括 IgM 型和 IgG 型，本实验可作为梅毒的确证试验，但不适合用作治疗效果的监测。

（张展青）

第四章

血液成分的临床应用

第一节 成分输血概述

世界卫生组织为临床输血安全提出了三大战略，除了挑选健康的献血者、严格进行血液病毒标志物的筛选检测外，还要合理用血和成分输血。

一、合理用血

合理用血就是只为确实有输血适应证的患者输血，避免一切不必要的输血，从而减少患者经输血感染病毒的风险。目前，在我国临床输血方面还存在着一些陈旧的输血观念。如果不迅速更新这些观念，树立合理用血的新观念，就不可能做到科学用血和合理用血。目前临床输血领域的新观念介绍如下。

（一）全血不全

血液保存液是针对红细胞设计的，在（4±2)℃条件下只对红细胞有保存作用，而对白细胞、血小板以及不稳定的凝血因子毫无保存作用，血液离开血循环，发生"保存损害"；血小板需要在（22±2)℃振荡条件下保存，白细胞中对临床有治疗价值的主要是中性粒细胞，后者在4℃的保存时间最长不超过8h；凝血因子中因子Ⅷ和Ⅴ不稳定，要求在−20℃以下保存其活性。全血中除红细胞外，其余成分浓度低，不足一个治疗量。

（二）通常输注保存血比新鲜血更安全

现代输血不仅提倡成分输血，而且提倡输注保存血，原因如下。

（1）某些病原体在保存血中不能存活。梅毒螺旋体在（4±2)℃保存的血液中存活不超过48h，疟原虫保存2周可部分灭活。

（2）输保存血以便有充分时间对血液进行仔细检测。

（3）输血目的的不同，新鲜全血（fresh whole blood）的含义不一样：补充粒细胞，8h内的全血视为新鲜血；补充血小板，12h内的全血视为新鲜血；补充凝血因子，至少当天的全血视为新鲜血；ACD保存3天内的血以及CPD或CPDA保存7天内的血视为新鲜血。

（4）某些患者宜用新鲜血：新鲜血主要用于：①新生儿，特别是早产儿需要输血或换血者。②严重肝、肾功能障碍需要输血者。③严重心、肺疾病需要输血者。④因急性失血而持续性低血压者。⑤弥散性血管内凝血需要输血者。这些患者需要尽快提高血液的运氧能力且不能耐受高钾，故需要输注新鲜血。需要强调的是，需要输注新鲜血的患者未必要输全血，应以红细胞制剂为主。

（三）需要输新鲜血者未必要输全血

1. 输全血不良反应多 全血中细胞碎片多，"保存损害产物多"，输注越多，患者的代谢负担越重；全血与红细胞相比更容易产生同种免疫，不良反应多；保存期太长的全血中微聚物多，输血量大可导致肺微血管栓塞。

2. 输红细胞能减少代谢并发症 红细胞中细胞碎片少，保存损害产物少。

（四）尽量减少白细胞输入

尽量减少白细胞（尤其是淋巴细胞）输入患者体内已成为现代输血中的新观点。白细胞是血源性病毒传播的主要媒介物，一些与输血相关的病毒也可通过白细胞的偶然输入而传染，如巨细胞病毒（cytomegalovirus，CMV）、人类免疫缺陷病毒（human immunodeficiency virus，HIV）、人类 T 淋巴细胞病毒（human T - cell lymphotropic virus，HTLV）等。各种血液成分中所含的白细胞数量见表 4 - 1。保存全血中的白细胞尽管已经部分死亡，但残余的细胞膜仍有免疫原性，可以致敏受血者。临床上输注含白细胞的全血或血液成分，常可引起多种副反应，包括发热性非溶血性输血反应（febrile non - hemolytic transfusion reactions，FNHTR）、急性呼吸窘迫综合征（acute respiratory distress syndrome，ARDS）、血小板输注无效（platelet transfusion refractoriness，PTR）和输血相关性移植物抗宿主病（transfusion associated - graft versushost disease，TA - GVHD）等。很多临床研究资料表明，非溶血性输血反应发生率的高低直接与输入的白细胞含量有关。目前普遍认为，白细胞含量小于 5×10^6 时，即能有效防止非溶血性输血反应的发生。

表 4 - 1　每单位血液成分中的大约白细胞数量

血液成分	白细胞数量
全血	$\times 10^9$
浓缩红细胞	10^8
洗涤红细胞	10^7
冰冻红细胞	$10^6 \sim 10^7$
过滤产生的少白细胞红细胞	$< 5 \times 10^6$
单采血小板	$10^6 \sim 10^8$
浓缩血小板	10^7
过滤产生的少白细胞血小板	$< 5 \times 10^6$

（五）输血有风险

输血有风险，尽管血液经过严格程序的筛查、检测等处理，但依然存在发生输血传播疾病及其他输血不良反应的可能。

1. 输血可能传播多种疾病

（1）可经输血传播的病原体包括病毒、梅毒、疟疾（malaria）和细菌，近年来还证实有一种仅由蛋白质组成的朊病毒（prion）。目前经输血传播的病毒包括 HIV、肝炎病毒［包括乙型肝炎病毒（hepatitis B virus，HBV）、丙型肝炎病毒（hepatitis C virus，HCV）、丁型肝炎病毒等］、微小病毒 B_{19}（parvovirus B_{19}，B_{19}V）、CMV 和 EB 病毒等。由于我国人群中肝炎病毒感染者和携带者比例高，因此肝炎病毒是威胁我国输血安全的主要病原体。

（2）血液病毒标志物的检测中存在着窗口期（window period）：所谓窗口期是指病毒感染后直到可以检测出相应的病毒标志物（病毒抗原或抗体）前的时期。处于窗口期的感染者已存在病毒血症，但病毒标志物检测阴性。目前 HIV、HCV 等常规仅检测抗体。因此，常规筛选检测不能检出处于窗口期的病毒携带者。

另外，试剂灵敏度的限制也可造成漏检，对于世界公认的优质试剂，其灵敏度也不可能达到100%。目前我国卫生部要求试剂灵敏度在95%以上。

决定窗口期长短的一个重要因素是试剂中包含的病毒相应抗原或抗体的组成。根据国外报道，目前应用的最新试剂的窗口期如下：抗 - HIV，22 天；抗 - HCV，70 天；HBsAg，约 56 天。处于窗口期的血液检测结果阴性，如果输注给患者将会导致感染。因此，用于检测病毒标志物试剂的窗口期长短将是决定输血传播病毒危险性大小的一个重要因素。目前，我国对献血者常规执行的传染病检查项目包括乙型肝炎表面抗原（hepatitis B surface antigen，HBsAg）、丙型肝能抗体（HCV 抗体）、艾滋病抗体

（HIV - 1/2 抗体）和梅毒抗体。

受血者经输血后是否发生输血相关的传染病，除与病原体的输入数量有关外，还与受血者的免疫状态有关。

2. 输血可能发生输血不良反应　它是指输血过程中或输血后发生的不良反应。由于人类的血型复杂，同型输血实际上输的是异型血，可能作为免疫原输入而在受血者体内产生相应抗体，导致输血不良反应。常见的输血反应包括免疫性溶血反应、非免疫性溶血反应、非溶血性发热反应、变态反应（allergic reactions）、输血相关性急性肺损伤（transfusion - related acute lung injure，TRALI）和 TA - GVHD 等。

因此，临床医生在治疗过程中，要做到安全有效合理的输血，必须了解患者的病情（包括患者生理、病理、生化的失调情况，危险性如何等），进行综合分析，决定是否输血、输注何种血液成分及其剂量。严格掌握输血适应证、选择成分输血，减少输血传播病毒的危险，提高输血安全性。

二、成分输血

成分输血（blood component therapy）是把血液中各种细胞成分、血浆和血浆蛋白成分用物理或化学的方法加以分离、提纯，分别制成高浓度、高纯度、低容量的制剂，临床根据病情需要，按照缺什么补什么的原则输用，来达到治疗患者的目的。这是当前输血技术发展的总趋势，也是输血现代化的重要标志之一。1959 年英国医生 Gibson 首先发明成分输血疗法，临床应用成分输血开始于 20 世纪 60 年代末，到 20 世纪 70 年代国外成分输血代替全血输注取得了飞跃性进展，当时在发达国家成分血的比例已达到 60% ~70%。随着人们对成分输血的不断认识，到 20 世纪 80 年代末各发达国家成分输血比例均在 95% 以上，基本上不输全血。现在成分输血在输血中所占比例的高低已是衡量一个国家、一个地区、一所医院医疗技术水平高低的重要标志之一。

（一）成分输血的治疗原则

成分输血的原则是只给患者输注其需要的血液成分，临床医生可以根据患者的具体情况制订输血治疗方案。一般需补充以下内容：补充血容量；纠正贫血，增强携氧能力；补充血小板和凝血因子，纠正出血；补充粒细胞、免疫球蛋白等提高免疫功能，增强机体抵抗力等。针对上述情况，成分输血的治疗原则如下。

1. 补充血容量　血容量减少一般有失血性和非失血性血容量减少两种。

（1）失血性血容量减少：主要是指手术、外伤及消化道、妇产科疾病等引起的失血性的血容量减少。失血量在血容量的 20% 以内（800 ~1 000mL）时，输用晶体液和胶体液（代血浆或血浆），补充血容量即可；失血量超过 20%，采用晶体液和胶体液扩容，再根据情况输注悬浮红细胞、浓缩红细胞、少白细胞的红细胞、全血等。总之，输血量应根据患者的病情、血压、尿量和实验室检查结果等决定。

（2）非失血性血容量减少：是指不伴有贫血的烧伤早期以及某些内科、儿科疾病引起的血容量减少，以丧失水分或血浆为主，应根据情况补充晶体液、代血浆、血浆和白蛋白溶液等。

2. 纠正贫血提高携氧能力　血容量正常的贫血患者可以输用浓缩红细胞、悬浮红细胞、少白细胞的红细胞、洗涤红细胞等。虽然一些患者伴有全血减少，但这并不能作为输全血的指征。

3. 补充凝血因子，纠正出血　这类出血患者不应输用全血，尤其是输用采集 24h 后的全血，因为这时全血中的有效成分已不全，白细胞、血小板以及部分凝血因子丧失活性；可以给患者输用浓缩血小板、新鲜冰冻血浆、冷沉淀凝血因子、凝血因子Ⅷ浓缩剂、纤维蛋白原、凝血酶原复合物等。

4. 调节免疫功能，提高机体抵抗力　对于一些免疫功能不全的患者，临床上常用转移因子、干扰素、丙种球蛋白等来纠正。由于白细胞可以导致输血不良反应和传播疾病，一般情况下不主张输用全血或粒细胞。患者中性粒细胞绝对值在 $0.5 \times 10^9/L$ 以下，伴有严重感染而用抗生素无效时可以考虑输注浓缩粒细胞。

5. 维持胶体渗透压　血浆的胶体渗透压主要靠血浆蛋白维持，血浆蛋白过低，胶体渗透压随之下降。对于大面积烧伤、肝硬化、慢性肾炎、肠瘘等低血浆蛋白血症的患者以及大出血、大手术患者等，为防止组织水肿，应予补充蛋白质，使血浆总蛋白达到50g/L以上。以输用20%～25%浓缩白蛋白液为宜，100mL浓缩白蛋白液所起的渗透压作用相当于500mL血浆或1 000mL全血；无白蛋白制品时，也可输用血浆。

6. 有害物质的排除（换血或血浆置换）　一氧化碳、苯酚等化学物质中毒，血红蛋白失去运氧能力或不能释放氧供组织利用时，可采用换血法，把不能释放氧的红细胞换出，换进正常红细胞加适量血浆或白蛋白或晶体液等。溶血性输血反应及重症新生儿溶血病的患者，可进行换血治疗。为了清除血浆中的自身抗体，可用血浆置换，即用单采血浆术或在放出全血的同时输给正常血浆、白蛋白或晶体液等，然后分离出红细胞还输给患者。

7. 禁忌证　无明确的输血适应证就是禁忌证，尤其对急性肺水肿、肺栓塞、充血性心力衰竭、恶性高血压、真性红细胞增多症等禁忌输血，肾功能不全的患者输血亦应谨慎。

（二）成分输血的优点

成分输血的优点很多，包括针对性强、浓度高、疗效好、不良反应少、一血多用等，具体如下。

1. 制剂容量小，浓度和纯度高，治疗效果好　因为每种血液成分在制备过程中都要经过提纯、浓缩，其容量很小而浓度和纯度很高，有利于提高临床疗效，例如：400mL全血加保存液50mL，总容量为450mL，但制备成2个单位浓缩血小板的容量只有25～30mL，只相当于全血容量的1/15，却含有全血中60%以上的血小板。应用血细胞分离机从单个献血者可采集到一个治疗量的血小板，容量只有200mL左右。如果靠输注全血来提高患者的血小板数，则有发生循环超负荷的危险。

2. 不良反应少　全血的血液成分复杂，引起各种不良反应的机会多。如果使用单一的血液成分，就可避免不需要的成分所引起的反应，减少了输血反应的发生率。

3. 减少输血传播性疾病的风险　由于病毒在血液的各种成分中不是均匀分布的，因而各种成分传播病毒的危险性并不一样。白细胞传播病毒的危险性最大，血浆次之，红细胞和血小板相对较安全。如贫血患者，不输注全血而输注红细胞，避免了大量输入不必要的白细胞和血浆，减少了感染病毒的危险。

4. 便于保存，使用方便　不同的血液成分有不同的最适合保存条件。分离制成的各种血液成分制剂，按各自适宜的条件可保存较长时间。如血小板在特制的塑料血袋中，（22±2）℃轻振荡条件下可保存5天，新鲜冰冻血浆在 -20℃以下条件下可保存1年，普通冰冻血浆在 -20℃以下条件下可保存5年。

5. 综合利用，节约血液资源　每份全血可以制备成多种血液成分，用于不同的患者，充分利用了血液资源，使一血多用。

（三）新一代成分输血

1. 非替补性输血　目前临床上各种血液成分制剂的应用主要是对缺少的血液成分进行补充，仅仅是一种替补性疗法。近年来，临床实践表明血液成分制剂也可用于疾病的治疗，即非替补性输血，如：①输血能改善和提高肾移植的存活率。②大剂量静脉输注免疫球蛋白对输血后紫癜和自身免疫性中性粒细胞减少症有一定疗效。③采用输血浆治疗溶血性尿毒症综合征（hemolytic uremic syndrome，HUS）也可获得较满意的疗效。

2. 治疗性成分输血　主要有治疗性血细胞单采和治疗性血浆置换。治疗性血细胞单采的目的是快速减少患者血液循环中病理性细胞成分，以达到缓解病情的目的，该法已用于恶性肿瘤的治疗及高白细胞性白血病的病理性白细胞去除。治疗性血浆置换是应用血浆单采技术去除患者体内含有异常物质的血浆，同时以等量的置换液回输给患者，达到减轻症状并缓解病情的目的，主要用于自身免疫性疾病、同种免疫性疾病等。治疗性成分输血是成分输血的继续和发展，是成分输血的新领域。

3. 造血干细胞移植　现在从骨髓、胚胎肝及脐带血（胎盘血）、外周血制成的造血干细胞已广泛用于临床，即输入供血者的造血干细胞，并让它们着床于受血者的骨髓造血微环境中，如果继续增生，以后受血者的所有血细胞和免疫细胞都从这种干细胞生成，能治疗再生障碍性贫血和血液病、恶性血液病及部分恶性肿瘤患者。但是，在免疫学上仍存在排斥反应和移植物抗宿主反应的问题。因此，造血干细胞移植也是一种成分输血，在治疗机制上也属于替补机制范畴，不过这是更高层次上的替补，替补的不是具体的某种血细胞，而是整个造血系统。

（张展青）

第二节 全血输注

全血（whole blood，WB）是通过从献血者静脉穿刺采集到含有抗凝剂、保养液的无菌血袋中，不作任何加工的一种血液制品。全血中含有细胞成分和非细胞成分，细胞成分主要有红细胞、白细胞、血小板等，非细胞成分主要有蛋白质、脂类、碳水化合物、凝血因子、水和无机盐等。

（一）全血的功能

全血是由血细胞（红细胞、白细胞及血小板）及血浆（内含凝血因子、免疫球蛋白、清蛋白等）组成。它们具有运输、调节、免疫、防御及止血功能，并能维持细胞内外平衡和缓冲作用。因而输血能改善血流动力学，提高带氧量，维持氧化过程；补充血浆蛋白，维持渗透压，保持血容量；增加营养，改善机体生化功能；改善凝血机制，达到止血目的；提高免疫功能，增强抵抗疾病能力等。但全血中红细胞约占全血体积的一半，白细胞与血小板数量有限，且其存活期短暂；血浆中主要是清蛋白和免疫球蛋白，还有不少凝血因子，但其存活期也不长，因而全血的功能主要是红细胞与血浆的功能，也就是载氧和维持渗透压。全血的功能概括地说，有下列几种：

1. 运输功能 随着血液不断循环，可将机体代谢所必需的氧气及蛋白质、葡萄糖、脂肪、维生素等营养物质运送到全身各部位的组织细胞；同时将二氧化碳、尿素、尿酸及肌酐等代谢产物运送到肺、肾、皮肤和肠管等排泄组织和器官排出体外。

2. 调节功能 机体各组织要进行正常活动，首先需要有一个适宜的内环境，包括温度、酸碱度、渗透压以及各种离子的浓度等。当以上条件不适宜时，将影响机体活动的正常进行。例如，机体在代谢过程中不断产生酸性和碱性物质，但血液酸碱度仍能保持相对稳定，主要由于血液中存在几对具有缓冲作用的物质，每对缓冲物质都由一种弱酸和一种带有强碱基的弱酸盐配成，当血液中酸类物质增加时，带强碱基的盐就与它起作用，使其变成弱酸，从而使酸度降低；当血液中碱性物质增加时，弱酸就同它起作用，使其变成钾酸盐，又可使碱度降低。由于血液中含有大量晶体与胶体物质，故具有相当大的渗透压。晶体压占渗透压的绝大部分，取决于血液中的 $NaCl$、$NaHCO_3$ 和无机离子 Na^+、K^+、Cl^- 等的含量。胶体压仅占极少部分，主要取决于清蛋白的含量，其次是球蛋白。血浆胶体渗透压虽小，但对于血量及机体水平衡的维持却具有重要作用。另外，血液能大量吸收体内产生的热，通过血液循环，运送到体表散发，使体温不致因产热而有大的变动。此作用主要由血浆完成，因血浆含有较多水分，由于水的比热较大，可以吸收较多的热量，而本身温度升高很少。

3. 免疫、防御和凝血、止血功能 主要包括细胞免疫、体液免疫及凝血止血功能等方面，如白细胞具有细胞免疫功能，能吞噬外来微生物，并将其消灭。血浆中含有多种抗体，如抗毒素和溶菌素等，以及各种凝血因子，对机体具有重要的防御和保护作用。

（二）适应证

因为全血中主要含有载氧的红细胞和维持渗透压的白蛋白，$4℃$ 保存的全血 $24h$ 后的粒细胞与血小板几乎丧失功能，血浆中凝血因子 V、$Ⅷ$ 也明显丧失活性，临床上输全血的适应证越来越少，现代输血主张不用全血或尽量少输全血。适应证为如下列情况：

1. 急性失血、产后出血等大出血 严重创伤或大手术，产后大出血时丢失大量血液，载氧红细胞和血容量明显减少，此时可以输全血。

2. 体外循环 在外科心肺分流术时作体外循环，因机器容量大可用全血。但由于体外循环可造成红细胞机械性损伤，近年来也采用晶体液、胶体液结合红细胞悬液取代全血。

3. 换血治疗　新生儿溶血病去除胆红素、抗体及抗体致敏的红细胞。此时可用全血。

（三）禁忌证

（1）心功能不全、心力衰竭的贫血患者、婴儿、老年人、慢性病体质虚弱的患者。

（2）需长期反复输血者。

（3）对血浆蛋白已致敏的患者，以往输血或妊娠已产生白细胞或血小板抗体的患者。

（4）血容量正常的慢性贫血患者。

（5）可能进行干细胞或其他器官移植患者。

（四）输注剂量

（1）根据患者的贫血程度、年龄及体重、输血适应证、心肺功能等来决定。

（2）体重为 50kg 的成人患者输注 200mL 全血，可提高血红蛋白 5g/L 或血细胞比容为 0.015。

（3）儿童患者按 6mL/kg 的剂量输注。

（五）输注方法

（1）运用标准滤网（170μm）的输血器输注或运用床边型白细胞过滤器输注。

（2）输注速度开始较慢，一般为 5mL/min，数分钟后可适当调快，1 单位全血多控制在 30~40min 输完较适宜。

（3）整个输血过程及输后 24h 内，都要定期观察病情变化，防止输血反应的发生。

（4）输血完成后及时复查血常规，同时将输血情况记录在病历中。

（六）注意事项

1. 全血不全　全血在体外保存时，各种成分的生物学活性、生理功能，随着保存时间延长而不同程度地衰减。有实验证明，当血小板储存在 4℃ 全血中 24~72h，为患者输注后血小板在其体内恢复仅 13.32%。如果在 2~6℃ 保存，血浆中的不稳定凝血因子 V 和 Ⅷ 将在 48h 内降至原来的 10%~20%。另外，保存全血随保存时间的延长，pH 下降，血浆钾离子浓度增高，红细胞代谢产物如氨、乳酸含量升高，红细胞 2,3-DPG 含量下降而导致组织中红细胞氧的释放减少，对患者不利的因素增加。因此，以输全血来补充各种血液成分是不可取的。

2. 全血输注疗效差　全血中主要的成分是红细胞，即使刚采集的全血，各种血液成分正常，400mL 全血中血小板、凝血因子、粒细胞等达不到 1 个治疗剂量，对患者治疗效果差。

3. 输新鲜全血的危险性　目前对新鲜全血无统一的定义，主要指符合以下条件：红细胞存活率接近正常、2,3-DPG 含量接近正常、血清钾离子含量不高等。为此，一般认为 ACD 保养液采后 5 天或 3 天内的血液为新鲜全血，CPD 或 CPD-A 保养液采后 10 天或 7 天内的血液为新鲜全血。输血的主要目的是纠正贫血，改善组织供氧。为了达到这一目的，保存血中有完整的红细胞就可以解决，不需要新鲜血。另外，匆忙输注所谓的新鲜血，易造成输血前对血液病毒检测不充分，存在不安全因素。再者，一些病毒，如梅毒螺旋体，要在 4℃ 冷藏 3~6 天后才能失去活性。

（张展青）

第三节　红细胞输注

红细胞的主要生理功能是运输氧气和二氧化碳，由红细胞中的血红蛋白来完成。血红蛋白由血红素和珠蛋白组成，血红素含 4 个吡咯环和铁，后者是亚铁原子，故能使血红蛋白与氧呈可逆性结合形成氧合血红蛋白，起到携氧作用。血红蛋白含 4 个血红素分子，所以 1 分子血红蛋白能结合 4 个分子氧，按计算 1g 血红蛋白能与 1.34mL 氧结合。血红蛋白由氧合到脱氧的变化出现血红蛋白的"张"和"合"，犹如肺的呼吸运动，故又称为分子肺，血红素铁起到了分子呼吸的触发作用。血红蛋白运氧功能是以血红蛋白结合氧的亲和性为基础，常用 P_{50} 表示氧亲和性，P_{50} 增加时氧亲和性降低，氧解离曲线右移；反之，P_{50}减少时氧亲和性增加，氧解离曲线左移。2，3 - DPG 与温度增高或 pH 值降低都可使氧解离曲线右移，反之则左移。

由于红细胞膜有通透性，故细胞内物质被动扩散和电解质主动运转；由于它在血循环中不断地随血流通过身体许多脏器，因而能维持体内水和电解质的平衡。细胞内外物质的交换如红细胞内外气体、无机离子、糖、氨基酸等均由红细胞膜进行物质交换。

一、适应证

1. 悬浮红细胞　由于移去了大部分血浆，可减少血浆引起的不良反应。加入保存液，不仅能更好地保存红细胞，还具有稀释作用，使输注更流畅。

适应证：①几乎适用于临床各科需要输血的患者；②慢性贫血，改善由于缺氧直接造成的症状；③急性失血。

2. 洗涤红细胞　由于移去了 98% 的蛋白和 80% 以上的白细胞，输血反应更少。但洗涤过程中，红细胞的回收率为 70%，损失较大。

适应证：①血浆蛋白过敏者；②自身免疫性溶血性贫血患者；③阵发性睡眠性血红蛋白尿患者；④反复输血或多次妊娠已产生抗体而引起输血发热反应患者；⑤高钾血症患者；肝肾功能不全患者。

3. 少白细胞红细胞　少白细胞红细胞的制备有两种方法，一是使用白细胞滤器，可以去除 99.3% ~ 99.6% 的白细胞，去除效率高，另一种是离心法，可去除 80% 左右的白细胞。由于去除了绝大部分的白细胞，可明显减少输血反应和输血相关疾病的传播。

适应证：①用于反复输血或多次妊娠已产生白细胞或血小板抗体而引起非溶血性发热反应的患者；②准备器官移植及移植后的患者；③免疫功能低下或免疫抑制的患者；④需要反复输血的患者，一开始就输注少白细胞血液可以延缓或避免因输血而产生的同种异体抗体（HLA 抗体）。

4. 冰冻红细胞　常以甘油作为保护剂，对红细胞低温冻存。根据甘油的浓度和保存的温度，红细胞的保存期可达 3 年或 10 年。

适应证：①稀有血型血液的保存，或含多种同种抗体患者的自身贮血。②准备作自体输血患者的自体血的长期保存。③曾经输过血并且发生过输血反应的患者。

5. 辐照红细胞　即以 25 ~ 30Gy 剂量的 γ 射线照射红细胞，以杀灭有免疫活性的淋巴细胞但又不明显损害红细胞和其他血液成分的功能。从而预防 TA - GVHD 的发生。

适应证：①免疫功能低下患者；②移植后患者及与献血者有血缘关系的受血者的输血。

二、输血指征

（一）急性贫血的输血

1. 急性贫血的原因　引起急性贫血的原因主要有：①各种外伤及外科手术时的出血。②食道或胃底静脉破裂、胃或十二指肠溃疡等疾病引起的消化道大出血。③宫外孕、前置胎盘或分娩时的各种妇产科大出血。④内脏特别是脾、肝等脏器破裂时的出血。⑤大量肺或支气管咯血。⑥炎症、肿瘤等侵蚀血管壁引起的突然大出血。⑦各种止血机制有缺陷的疾病，特别是血友病、血管性血友病、血小板功能障碍时的出血等。

2. 急性贫血的特点　急性失血直接引起循环血量减少，动脉血压降低。由于化学感受器和肾上腺素的刺激作用，发生了加压反射，在神经 - 体液的作用下，机体重新分配循环血液。除脑及心脏外，其他器官特别是腹内脏器、皮肤和肌肉的血管皆收缩。因而外周阻力增大，心率增快，以尽量保持体内重要器官的血流供应。此外，因毛细血管前阻力血管的收缩反应比较强烈，使毛细血管血压降低，组织液进入毛细血管。同时，因肾血流量减少，患者尿液排泄减少。通过这些代偿作用，血容量逐渐得到补充。失血也损失了血细胞，随着血容量的补充，血液稀释，红细胞和血红蛋白浓度降低，组织发生缺氧，体内红细胞生成素的代偿性分泌增多，促进骨髓造血功能，释放更多的红细胞。

如果失血量过多，血容量减少 1/3 时，心输出量与动脉压大幅度下降，又不能及时补足血量，最终会导致休克。在休克过程中，由于器官组织代谢障碍、酸中毒及毛细血管壁损害，可导致弥漫性血管内凝血（DIC），结果使休克成为不可逆性，导致死亡。

3. 急性贫血的输注原则 轻度失血（失血量＜600mL）不输血；中度失血（失血量800～1 000mL）时如出血已控制可不考虑输血；重度出血（失血量在1 500mL以上）要输血。

（二）慢性贫血的输血

1. 慢性贫血的原因

（1）红细胞生成减少：骨髓造血功能减退、骨髓被异常组织侵害、造血原料缺乏等。

（2）溶血性贫血：红细胞寿命缩短、破坏增加，此时骨髓造血增强，但尚不足以代偿红细胞的损耗而产生的贫血。

（3）失血性贫血：这是由于血液长期、慢性丢失过多引起的贫血。

2. 慢性贫血的特点

（1）慢性贫血患者一般无须紧急输血：很多时候原发病的治疗比单纯纠正贫血更为重要，应积极寻求贫血的原因，针对病因进行合理有效的治疗。

（2）慢性贫血患者的贫血是缓缓发生的，多数患者通过代偿能够耐受和适应血红蛋白的减低，因此，血红蛋白量和红细胞压积的高低不是决定输血的最好指标。是否输血，主要依据患者的临床症状和对贫血的临床耐受，并考虑患者的代偿机制，以及所患疾病的自然病程与存活期之间的利弊（输血的直接效益和远期危险），无明显贫血症状者可暂不输血。

（3）慢性贫血患者不存在血容量不足的问题，有输血指征者只能输红细胞，无须输全血，因全血内的血浆能扩充血容量，而这类患者血容量又不需要补充，若辅全血稍有疏忽（如输血速度过快或输血量过大），则有发生循环超负荷的危险，选择何种红细胞制品要根据病情决定。

（4）输血效果取决于输血量、输血间隔时间和患者多种不同的影响因素，以及血液本身的保存条件。一般输血后15min，血红蛋白即可升至较稳定的水平，并且24h后测得的值同15min检测的是一致的，故输血后测定血红蛋白或红细胞压积可很快评价出输血效果。

（5）长期输血的患者必须监测其体内免疫状态的变化（如同种抗体的产生和其他一些血清学的改变），并根据其当前免疫学和血清学状态选择献血者。

3. 慢性贫血的输注原则

（1）血红蛋白值≤60g/L，伴有明显贫血症状者。如无明显症状者，无论血红蛋白多么低，均不属输血指征，但应积极寻找病因，针对病因治疗。

（2）贫血严重，而又因其他疾病需要手术者或待产妇，应及时输注红细胞，但血红蛋白量维持到什么水平应根据临床情况而定。

（3）有输血指征者只能输红细胞，无须输全血。

（4）贫血越重，输血速度要越慢。

三、输注剂量

（1）按公式，由输血前患者的Hb和预计输血后患者的血红蛋白升高值，计算输血量；或根据输血前患者的血红蛋白检测值和输血量，计算输血后Hb升高的预期值。

$$红细胞输入量（L）= \frac{（期望Hb值-实测Hb值）\times 0.9 \times 体重}{输入血Hb值}$$

注：Hb值单位为g/L，体重单位为kg，输入血Hb值按120g/L计，计算所得的红细胞输入量为L。

（2）如果输血后Hb达不到期望的升高值，应考虑是否存在输注无效情况。

四、输注方法

（1）输注前充分混匀红细胞，用标准输血器进行输注。

（2）输注速度不宜过快，成人一般按1～3mL/（kg·h）速度输注；对心、肝、肾功能不全、年老体弱、新生儿及儿童患者可按小于 1mL/（kg·h）速度输注。

（3）红细胞输注时，除必要时加入少量生理盐水外，不允许向红细胞中加任何药物及其他物质。

五、疗效评价

输注 1 个单位红细胞后患者 Hb 及 HCT。上升值与体重的关系见表 4 - 2。

表 4 - 2 输入 1 个 U 红细胞 Hb 及 HCT 上升值与体重的关系

体重（kg）	Hb 上升值（g/L）	HCT（%）
30	9.67	2.89
35	8.30	2.49
40	7.30	2.19
45	6.53	1.96
50	5.90	1.77
55	5.37	1.61
60	4.93	1.48
65	4.57	1.37
70	4.23	1.27
75	3.97	1.19
80	3.73	1.12

（张展青）

第四节 血小板输注

血小板的功能主要是促进止血和加速凝血，同时血小板还有维护毛细血管壁完整性的功能。血小板在止血和凝血过程中，具有形成血栓，堵塞创口，释放与凝血有关的各种因子等功能。在小血管破裂处，血小板聚集成血小板栓，堵住破裂口，并释放肾上腺素，5 - 羟色胺等具有收缩血管作用的物质，是促进血液凝固的重要因子之一。血小板还有营养和支持毛细血管内皮细胞的作用，使毛细血管的脆性减少。

血小板数量、质量异常可引起出血性疾病。数量减少见于血小板减少性紫癜，脾功能亢进，再生障碍性贫血和白血病等症。数量增多见于原发性血小板增多症、真性红细胞增多症等病症。质量异常可见于血小板无力症。

20 世纪 60 年代以来已确证血小板有吞噬病毒、细菌和其他颗粒物的功能。血小板因能吞噬病毒而引人注目，在血小板内没有核遗传物质，被血小板吞噬的病毒将失去增殖的可能。临床上也见到患病毒性疾病时总出现血小板减少症。因此血小板有可能与皮肤，黏膜和白细胞一样是构成机体对抗病毒的一道防线。

血小板抗原系统复杂，有血小板特异性抗原，还有血小板共有抗原如 ABO、HLA、Lewis、I、P 等系统。其中 HLA 和 ABO 系统在临床上最有意义，血小板输注要求 ABO 同型输注。对于多次输血有妊娠史的孕、产妇，如果需要输注血小板时，要考虑到血小板输注无效问题。血小板配型或抗体筛选时，要同时考虑血小板特异性抗原系统和血小板共有抗原系统，应特别重视 HLA 抗原抗体系统对血小板的破坏。

目前，根据制备方法不同，血小板制品有两大类，一种是通过对采集的全血离心分离出浓缩血小板，一种是利用血液单采机自动采集的单采血小板。前者可以节约血源，一血多用，后者可以从单个供血者得到高纯度和含量高的血小板。

一、适应证

1. 血小板生成障碍引起的血小板减少 血小板数与临床上出血程度是决定是否需要输注血小板的

重要因素之一。一般以血小板 $20 \times 10^9/L$ 为是否需要输注的指征，同时伴有龈血、尿血、便血等严重出血。

2. 血小板功能障碍性疾病 血小板数虽正常，但有功能障碍时，如伴有严重出血及进行手术或有创伤时。

3. 预防性输注 在大手术或严重创伤时，如血小板数低于 $(50 \sim 70) \times 10^9/L$，输注血小板来防止出血是有益的；如血小板数低于 $20 \times 10^9/L$，则必须血小板输注。但对免疫性血小板减少性紫癜（ITP）等疾病，因输入的血小板很快会被破坏，故一般输血小板效果欠佳。

二、输血指征

1. 外科

（1）血小板数量减少或功能异常，伴有出血倾向或表现。

（2）血小板计数 $>100 \times 10^9/L$，可以不输。

（3）血小板计数在 $(50 \sim 100) \times 10^9/L$，根据是否有自发性出血或伤口渗血决定。

（4）血小板计数 $<50 \times 10^9/L$，应考虑输注。

（5）如术中出现不可控制的出血，确定血小板功能低下者，无论血小板数量多少，均可考虑输注。

（6）控制产科 DIC 出血时很少需要血小板，但抢救重症 DIC 时，一次性输注 3 个治疗量血小板，效果好。

2. 儿科

（1）血小板明显减少，临床有明显出血，特别是有颅内出血。

（2）临床无明显出血，但有以下情况之一者需输注血小板

1）血小板计数 $<20 \times 10^9/L$。

2）在下列特殊情况下，血小板阈值应调为：①早产儿 $>50 \times 10^9/L$。②病态早产儿或需作侵入性操作术患儿 $>100 \times 10^9/L$。

3. 内科

（1）血小板计数 $>50 \times 10^9/L$，一般不需要输。

（2）血小板计数在 $(10 \sim 50) \times 10^9/L$，根据临床出血情况决定，可考虑输。

（3）血小板计数 $<5 \times 10^9/L$，应立即输注。

（4）有出血表现时应一次足量输注，并测 CCI 值（输后 1h CCI >10 者为输注有效）。

三、输注剂量

（1）成人每次输注 1 个治疗剂量（$\geq 2.5 \times 10^{11}$/袋），外周血小板大约增加数见表 4 - 3，严重出血或已产生同种免疫反应者应加大输注剂量。

（2）儿童应根据患儿年龄和病情将 1 个治疗剂量的血小板分为 $2 \sim 4$ 次输注。

（3）新生儿一次输注成人剂量的 $1/5 \sim 1/10$，体积控制在 $20 \sim 30$ mL。

表 4 - 3 输注 1 个治疗剂量的血小板增加数与体重关系的理论值

体重（kg）	PLT（$\times 10^9/L$）
45	49
50	44
55	40
60	37
65	34
70	32
75	29

四、输注方法

（1）输注前应轻摇血袋，使血小板和血浆充分混匀。

（2）输注前不需要作交叉配血，ABO 血型同型输注。

（3）运用标准滤网（170μm）的输血器输注，同时以患者可以耐受的最大速度输入。

五、疗效评价

1. 血小板计数增加校正指数（CCI）　根据体表面积计算，以期减少个体差异的影响而更准确地评价输注效果。通常认为，输注 1h 后的 CCI < 10 或输注 24h 后的 CCI < 5，应考虑血小板输注无效。计算公式为：

$$CCI = \frac{（输入后血小板计数 - 输前血小板计数）\times 体表面积（m^2）}{输入血小板总数（10^{11}）}$$

体表面积（m²）= 0.006 1 × 身高（cm）+ 0.128 × 体积（kg）+ 0.015 29

2. 血小板回收率（PPR）　通过检测患者输注血小板 1h 或 24h 后的血小板计数进行计算，以评价输注后血小板在体内的存活情况。计算公式为：

$$回收率（\%）= \frac{输入后血小板计数 - 输前血小板计数（L）\times 血容量（L）}{输入血小板总数 \times 2/3}$$

（张展青）

第五节　血浆输注

血浆（plasma）是血液的液体成分，由蛋白质、脂类、无机盐和大量化合物组成。主要生理功能有补充蛋白质、维持酸碱平衡、运输、调节和维持胶体渗透压等。血浆制品主要有新鲜冰冻血浆（fresh frozen plasma，FFP）和普通冰冻血浆（frozen plasma，FP），前者包含全部凝血因子，后者不稳定的凝血因子特别是 V 因子和Ⅷ因子几乎全部失活。

一、适应证

（1）无相应浓缩制剂的凝血因子的补充、肝病获得性凝血功能障碍、口服抗凝剂过量引起的出血、抗凝血酶Ⅲ缺乏、血栓性血小板减少性紫癜和治疗性血浆置换术等。

（2）输血量相当于自身血容量，PT 或 APTT 大于正常的 1.5 倍，创面弥漫性渗血，有先天性凝血功能障碍等情况时，应考虑输新鲜冰冻血浆。

（3）只要纤维蛋白原浓度 > 0.8g/L，即使凝血因子只有正常的 30%，凝血功能仍可维持正常。即患者血液置换量达全身血液总量时，实际上还会有 1/3 的自身成分（包括凝血因子）保留在体内，仍有足够的凝血因子。但应当注意，休克没得到及时纠正时可导致消耗性凝血障碍。

（4）新鲜冰冻血浆的输入量达到 10 ~ 15mL/kg 体重才能达到补充凝血因子的作用，对于需要输注的患者，一次足量输注才能达到最佳效果。

二、输注剂量

（1）输注的剂量取决于患者具体病情需要，一般情况下，凝血因子达到正常水平的 25% 基本能满足止血要求。

（2）一般成人患者输注剂量为 200 ~ 400mL，或按 10 ~ 15mL/kg 计算。儿童患者酌情减量。

三、输注方法

（1）输注前放入 37℃恒温水浴箱或 37℃血浆融化系统中快速融化，时间控制在 10min 内。

（2）融化后的 FFP 在 10℃以下放置不能超过 2h，也不可再冻存，以免血浆蛋白变性和不稳定凝血因子失活。

（3）运用标准滤网（170μm）的输血器输注，同时控制速度为≤10mL/min。

（4）输注前不需要作交叉配血，选择 ABO 同型输注。

四、疗效评价

主要是依靠临床观察出血表现的改善情况。

五、不良反应

常见的不良反应有变态反应、荨麻疹、循环负荷过重、心功能不全、同种免疫反应、非溶血性发热反应及输血传播疾病等。

六、注意事项

1. 禁用血浆补充血容量　由于血浆有传染疾病风险和易发生变态反应，禁用血浆作为扩容剂来补充血容量。对于急性大量失血患者，应严格按照复苏要求，先输晶体，再输胶体扩容，最后考虑输血。常用的扩容剂有右旋糖酐（dextran）、羟乙基淀粉（hydroxyethyl starch，HES）、氧化聚明胶（oxypolyge-latin，OPG）代血浆和改良液体明胶（modified nuid gelatin）代血浆。必要时输注白蛋白制品，安全且效果好。

2. 禁用血浆补充营养　输血或血浆解决不了患者的营养问题。水解蛋白质营养液、氨基酸氧聚明胶、乳化脂肪注射液则是补充营养更科学的选择。

3. 禁止输红细胞悬液时搭配输血浆　输几单位红细胞，配几袋血浆，再配血小板的输血方法是不科学的，应禁止。对于严重创伤、病情不稳定、出血未控制的休克，国外曾有人主张每输 10～12U 红细胞搭配 2U FFP 和 8U 血小板可以预防病理性出血的发生。但目前普遍认为，输何种血液成分均需达到其输注指征，禁止搭配输血，特别是输注红细胞制品时搭配输血浆。

（王　鹏）

第五章

贫血疾病检验

第一节　贫血实验室诊断概论

红细胞疾病相当复杂，它包含着许多种疾病，其原因即不同，其表现也多种多样，不过，其中最多的表现是贫血。

一、贫血的概念

贫血是症状，不是一种病，它可以发生于许多种疾病，例如：恶性肿瘤可引起贫血；心脏手术置换瓣膜可引起溶血性贫血；消化道溃疡慢性失血可引起缺铁性贫血；肝肾的慢性疾病可引起肝性或肾性贫血；妇女妊娠期、哺乳期可引起营养性贫血；妇女生殖器疾病慢性失血可引起缺铁性贫血；内分泌疾病如甲状腺、肾上腺疾病可引起贫血；代谢中毒、放射损伤、外科急性创伤、儿童生长发育期间都可引起贫血。贫血就是全身循环血液中红细胞的总容量减少至正常范围以下，但红细胞总容量测定比较复杂、费时，故这一定义虽然正确，但不大切合实际。从临床实际工作出发，通常都以测定血液的浓度来决定贫血之有无和程度。凡是循环血液单位体积中红细胞总数、血红蛋白和（或）红细胞比容低于正常值时即称为贫血（anemia）。

在某些病理情况下，血红蛋白和红细胞的浓度不一定能正确反映全身红细胞总容量的多少。当血液总容量或血浆容量发生改变时，检查血浓度以估计贫血，要防止得出错误的结论。大量失血时，在有足够液体补充入循环血液前，最主要的变化是血容量的缩小，但此时血浓度变化很少，以致从血红蛋白浓度等数值来看，很难反映出贫血的存在。当体内发生水潴留时，血浆容量增大，此时即使红细胞容量是正常的，但血液浓度低，因此从表面看来，似乎有贫血存在。相反，失水时，血浆容量缩小，血液浓度偏高，红细胞容量即使是减少的，但根据血红蛋白浓度等数值，贫血可以不明显；本来是正常的，可以产生假性红细胞增多症的现象。

二、贫血的分类

正常情况下红细胞的生成与破坏维持平衡，单位体积血中的红细胞才能恒定，一旦平衡打破，或由于红细胞生成减少或由于破坏过多，或两者兼有，就会引起贫血。由于引起贫血的病因十分广泛，因此诊断有时比较困难。学者们从多个角度进行分类，现在进行分类的角度有 5 种：①按产生贫血的原因分类。②按骨髓的病理形态分类。③按红细胞系统生成的过程分类。④按红细胞系统的病理变化分类。⑤按血循环中成熟红细胞的大小分类。当然，由于分类角度不同，同一种贫血可有多种不同的名称。

（一）按产生贫血的原因分类

1. 红细胞生成不足

（1）造血原料的缺乏：①铁或维生素 B_6 缺乏。②缺乏叶酸、维生素 B_{12} 等。

（2）骨髓造血功能衰竭：①原发性再生障碍性贫血。②继发性再生障碍性贫血，由于物理、化学、生物等因素所致。

（3）继发性贫血：①慢性肝脏疾病。②慢性肾脏疾病，如肾性贫血、缺乏红细胞生成素（EPO）的贫血。③恶性肿瘤，如各种白血病、恶性肿瘤有（或）无骨髓转移。④内分泌疾病，如垂体、肾上腺、甲状腺等疾病。⑤慢性感染、炎症等。

2. 红细胞消耗过多

（1）丢失过多：①急性失血，血容量减少。②慢性失血，多为缺铁性贫血。

（2）破坏过多：又称溶血性贫血（hemolytic anemia），包括：①红细胞内在缺陷：如遗传性球形红细胞增多症，红细胞酶缺乏的贫血、珠蛋白生成障碍性贫血、异常血红蛋白病、阵发性睡眠性血红蛋白尿症等；②红细胞外来因素：如免疫性溶血性贫血、机械性溶血性贫血。其他因素引起的溶血性贫血等。

（二）按骨髓的病理形态分类

1. 增生性贫血　如缺铁性贫血、急慢性失血性贫血、溶血性贫血、继发性贫血。

2. 巨幼细胞贫血　如缺乏叶酸、维生素 B_{12}；某些无效性红细胞生成伴有巨幼样红细胞贫血。

3. 增生不良性贫血　如原发及继发再生障碍性贫血。

（三）按红系统的病理变化分类

1. 红细胞膜异常　多为溶血性贫血，多有形态的异常，如遗传性球形红细胞增多症、遗传性椭圆形红细胞增多症。

2. 红细胞胞质异常

（1）铁代谢异常，如缺铁性贫血。

（2）血红蛋白的异常，如高铁血红蛋白血症、硫化血红蛋白血症。

（3）珠蛋白合成异常，如珠蛋白生成障碍性贫血、异常血红蛋白病。

（4）酶的异常，如丙酮酸激酶缺乏症、葡萄糖6-磷酸脱氢酶缺乏症，多为溶血性贫血。

3. 红细胞核的异常

（1）叶酸、维生素 B_{12} 缺乏，导致巨幼细胞贫血。

（2）病态红细胞生成，多核红细胞，且为奇数核，一个红细胞内的多个核大小不均，成熟程度不同，巨大红细胞等，表明 DNA 复制紊乱，多见于恶性疾病，如骨髓增生异常综合征（MDS）、各种白血病。

（四）按血循环中成熟红细胞的大小与形态分类

现代血细胞分析仪可以同时给出红细胞平均体积（MCV）、红细胞平均血红蛋白（MCH）、红细胞平均血红蛋白浓度（MCHC）及红细胞分布宽度（RDW），按这几个指标及红细胞的形态可以将贫血分为不同的类型。

1. 根据红细胞大小分类　如表 5-1。

表 5-1　根据成熟红细胞的大小的贫血分类

贫血的类型	MCV（fl）	MCH（pg）	MCHC（%）	病因
正细胞贫血	80~94	26~32		失血、急性溶血、再生障碍性贫血、白血病
小细胞低色素贫血	<80	<26	<31	缺铁性贫血、慢性失血
单纯小细胞贫血	<80	<26	31~35	感染、中毒、尿毒症
大细胞贫血	>94	>32	32~36	维生素 B_{12}、叶酸缺乏

2. 用 MCV 和 RDW 来确定贫血的类型　见表 5 - 2。

表 5 - 2　根据 MCV 和 RDW 的贫血分类

RDW （参考值 11.5% ~ 14.5%）	MCV (fl)		
	[增高、大细胞（>94）]	正常（80~94）	[降低、小细胞（<80）]
增加	巨幼细胞贫血	早期缺铁	缺铁性贫血
	铁粒幼细胞贫血	免疫性溶血	红细胞碎片
	骨髓增生异常综合征	骨髓病性贫血	
	化疗后	混合型贫血	
正常	骨髓增生异常综合征	急性失血	骨髓增生低下
	再生障碍性贫血	酶缺陷	珠蛋白生成障碍性贫血
	肝脏病	急性溶血	

3. 根据红细胞的形态确定贫血的类型　制备完整的染色良好的血涂片，镜下认真观察红细胞的形态，并做相应的计数，可判断出贫血的类型，见表 5 - 3。

表 5 - 3　根据红细胞的形态确定贫血的类型

形态异常	主病	其他疾病
小细胞低色素红细胞	缺铁、珠蛋白生成障碍性贫血	慢性病贫血、铁粒幼细胞贫血
大红细胞	叶酸及维生素 B_{12} 缺乏	骨髓纤维化、自身免疫性溶血
粒细胞分叶过多症	叶酸及维生素 B_{12} 缺乏	肾功能衰竭、缺铁、慢粒、先天性粒细胞分叶过多症
泪滴状红细胞（有核）	骨髓纤维化	肿瘤骨髓转移、巨幼细胞贫血、重型珠蛋白生成障碍性贫血
小球形红细胞	自身免疫性溶血、遗传性球形红细胞增多症	微血管性溶血性贫血、低磷酸盐血症
靶形红细胞	珠蛋白生成障碍性贫血、HbC 病、肝脏病	缺铁、脾切除术后
椭圆形红细胞	遗传性椭圆形红细胞增多症	缺铁、骨髓纤维化、巨幼细胞性贫血
棘形红细胞	肾功能衰竭	丙酮酸激酶缺陷

三、贫血的病理生理

红细胞是携氧的工具，其功能是将肺毛细血管内的氧输送至全身组织的毛细血管，并将组织中代谢产生的二氧化碳输送至肺。故贫血可视为血液输送氧能力的减低。贫血造成的直接后果是组织缺氧，但有不少症状、体征是身体对缺氧的代偿功能的表现。身体对缺氧状态有如下多种代偿作用。

1. 组织增加氧的摄取　在组织缺氧时，组织增加氧的摄取，并非简单地直接多吸收一些氧。在大多数贫血时，血红蛋白的氧解离曲线右移，表示血红蛋白与氧的亲和力减低，这样使得组织在氧分压降低的情况下能摄取更多的氧。贫血时在促使氧合血红蛋白解离方面起重要调节作用的是红细胞内的 2，3 - 二磷酸甘油酸（2,3 - DPG），它是红细胞能量代谢的中间产物。血氧张力的降低是使红细胞内 2，3 - DPG 增加的主要原因，它与脱氧血红蛋白的珠蛋白链结合时能减低血红蛋白对氧的亲和力，使血红蛋白在不增加氧分压的条件下能释放出更多的氧供组织摄取利用。慢性贫血患者之所以能耐受较重程度的贫血，主要就是依靠红细胞中该物质的浓度增高而增强这一代偿功能。

2. 器官、组织中血液的重新分布　除了急性大失血后的短时间内，一般贫血时血液总量并无多大改变。慢性贫血时，为了保证氧需要量高的重要器官的血液供应，身体能自动减少氧需要量较低的器官或组织的血液供应。

3. 心血管的代偿功能　贫血时心跳加速、心排血量增加使血液循环加速，因而组织能有更多的机会得到氧。不过这种代偿功能本身要消耗能量，因而消耗更多的氧。正常的心肌能耐受较长时间持续的过高活动，但如贫血太严重，持续时间过久或本来就有冠状动脉病变的，以致冠状动脉供氧不足，则可以出现高排血量的心力衰竭及心绞痛。心力衰竭时，血浆量增加，这又加重心脏的负担而使心力衰竭更加严重。此时，心血管已经失去了上述的代偿功能。

4. 肺的代偿功能　贫血患者在体力活动时常有呼吸加快加深的现象，但增加呼吸并不能使患者得到更多的氧。呼吸增强一方面是对组织缺氧不适应的反应，在某些情况下，可能与潜在的充血性心力衰竭有关。

5. 红细胞生成功能的增强　EPO 有促进骨髓生成红细胞的作用，主要由肾脏分泌。除肾脏有病变者外，一般贫血患者的红细胞生成素的产生和释放都是增多的，其释放量常与红细胞总量和血红蛋白浓度成反比。红细胞生成素分泌和释放的增多大概与肾组织缺氧有关。如果骨髓功能本来是正常的，则在这种激素的作用之下，骨髓能加速红细胞的生成，这是身体对贫血最直接而适宜的代偿作用。

四、贫血的临床表现

贫血症状的有无及其轻重决定于：①产生贫血的原因及原发病。②贫血发生的快慢。③血容量有无减少。④血红蛋白减少的程度。⑤心血管代偿的能力（老年人心血管功能不好，症状比年轻人重）等。

1. 一般表现　如皮肤、黏膜、指甲苍白。有的患者毛发干燥、脱落，自觉全身无力。严重贫血时患者有低热，体温一般不超过 38℃，输血后可使体温降至正常。

2. 呼吸循环系统　呼吸加速加深，心率加快，患者感觉心悸、气短，活动时尤甚。

3. 神经系统　头痛、眩晕、晕厥、耳鸣及眼前闪金花，尤以体位变换时为甚；思想不易集中且易激怒。

4. 消化系统　食欲缺乏、恶心、呕吐、腹胀、消化不良、腹泻或便秘。营养不良性贫血时患者舌乳头萎缩，发炎且觉舌痛；缺铁性贫血者吞咽时可沿食管疼痛。

5. 泌尿生殖系统　患者尿中偶有蛋白，女性月经出血过多或过少，不规则，或停经。

6. 不同类型贫血临床表现　缺铁性贫血时有反甲，指甲干燥、脆裂；营养不良性贫血时皮肤有水肿；溶血性贫血时常有黄疸、脾肿大，急性溶血性贫血时可有高热、循环衰竭、急性肾功能不全、黄疸、血红蛋白血症、血红蛋白尿等。

五、贫血的诊断原则

贫血诊断的过程中，必须遵循：①确定有无贫血；②贫血的严重程度；③确定贫血的类型和原因。因为贫血是许多疾病的一种症状，原因较为复杂。因此，对任何贫血患者的诊断，病因学诊断尤为重要，只有纠正或治疗引起贫血的基本疾病，才能解决根本问题。贫血的严重性主要决定于引起贫血的基本疾病，其重要意义远超过贫血的程度。早期的结肠癌或白血病患者的贫血可能是轻度的；钩虫病或痔出血引起的贫血可能是重度的，但对患者来说，前者的严重性远远超过后者。

1. 确定有无贫血　通常根据 RBC、Hb 和 Hct 以确定有无贫血，其中又以 Hb 和 Hct 最常用，并应参照公认的贫血诊断标准。

成人诊断标准：男性成人 Hb < 120g/L 或 125g/L；女性成人 Hb < 100g/L 或 110g/L，孕妇 Hb < 100g/L 或 105g/L。同时，成年男性 Hct < 41%，成年女性 Hct < 35%，可作为诊断贫血的标准。

小儿诊断标准：因为出生 10d 内新生儿 Hb < 145g/L，10d 至 3 个月婴儿因生理贫血等因素影响，贫血难以确定，建议暂以 3 个月至 6 岁小儿 Hb < 110g/L，6～14 岁 < 120g/L，作为诊断贫血的标准。

2. 确定贫血的严重程度

（1）成人贫血严重程度标准：极重度 Hb < 30g/L；重度 Hb 30～60g/L；中度 Hb 60～90g/L；轻度 90～120g/L。

（2）小儿贫血严重程度的标准：极重度 Hb < 30g/L，红细胞 < 1 × 10^{12}；重度 Hb 30～60g/L，红细胞（2～1）× 10^{12}/L；中度 Hb 60～90g/L，红细胞（2～3）× 10^{12}/L；轻度 Hb 90～120g/L（6 岁以上）。

3. 确定贫血的类型　根据 RBC 计数、Hct、Hb 计算出红细胞指数 MCV、MCH 及 MCHC，结合

RDW 及红细胞形态确定贫血的类型。

4. 寻找贫血的病因

（1）深入了解病史和仔细体格检查：包括饮食习惯史、药物史、血红蛋白尿史、输血史、家庭成员贫血史、地区流行性疾病（甲状腺功能低下、蚕豆病、疟疾史）等，体征中注意肝、脾、淋巴结肿大、紫癜、黄疸等。

（2）根据 MCV、MCH、MCHC 和 RDW 等指数，结合血涂片中血细胞的形态学改变，可得出诊断的线索。结合病史，多数贫血诊断并不困难。

（3）骨髓检验对了解贫血发生的原因和机制很有必要：如骨髓造血功能状况是增生或下降，各系统有核细胞百分率、粒红比例是否正常，有核细胞是否减少，淋巴细胞、组织细胞、浆细胞、嗜酸或嗜碱性粒细胞百分率正常与否，有无异常细胞出现等。除骨小粒涂片外，最好从骨髓不同部位同时取病理活检，并根据需要做特殊组织化学染色。

（4）特殊检测：根据需要选择某些确诊试验，如了解铁的储存，血清铁蛋白检测和骨髓涂片做铁粒染色较为重要。诊断珠蛋白生成障碍性贫血可选用 Hb 电泳检测，但要分析病理基因，则应选择分子生物学方法；怀疑自身免疫性溶血性贫血应选择抗人球蛋白试验等。

（5）其他检查：贫血常可有非血液系统疾病，如消化系统或泌尿系统肿瘤，虽然贫血不重，但病情可能很严重，需要慎重采用其他检查。

（王　鹏）

第二节　缺铁性贫血

缺铁性贫血（iron deficiency anemia，IDA）是由于多种原因造成人体铁的缺乏，发展到一定程度时就会影响血红蛋白的合成，使红细胞生成障碍而导致的一种小细胞、低色素性贫血。贫血早期可以没有症状或症状很轻，当缺铁严重或病情进展很快时，可出现一般慢性贫血症状，如皮肤和黏膜苍白、头晕、乏力等。另外由于组织缺铁、含铁酶的缺乏，临床上可出现消化系统症状如食欲缺乏、舌乳头萎缩、胃酸缺乏及神经系统症状，严重者可出现反甲。缺铁性贫血是贫血疾病中最常见的一种，可发生于各年龄组，女性患者多于男性，在婴幼儿、孕妇及育龄妇女中尤为多见。

一、病因及发病机制

1. 病因

（1）铁摄入不足或需求量增加：见于哺乳期婴儿、生长发育期儿童和青少年，妊娠妇女及由于月经失血过多的青年妇女，如果长期食物中含铁不足，亦可发病。

（2）铁吸收不良：见于胃肠切除手术、胃酸缺乏或长期严重腹泻者。因肠道对铁吸收障碍而发生缺铁性贫血者，最多见于胃切除患者包括胃全部切除、胃次全切除及伴迷走神经切断的胃肠吻合术。其原因是手术后食物进入空肠过速，铁吸收的主要场所十二指肠直接进入空肠，此外胃酸过低也可影响铁的吸收。

（3）铁丢失过多：失血，尤其是长期慢性失血是缺铁性贫血最多见、最重要的原因，见于各种原因造成的消化道慢性失血、月经过多及血红蛋白尿等。

胃肠道出血是成年男性缺铁性贫血最常见病因，月经量过多是月经期妇女引起缺铁性贫血最主要原因。血红蛋白尿可造成慢性失铁，如阵发性睡眠性血红蛋白尿症患者。铁以血红蛋白、含铁血黄素和铁蛋白形式从尿中排出，这种患者常同时存在缺铁性贫血。

2. 发病机制　缺铁性贫血是体内慢性渐进性缺铁的发展结果。体内的这种慢性缺铁称为铁缺乏症，按病程可以分为 3 个阶段：①缺铁初期：此时仅有储存铁减少，血红蛋白和血清铁正常；②缺铁潜伏期：随着缺铁加重，骨髓、肝、脾等储铁器官中的铁蛋白和含铁血黄素消失，血清铁开始下降，转铁蛋白饱和度降低，但无贫血；③缺铁性贫血：骨髓幼红细胞可利用铁减少，红细胞数下降，开始多呈正细胞正色素性贫血，表现为轻度贫血，为早期缺铁性贫血。随着骨髓幼红细胞可利用铁缺乏，红细胞及血红蛋白进一步下降，各种细胞含铁酶亦渐减少或缺乏，同时骨髓代偿性增生，出现明显的小细胞低色素性贫血，即典型的缺铁性贫血，此时血清铁明显降低，甚至缺如，转铁蛋白饱和度也明显下降。

二、临床表现

缺铁性贫血患者的症状可因引起缺铁和贫血的原发性疾病、贫血本身引起的症状、组织中含铁酶和铁依赖酶活性降低引起的细胞功能紊乱所致。

有些患者就医的原因是原发疾病的表现，就诊时经检查发现有缺铁性贫血；也有不少患者是因贫血出现症状前来就医。因此，早期缺铁性贫血常无症状或有一些非特异性症状如容易疲劳、乏力，这些非特异性症状不一定和贫血程度相平行。

三、实验室检查

（一）血象

患者贫血的程度不一，轻者为正细胞正色素性贫血，即平均红细胞体积（MCV）、平均红细胞血红蛋白（MCH）、平均红细胞血红蛋白浓度（MCHC）正常；重者呈典型的小细胞低色素性贫血，MCV、MCH、MCHC 均下降，且血红蛋白浓度的减少较之红细胞计数的减少更为明显。血涂片染色检查，红细胞体积偏小，大小不均，着色较浅，中心浅染区扩大，贫血严重者仅见红细胞胞质边缘一圈红色，呈环形；可以见到椭圆形红细胞、靶形红细胞及形状不规则的红细胞。引起小细胞低色素性贫血的机制有人认为是血红蛋白合成减少和幼红细胞的异常额外分裂所致，而红细胞大小不均及形态异常在缺铁性贫血早期正细胞正色素性贫血时即可出现。需要注意的是所用玻片不清洁或制片技术或染色原因等可能造成人为的中心浅染区扩大，其特点是中心浅染或空白区与边缘粉红色之间有明显的界线，像刀切一般；而缺铁性贫血中心浅染区扩大是从细胞中央向边缘逐渐加深，无明显界线可分。网织红细胞值正常或减低，急性失血造成的缺铁性贫血可轻度升高；铁剂治疗有效，网织红细胞计数可迅速升高，常于 1 星期左右达高峰，平均升高 6%～8%，一般 <6%，这种反应只出现于 IDA 患者。

红细胞容积分布宽度（RDW）是反映红细胞的大小不均一性的指标，可以用于缺铁性贫血的诊断、鉴别诊断及疗效观察。绝大多数缺铁性贫血患者的 RDW 结果异常，一般认为，小细胞低色素性贫血而RDW 正常的患者，缺铁性贫血诊断成立的可能性很小，发病率较低的小珠蛋白生成障碍性贫血也表现为小细胞低色素性，但 RDW 基本正常，有人认为这可以作为与缺铁性贫血相鉴别的指标。在对缺铁性贫血患者进行铁剂治疗过程中，RDW 先增高，而后逐渐下降至正常水平，并且增高早于 MCV、MCH、MCHC 的变化，下降至正常则晚于后者，与储存铁恢复正常的时间基本一致。所以 RDW 对缺铁性贫血患者诊断和疗效观察均敏感于 MCV、MCH、MCHC。RDW 可以较客观、定量地反映红细胞大小不均的程度，可以排除肉眼观察的主观性，但也应注意到 RDW 是一项非特异性的指标。另外红细胞分布直方图可以直观地显示红细胞大小分布情况，与 MCV 临床意义相似。可根据 RDW 结合 MCV 诊断缺铁性贫血。

患者白细胞和血小板一般无特殊改变，少数患者可略偏低。钩虫病引起的缺铁性贫血嗜酸粒细胞增高。在缺铁性贫血铁剂治疗过程中，白细胞和血小板可发生一过性减少。

（二）骨髓检查

缺铁性贫血患者呈增生性贫血骨髓象，红细胞系统增生活跃，幼红细胞体积偏小，边缘不整，核浆"发育不平行"呈"核老质幼"型，以中晚幼阶段为主。白细胞系统、巨核细胞系统形态及各阶段比例大致正常。

（三）铁代谢检查

1. 骨髓铁染色　缺铁性贫血患者骨髓单核 - 吞噬系统细胞的含铁血黄素多少可表明储存铁的状况，骨髓穿刺后的骨髓渣（骨髓小粒）经普鲁士蓝染色染成蓝色颗粒，为细胞外铁，一般认为它是判断铁缺乏症的上佳标准。缺铁性贫血患者绝大多数细胞外铁表现为阴性，有核红细胞内蓝色铁颗粒为细胞内铁，缺铁性贫血患者细胞内铁明显减少或缺如，这种含铁颗粒的铁粒幼红细胞内铁颗粒数目甚少，体积较小。骨髓铁染色是诊断缺铁性贫血一种直接而可靠的实验室检查方法。

研究认为铁染色用未经脱钙处理的骨髓活检切片标本比涂片更客观地反映患者缺铁情况，因为有少部分缺铁性贫血患者涂片显示铁染色正常，而切片则显示缺铁。

（1）原理：细胞外含铁血黄素和幼红细胞内的铁与酸性亚铁氰化钾发生普鲁士蓝反应，形成蓝色的亚铁氰化铁沉淀，定位于含铁的部位。①细胞外铁：细胞外铁呈蓝色的颗粒状、小珠状或团块状，主要存在于巨噬细胞的胞质内，有时也见于巨噬细胞外。②细胞内铁：胞质内出现蓝色颗粒的幼红细胞称为铁粒幼红细胞；当幼红细胞质内的蓝色铁颗粒6个以上，并围绕于核周排列成环形者称为环铁粒幼细胞。③铁粒红细胞：含有蓝色铁颗粒的成熟红细胞称为铁粒红细胞。

（2）参考值：①细胞外铁：（＋）～（＋＋），大多为（＋＋）；②细胞内铁：铁粒幼红细胞19%～44%。

由于各实验室的实验条件不同，参考值也可有差异，应建立本实验室的正常值。

（3）临床意义：①缺铁性贫血时，骨髓细胞外铁明显减低，甚至消失；铁粒幼红细胞的百分率减低。经有效铁剂治疗后，细胞外铁增多。因此铁染色可作为诊断缺铁性贫血及指导铁剂治疗的重要方法，有人认为骨髓铁染色是缺铁性贫血诊断的金标准。②铁粒幼细胞性贫血时，出现较多环铁粒幼红细胞，铁粒红细胞也增多，其所含铁颗粒的数目也较多，颗粒也粗大，有时还可见铁粒红细胞。因此铁染色可作为诊断铁粒幼细胞性贫血的重要方法。③骨髓增生异常综合征时，铁粒幼红细胞的百分比可增高，其所含铁颗粒的数目可增多，环铁粒幼红细胞常见。在铁粒幼细胞难治性贫血，环铁粒幼红细胞在15%以上。④非缺铁性贫血如溶血性贫血、营养性巨幼细胞性贫血、再生障碍性贫血和白血病，细胞外铁正常或增高，细胞内铁正常或增高。⑤感染、肝硬化、慢性肾炎或尿毒症、血色病及多次输血后，骨髓细胞外铁增加。

2. 血清铁蛋白（SF）　　SF含量也能准确反映体内储存铁情况，与骨髓细胞外铁染色具有良好的相关性，甚至SF反映体内储存铁可能比后者更准确。SF减少只发生于铁缺乏症，单纯缺铁性贫血患者的SF一般在10～20pg/mL或以下，而伴有慢性感染、活动性肝病、恶性肿瘤、组织破坏、甲状腺功能亢进或铁剂治疗后SF可正常或增高。SF的测定是诊断缺铁性贫血最敏感、可靠的方法。临床测定SF常用的方法是竞争的放射免疫法，SF商品试剂盒的质量是测定结果准确性的关键。

（1）原理：铁蛋白的检测常采用固相放射免疫法，利用兔抗人铁蛋白抗体与铁蛋白相结合，再用 ^{125}I 标记兔抗人铁蛋白抗体与固相上结合的铁蛋白相结合，除去未结合的过多的放免标记物，洗脱结合放免标记的铁蛋白，用 γ 计数器与标准曲线比较。

（2）参考值：正常成人为14～300μg/L，小儿低于成人，青春期至中年，男性高于女性。

（3）临床意义：①降低见于缺铁性贫血早期、失血、营养缺乏和慢性贫血等；②增高见于肝脏疾病、血色病、急性感染和恶性肿瘤等。

3. 红细胞碱性铁蛋白（EF）　　EF是幼红细胞合成血红蛋白后残留的微量的铁蛋白，与铁粒幼红细胞数量呈良好的平行关系。EF对缺铁性贫血敏感性低于血清铁蛋白，但EF较少受某些疾病因素的影响。缺铁性贫血患者伴发慢性感染时血清铁蛋白正常或增高，而EF则明显降低。EF测定方法与血清铁蛋白类似，但测定影响因素相对较多，临床应用受到限制。

4. 血清铁（SI）、总铁结合力（TIBC）及转铁蛋白饱和度（TS）　　缺铁性贫血患者的SI明显减少，总铁结合力增高，TS减低。SI、TS受生理、病理因素影响较大，其敏感性、特异性均低于血清铁蛋白；总铁结合力较为稳定，但反映储存铁变化的敏感性也低于血清铁蛋白。临床上这3项指标同时检测，对鉴别缺铁性贫血、慢性疾病引起的贫血和其他储铁增多的贫血仍有价值。

（1）血清铁测定

1）原理：ICSH推荐的血清铁检测方法是在三氯醋酸存在的条件下，加少量硫脲，通过抗坏血酸的还原作用，与转铁蛋白结合的 Fe^{3+} 变为 Fe^{2+}，并与显色剂如菲咯嗪生成红色化合物，同时作标准对照，于 562nm 比色，计算出血清铁量。

2）参考值：成年男性为 11 ~ 30μmol/L，女性：9 ~ 27μmol/L。

3）临床意义：①血清铁均值为 20μmol/L，上限为 32μmol/L。出生 1 个月为 22μmol/L，比成人略高；1 岁后小儿时期约 12μmol/L。血清铁经常在变化，单项测定意义不大。②血清铁降低见于缺铁性贫血、失血、营养缺乏、发炎、感染和慢性病。③血清铁增高见于肝脏疾病、造血不良、无效性增生、慢性溶血、反复输血和铁负荷过重。

（2）血清总铁结合力检测

1）原理：总铁结合力（total iron binding capacity，TIBC）需先测血清铁，再于血清内加入已知过量铁溶液，使其与未饱和的转铁蛋白结合，再加入吸附剂如轻质碳酸镁除去多余的铁。按此法检测总铁结合力，再减血清铁，则为未饱和铁结合力（UIBC）。

2）参考值：血清总铁结合力 48.3 ~ 68.0μmol/L。

3）临床意义：①增高见于缺铁性贫血、红细胞增多症。②降低或正常见于肝脏疾病、恶性肿瘤、感染性贫血、血色病和溶血性贫血，显著降低者见于肾病综合征。

（3）转铁蛋白饱和度检测

1）原理：转铁蛋白饱和度简称铁饱和度，可由计算得出。

2）计算：转铁蛋白饱和度（TS）（%）＝（血清铁/总铁结合力）×100。

3）参考值：20% ~ 55%（均值男性 34%，女性 33%）。

4）临床意义：①降低见于缺铁性贫血（TS 小于 15%），炎症等。②增高见于铁利用障碍，如铁粒幼细胞贫血、再生障碍性贫血；铁负荷过重，如血色病早期，储存铁增加不显著，但血清铁已增加。

（4）转铁蛋白检测

1）原理：转铁蛋白（serum transferin）检测可采用多种方法，如免疫散射比浊测定法、放射免疫测定法和电泳免疫扩散法。免疫散射比浊测定法利用抗人转铁蛋白血清与待检测的转铁蛋白结合形成抗原抗体复合物，其光吸收和散射浊度增加，与标准曲线比较，可计算出转铁蛋白值。

2）参考值：免疫比浊法 28.6 ~ 51μmol/L。

3）临床意义：①增高见于缺铁性贫血、妊娠。②降低见于肾病综合征、肝硬化、恶性肿瘤、炎症等。

5. 红细胞游离原卟啉（FEP）　缺铁性贫血患者由于铁缺乏，血红蛋白合成减少，造成红细胞内 FEP 的蓄积，所以 FEP 可以间接反映铁的缺乏。FEP 对缺铁性贫血敏感性仅次于血清铁蛋白和 EF，但是铅中毒、红细胞生成性卟啉病、骨髓增生异常综合征（MDS）等可见 FEP 增高，而红细胞游离原卟啉/血红蛋白的比值变化对诊断缺铁性贫血的敏感性比红细胞游离原卟啉高。

红细胞游离原卟啉与锌离子结合生成锌原卟啉（ZPP），缺铁性贫血患者锌原卟啉增高。

（1）原理：红细胞内的原卟啉络合铁形成血红素，选用抗凝血分离红细胞，用酸提取原卟啉。利用荧光光度计检测其所发荧光峰值，与标准品比较，计算出红细胞内游离原卟啉（FEP）含量。红细胞内绝大部分原卟啉与锌离子络合成锌原卟啉（ZPP），测定时 ZPP 可变成 FEP，两者意义相同。

（2）参考值：①男性：FEP（0.78 ± 0.22）μmol/L 红细胞。②女性：（1.0 ± 0.32）μmol/L 红细胞。

（3）临床意义：①FEP 或 ZPP 增高见于缺铁性贫血、铁粒幼细胞性贫血，特别是铅中毒时增高显著，可能与铁络合酶被抑制、阻滞了铁的转运有关。另见于先天性铁络合酶缺陷症、无效造血和吡多醇缺乏症。②FEP/Hb 比值更敏感，可作为鉴别参考。缺铁性贫血时 FEP/Hb 大于 4.5μg/gHb；铅中毒时 FEP/Hb 更高。

6. 红细胞寿命测定　本实验测定较为烦琐，且影响因素较多，故实际应用较少。缺铁性贫血患者的红细胞寿命缩短。

四、诊断标准

缺铁性贫血的诊断应包括确定贫血是否是因缺铁引起的和查找缺铁的原因。根据病史、临床症状、体征及相关的检验，缺铁性贫血诊断并不困难。但除小儿缺铁性贫血患者外，目前国内还没有完全统一的诊断标准。在临床工作中形成的一系列比较完备的诊断方法，总的一条原则就是患者为小细胞低色素性贫血，又有铁缺乏的证据，即可诊断缺铁性贫血。

1. 国内诊断标准　以患者存在缺铁因素和临床小细胞低色素贫血为主。

（1）小细胞低色素性贫血：男性 Hb < 120g/L，女性 Hb < 110g/L，孕妇 Hb < 100g/L；MCV < 80fl，MCH < 26pg，MCHC < 0.31；红细胞形态可有明显小细胞低色素性的表现。

（2）铁缺乏因素：患者铁摄入量不足，主要是乳制品、动物蛋白和蛋类食品的缺乏；铁需要量增加，主要发生在学龄前儿童、孕妇、哺乳期妇女；铁吸收障碍，消化道慢性炎症和转铁蛋白异常；铁丢失过多，常发生于消化道慢性失血患者和月经量过多的妇女。

（3）临床表现：患者一般仅有乏力、食欲缺乏、吞咽困难、舌萎缩；较严重的患者可出现反甲、头晕，儿童患者则可能出现精神症状或智力发育迟缓。

（4）铁代谢检查异常：患者主要呈现骨髓细胞外铁阴性，细胞内铁明显减少；血清铁蛋白 < 14μg/L（女性 < 10g/L）；血清铁 < 10μmol/L（女性 < 8μmol/L）；血清总铁结合力 > 70μmol/L（女性 > 80μmol/L）；转铁蛋白饱和度 < 15%；游离原卟啉 > 0.9μmol/L。

（5）铁剂治疗有效：临床上对怀疑为缺铁性贫血的患者可用硫酸亚铁诊断性治疗，一般为每次 0.2 ~ 0.3g，每日 3 次口服，3d 后网织红细胞计数百分比即可上升，治疗 5 ~ 10d 时，网织红细胞百分比最高，平均为 6% ~ 8%，但很快网织红细胞计数又可降至正常水平。这是缺铁性贫血的特异性反应，对缺铁性贫血的诊断是可靠且简便的方法。

符合上述（1）和（2）~（5）中任 2 条以上者可诊断为缺铁性贫血。临床工作中常采用血象、骨髓、两种以上铁指标联合检查，以提高诊断的准确率。

2. 国外诊断标准　患者为低色素性贫血，且伴有缺铁因素和符合下述铁代谢指标中的任何 3 项者即可诊断为缺铁性贫血：①血清铁 < 8.95μmol/L；②转铁蛋白饱和度 < 0.15；③血清铁蛋白 < 12U/L；④红细胞游离原卟啉 > 1.26μmol/L；⑤RDW ≥ 0.14，MCV < 80fl。

五、鉴别诊断

缺铁性贫血需与下列疾病相鉴别。

1. 慢性感染性贫血　患者多为小细胞正色素性贫血，骨髓或血涂片粒细胞有感染中毒改变，骨髓铁染色增高，血清铁蛋白正常或增高，血清铁、转铁蛋白饱和度降低，总铁结合力正常或降低。

2. 铁粒幼细胞性贫血　因患者血红素不能正常合成导致铁利用障碍，血涂片中可见特征性的双形红细胞，骨髓内见多量环铁粒幼红细胞。血清铁蛋白升高，血清铁升高，总铁结合力降低。

3. 珠蛋白生成障碍性贫血　患者血红蛋白电泳异常，血涂片中可见多量靶形红细胞，RDW 多在正常水平，骨髓铁染色增高。

4. 巨幼细胞性贫血　缺铁性贫血患者同时有叶酸或维生素 B₁₂ 缺乏者，可合并巨幼细胞贫血，此时具有两种贫血的特点，可掩盖缺铁性贫血的血涂片和骨髓片细胞典型形态，可借助骨髓铁染色和血清铁蛋白鉴别之。

六、疗效标准

1. 治疗反应　患者铁剂治疗后血红蛋白升高 15g/L，认为治疗有效；上升 20g/L 以上则更可靠。

2. 符合下面标准者为治愈　①临床症状完全消失；②血象恢复，血红蛋白升至正常值以上；③铁指标均恢复至正常，血红蛋白恢复以后要继续补充铁剂，直至储存铁的量也恢复正常；④引起缺铁的原发病治愈，病因消除，否则疗效不能持久。

（王　鹏）

第三节　巨幼细胞性贫血

巨幼细胞性贫血（megaloblastic anemia，MgA）是指叶酸、维生素 B_{12} 缺乏或其他原因引起 DNA 合成障碍所致的一类贫血。该病以患者骨髓中出现巨幼细胞为共同特点，外周血表现为大细胞性贫血，平均红细胞体积（MCV）及平均红细胞血红蛋白（MCH）均高于正常。国内以叶酸缺乏的巨幼细胞性贫血为多见。

一、病因及发病机制

叶酸必须由食物中获得，在小肠中被吸收，在肝脏内被还原为四氢叶酸等形式储存或到各组织发挥作用。维生素 B_{12} 也主要是从食物中获取，其吸收有赖于胃底壁细胞分泌的内因子和回肠特异性受体，食物中的维生素 B_{12} 与内因子结合后在回肠下端与内因子特异性受体接触后，维生素 B_{12} 分离出来并被吸收入血，随血液循环被运送到各组织，或储存于肝脏。二者均为 DNA 合成的必需物质。

1. 病因

（1）叶酸缺乏的巨幼细胞贫血：叶酸缺乏的原因有：①摄入量不足，多与营养不良、偏食、婴儿喂养不当、食物热处理过度等有关，这是最主要的原因；②需要量增加或消耗过多，如妊娠、哺乳期妇女、婴幼儿、慢性溶血性贫血、恶性肿瘤；③吸收不良，胃、小肠切除术后及乳糜泻；④药物原因，如叶酸拮抗剂、抗惊厥药物、抗疟药、抗结核药物等。

（2）维生素 B_{12} 缺乏的巨幼细胞贫血：维生素 B_{12} 的缺乏多与胃肠道功能紊乱有关，其原因为：①内因子缺乏，如恶性贫血、胃切除术后；②肠黏膜吸收功能障碍；③寄生虫或细菌的竞争。此外长期素食者偶尔也可发生本病。

（3）叶酸及维生素 B_{12} 治疗无效的巨幼细胞贫血：一部分巨幼细胞性贫血对叶酸及维生素 B_{12} 治疗均不发生反应，血清中叶酸及维生素 B_{12} 水平正常或偏高，患者巨幼细胞形态也不像叶酸、维生素 B_{12} 缺乏者典型，有人称之为"类巨幼样变"。大致分三类：①抗代谢药物诱发的巨幼细胞增生症，如巯基嘌呤、5 - 氟 - 2' 去氧尿嘧啶、阿糖胞苷、羟基脲等；②骨髓增生异常综合征和红白血病、红血病；③先天性代谢障碍，如遗传性乳清酸尿症。

2. 发病机制　四氢叶酸和维生素 B_{12} 都是 DNA 合成过程中的辅酶，叶酸缺乏使脱氧胸腺嘧啶核苷酸（dTMP）生成减少，而 dTMP 是 DNA 合成的必需物质，这样就使 DNA 合成受阻；维生素 B_{12} 缺乏使四氢叶酸生成不足，还影响甲基丙二酰辅酶 A 转变为琥珀酰辅酶 A，这两种物质的缺乏引起贫血的机制，是因为减慢了 DNA 合成速度，细胞增殖的 S 期延长，细胞核内 DNA 的含量虽多于正常，但未能达到倍增程度，导致细胞核增大而不能迅速分裂，核内更多的 DNA 加上其自身合成的修复机制，使链呈松螺旋及解链状态，表现为光镜下的疏松网状结构。因蛋白质及 RNA 合成相对较好，致使核质发育不平衡，呈"核幼质老"型。这种改变几乎发生在人体所有细胞和组织，但以造血组织最为严重，骨髓中出现典型改变的巨幼红细胞。由于叶酸、维生素 B_{12} 缺乏时合成的 DNA 存在结构上的缺陷，重螺旋化时易受机械性损伤和酶的破坏，进而染色体断裂，使细胞未能成熟就已被破坏，造成无效性造血，所以部分患者可发生轻度溶血、黄疸。类似情况也发生于粒细胞系统细胞和巨核细胞，但不如红细胞系统严重。维生素 B_{12} 缺乏时，血中甲基丙二酸大量聚积，可形成异常脂肪酸，进入髓磷脂使神经系统受累，引起后侧束亚急性联合病变，出现神经、精神症状。

叶酸、维生素 B_{12} 治疗无效的巨幼细胞贫血，虽然不是由于两者的缺乏造成，但其基本原因也是影响 DNA 合成。

二、临床表现

1. 血液系统表现　起病一般缓慢，逐渐发生贫血的症状。由于无效性造血及成熟的红细胞寿命缩短，可有黄染，因此皮肤、黏膜常呈柠檬色。叶酸缺乏的患者，如未能及时诊治，后期病情将发展迅速。这是由于消化道黏膜上皮细胞的 DNA 合成障碍，发生巨幼变及萎缩后发生的一系列消化道症状，使叶酸的摄入及吸收均锐减，叶酸缺乏迅速加重，症状日趋严重，可出现全血细胞的减少。由于血小板的减少，可有紫癜、鼻出血及月经过多等出血的表现。

2. 消化道表现　如上所述，DNA 合成的障碍也影响到增生旺盛的上皮细胞，如口腔黏膜、舌乳突及胃肠道的黏膜上皮细胞，使之发生萎缩，出现一系列的表现，如舌乳突萎缩，舌面呈苍白光滑或红而光滑称为"牛肉样舌"，急性者可有舌痛；食欲下降、恶心，严重者甚至呕吐。叶酸缺乏者常有腹胀、腹泻，粪便量多稀糊状，为吸收不良的表现。维生素 B_{12} 缺乏时可有便秘。脾脏可轻度增大，经 B 超探测肿大者约占 1/3，但临床仅约 10% 脾可触及。

3. 神经、精神的异常表现

（1）叶酸缺乏时可有易激动、易怒、精神不振，缺乏程度严重时，甚至出现妄想狂等精神症状。

（2）维生素 B_{12} 缺乏时由于髓鞘质合成障碍，末梢神经、脊髓以及脑部均可遭到损害。侵及脊髓后索及侧索即称为脊髓联合变，患者可发生下列神经系异常：对称性的感觉异常并有本体感觉（尤其是振动感）、触觉及痛觉的障碍，以及味觉、嗅觉障碍，共济失调，步态不稳。肌腱反射初可减低，当肌痉挛、肌张力增加时，肌腱反射即亢进，肌力减弱。可有大、小便失禁，视力可下降，视神经萎缩。精神状态的异常可有以下的表现：易倦，善忘，举止迟钝，定向力障碍，精神抑郁、忧心忡忡、躁动不安、失眠，喜怒无常、谵妄、幻觉症、迫害狂、躁狂、妄想痴呆，恐慌症。维生素 B_{12} 缺乏时所发生的神经精神的异常可发生在贫血的症状出现之前，而易导致延误诊断。经注射维生素 B_{12} 后，精神症状好转快，但神经损伤的恢复则较慢，因为髓鞘质合成障碍后神经元轴突遭到破坏，其恢复很慢，尤其在疾病晚期，神经已遭到严重的损伤，其恢复更慢，甚至不能完全恢复而终身致残。

4. 其他　免疫力下降，易患感染。叶酸缺乏时常有明显的体重下降；维生素 B_{12} 缺乏时可有皮肤色素改变等。

三、实验室检查

1. 血象　患者贫血程度不等，多较严重。属大细胞正色素型贫血，平均红细胞体积（MCV）大，平均红细胞血红蛋白（MCH）升高，而平均红细胞血红蛋白浓度（MCHC）可正常；血涂片红细胞大小明显不均，且形态不规则，以椭圆形大细胞居多，着色较深，嗜多色性、嗜碱点彩红细胞增多，可见少量有核红细胞及 Howell – Jolly 小体。网织红细胞绝对值减少，百分率偏低，但亦可正常或略偏高。白细胞及血小板常有轻度减少。中性分叶核粒细胞胞体偏大，分叶过多，5 叶以上者 >3%，多者可达 6 ~ 9 叶或以上，偶见中、晚幼粒细胞。血小板亦可轻度减少，可见巨大血小板。

2. 骨髓象　骨髓增生明显活跃，幼红细胞大小不等，以大为主，核浆"发育不平行"，呈"老浆幼核"现象，细胞形态呈典型的巨幼改变，粒细胞系统、巨核细胞系统形态呈巨幼性改变。成熟红细胞、粒细胞、血小板形态变化与血象相同。

3. 叶酸及维生素 B_{12} 的检验

（1）叶酸测定：对巨幼细胞贫血患者的叶酸测定方法有生物学法和放射免疫法，后者操作简便，时间短，影响因素少，更适合临床应用。有专门的叶酸测定试剂盒，其原理为用 ^{125}I 标记的叶酸及叶酸抗体与标本中叶酸共同作用，即用竞争法测定叶酸含量。一般认为血清叶酸 <6.8nmol/L，红细胞叶酸 <2 227nmol/L 为叶酸减低。标本溶血对血清叶酸的结果影响较大。

必须注意的是要同时测定血清和红细胞的叶酸，因为红细胞叶酸不受当时叶酸摄入情况的影响，能反映机体叶酸的总体水平及组织的叶酸水平。

血清（红细胞）叶酸检测：

1）原理：放射免疫法用核素与叶酸结合，产生 γ 放射碘叶酸化合物，放射活性与受检血清（红细胞）叶酸含量成反比，与已知标准管对照，换算出叶酸含量。

2）参考值：血清叶酸 6 ~ 21ng/mL，红细胞叶酸 100 ~ 600ng/mL。

3）临床意义：①患者血清和红细胞的叶酸水平下降，红细胞与血清的叶酸浓度相差几十倍。身体组织内叶酸已缺乏但尚未发生巨幼红细胞贫血时，红细胞叶酸测定对于判断叶酸缺乏与否，尤其有价值。②在维生素 B_{12} 缺乏时，红细胞叶酸亦降低。

（2）维生素 B_{12} 测定：维生素 B_{12} 测定方法与叶酸相似，常用竞争放射免疫法。血清维生素 B_{12} 测定影响因素较多，其特异性不及叶酸测定，应结合临床及其他检查综合分析判断是否巨幼细胞贫血。

血清维生素 B_{12} 检测：

1）原理：放射免疫法用已知量有放射活性的维生素 B_{12}，加受检者无放射活性 B_{12} 血清稀释，与结合蛋白结合，检测其放射活性，其量与受检血清 B_{12} 含量成反比，与标准管作对照，换算出维生素血清 B_{12} 的含量。

2）参考值：$100 \sim 1\ 000$ pg/mL。

3）临床意义：血清维生素 B_{12} 小于 $100 \sim 140$ pg/mL，见于巨幼细胞性贫血、脊髓侧束变性、髓鞘障碍症。

（3）诊断性治疗试验：本法简单易行，准确性较高，对不具备进行叶酸、维生素 B_{12} 测定的单位可用以判断叶酸或维生素 B_{12} 的缺乏情况，从而达到诊断巨幼细胞贫血的目的。方法是给患者小剂量叶酸或维生素 B_{12} 使用 $7 \sim 10$d，观察疗效反应，若 $4 \sim 6$d 后网织红细胞上升，应考虑为相应的物质缺乏。本试验须注意饮食的影响。

小剂量叶酸对维生素 B_{12} 缺乏的巨幼细胞性贫血无效，而用药理剂量的叶酸亦可有效，但同时可加重患者神经系统症状，因为此时增加了造血系统对维生素 B_{12} 的利用，使维生素 B_{12} 更加缺乏。因此本实验不仅可用于诊断叶酸缺乏，还可与维生素 B_{12} 缺乏作鉴别。

（4）叶酸或维生素 B_{12} 吸收试验：用于检测患者对叶酸或维生素 B_{12} 的吸收功能。

1）原理：本试验目的是测定叶酸、维生素 B_{12} 吸收是否正常。用核素 ^{3}H 标记的叶酸 40μg/kg，一次口服后肌内注射无标记叶酸 15mg，测定尿粪中的放射性反映叶酸的吸收；给患者口服核素 ^{57}Co 标记的维生素 $B_{12}0.5\mu$g，2h 后肌内注射未标记的维生素 $B_{12}1$mg，收集 24h 尿测定 ^{57}Co 排出量反映维生素 B_{12} 的吸收。

2）参考值：正常人从尿中排出口服叶酸剂量的 $32\% \sim 41\%$；排出维生素 B_{12} 大于 7%。

3）临床意义：叶酸吸收障碍者从尿中排出小于 26%，粪中排出大于 60%。巨幼细胞性贫血维生素 B_{12} 排出小于 7%，恶性贫血患者小于 5%。

（5）甲基丙二酸测定：维生素 B_{12} 缺乏患者，血清和尿内该物质水平增高。

1）原理：D - 甲基丙二酰辅酶 A 转变为琥珀酰辅酶 A 的异构化过程中需要辅酶维生素 B_{12}，当维生素 B_{12} 缺乏时，D - 甲基丙二酰辅酶 A 增高，水解后成为甲基丙二酸。口服缬氨酸 10g，收集 24h 尿测定甲基丙二酸盐的排出量。

2）参考值：正常人 $0 \sim 3.4$mg/24h。

3）临床意义：在维生素 B_{12} 缺乏早期，骨髓细胞出现巨幼变之前，本试验可出现阳性，甲基丙二酸盐的排出量增高，可达 300mg/24h。

（6）组氨酸负荷试验

1）原理：叶酸缺乏时，组氨酸转变为谷氨酸的过程受阻，代谢中间产物亚氨甲基谷氨酸（formiminoglutamate，FIGlu）产生增加，大量从尿中排出。受检查者口服组氨酸 20g，测定 24h 尿中 FIGlu。

2）参考值：正常人约 5mg/24h。

3）临床意义：叶酸缺乏的巨幼细胞贫血者尿中有大量 FIGlu 排出，大于 1g/24h。

4. 胆红素测定　巨幼细胞性贫血可因无效造血伴发溶血，血清间接胆红素可轻度增高。

其他还有胃液分析，胃液量减少，游离酸减少，组氨酸负荷试验、血清半脱氨酸测定水平升高；血清内因子阻断抗体试验呈阳性；内因子测定水平下降等。

四、诊断标准

巨幼细胞性贫血的诊断一般并不困难，根据典型的血象和骨髓中的巨幼细胞，诊断即可成立。然后要明确其原因，是叶酸的缺乏还是维生素 B_{12} 的缺乏所致，是单纯的营养缺乏还是继发于其他基础疾病，这些都与治疗及预后有关。单纯用形态学检验是无从区分的，若根据病史、体征及某些实验室检查及小剂量诊断性治疗试验的结果，加以综合分析，两者是可以鉴别的，其中叶酸、维生素 B_{12} 测定有重要鉴别价值，而小剂量诊断性治疗试验因其方便实用，即便对具有叶酸、维生素 B_{12} 测定条件的单位，也是一种常用方法。

1. 国内诊断标准

（1）临床表现：①一般有慢性贫血症状；②有消化道症状，食欲缺乏或消化不良，舌痛、舌红、舌乳头萎缩较常见；③神经系统症状：多见于维生素 B_{12} 缺乏者，恶性贫血者本症状典型。

（2）实验室检查：①大细胞性贫血，平均红细胞体积（MCV）＞100fl，多数红细胞为大的椭圆形。②白细胞和血小板可减少，中性分叶核分叶过多。③骨髓呈巨幼细胞贫血形态改变。④叶酸测定，血清叶酸＜6.91nmol/L，红细胞叶酸＜227nmol/L。⑤血清维生素 B_{12} 测定＜74～103pmol/L，红细胞叶酸＜227nmol/L。⑥血清维生素 B_{12} 测定＜19.6pmol/L。⑦血清内因子阻断抗体阳性。⑧放射性维生素 B_{12} 吸收试验，24h 尿中排出量＜4%，加内因子后可恢复正常（＞7%）；用放射性核素双标记维生素 B_{12} 进行吸收试验，24h 维生素 B_{12} 排出量＜10%。

具备上述（1）的①或②，和（2）的①、③或②、④者诊断为叶酸缺乏的巨幼细胞性贫血；具备上述（1）的①或②，和（2）的①、③或②、⑤者诊断为维生素 B_{12} 缺乏的巨幼细胞性贫血；具备上述（1）的①、②、③，和（2）的①、③、⑥、⑦者怀疑有恶性贫血，⑧为确诊试验。

2. 国外诊断标准　国外标准与国内标准基本相同，另外增加一些特殊试验。

（1）叶酸缺乏的巨幼细胞性贫血：①红细胞叶酸测定＜317.8～363.2nmol/L；②血清半胱氨酸增高；③脱氧尿嘧啶核苷抑制试验异常，可被叶酸纠正；④叶酸诊断性治疗有效。

（2）维生素 B_{12} 缺乏的巨幼细胞性贫血：①血清维生素 B_{12} 测定＜111～148pmol/L；②血清甲基丙二酸增高；③脱氧尿嘧啶核苷抑制试验异常，可被维生素 B_{12} 纠正；④维生素 B_{12} 诊断性治疗有效。

（3）恶性贫血：胃液内因子测定＜200U/h。

五、鉴别诊断

由于巨幼细胞性贫血是 DNA 合成障碍所致，骨髓可有两系统血细胞或三系统血细胞受累，全身其他系统亦可出现相应临床症状，所以本病常需与下列有相似特征的疾病相鉴别。

1. 全血细胞减少性疾病　部分巨幼细胞性贫血患者可表现有明显的全血细胞减少，应与再生障碍性贫血等病相鉴别，骨髓常规检查两者有明显区别。

2. 消化系统疾病　消化道症状明显的或继发于消化系统疾病的巨幼细胞性贫血应与消化系统疾病相鉴别，如胃及十二指肠溃疡、胃癌、肝脾疾病等，鉴别方法主要是骨髓检查。

3. 神经系统疾病　维生素 B_{12} 缺乏的巨幼细胞性贫血因有明显的神经症状，易误诊为神经系统疾病，可以血清维生素 B_{12} 水平测定相鉴别。

4. 骨髓增生异常综合征（MDS）及急性红白血病（AML - M_6）　这两种疾病患者细胞也可出现巨幼样变，分叶核细胞分叶过多等特征，但其红细胞巨幼样改变一般没有巨幼细胞性贫血的明显；骨髓增生异常综合征和急性红白血病还有髓系原始细胞增多、细胞形态畸形等改变，对叶酸、维生素 B_{12} 治疗无效等特征。

5. 无巨幼细胞增多的大细胞性贫血　如网织红细胞增多症、部分肝脏疾病、酒精中毒、骨髓增殖性疾病、部分骨髓增生异常综合征等，这些疾病除有其自身特点外，大红细胞一般不如巨幼细胞贫血明显，且呈圆形而非卵圆形，中性粒细胞无分叶过多现象，也不累及其他血细胞。

6. 溶血性贫血　巨幼细胞性贫血因无效造血出现溶血黄疸等症状，但溶血性贫血一般黄疸较重，网织红细胞升高明显，骨髓检查及其他溶血试验可与巨幼细胞性贫血相鉴别。

六、疗效标准

1. 国内标准

（1）有效：经过治疗后患者的临床贫血及消化系统症状消失；血象恢复正常，粒细胞分叶过多现象消失；骨髓象恢复正常。

（2）部分有效：经过治疗后患者的临床症状明显改善；血红蛋白可上升 30g/L；骨髓细胞形态基本正常。

（3）无效：经过治疗后患者的临床、血象、骨髓象均无改变。

2. 国外标准　对巨幼细胞性贫血患者的疗效标准只有无效和有效之分，认为经相应治疗后，临床症状得到改善，出现网织红细胞的典型反应，血红蛋白随之上升，血象逐渐恢复，即为治疗有效。

（王　鹏）

第四节　再生障碍性贫血

再生障碍性贫血（aplastic anemia，AA），简称再障，是由多种原因引起的骨髓造血干细胞及造血微环境的损伤，以致骨髓造血组织被脂肪代替引起造血功能衰竭的一类贫血。其特征是全血细胞减少，进行性贫血、出血和继发感染，患者以青壮年居多，男性多于女性。

一、病因

再生障碍性贫血是表示骨髓造血功能衰竭的一组综合征，按其发病原因，可分为体质性（先天性）再生障碍性贫血和获得性再生障碍性贫血。通常所说的再生障碍性贫血是指后者，又可分为原发性再生障碍性贫血（未能查明原因的再生障碍性贫血或现在还未被人们认识到），继发性再生障碍性贫血指有某些化学物质和药物，如（氯霉素、苯等）、电离辐射、生物因素（如病毒性肝炎、结核等）以及妊娠、阵发性睡眠性血红蛋白尿症（PNH）等。统计资料表明，原发性再生障碍性贫血所占比例逐渐下降，继发性再生障碍性贫血有增多趋势。

二、发病机制

再生障碍性贫血是再生障碍性贫血致病因素作用于人体而导致的，其机制复杂，往往是多方面作用的结果，目前公认的有造血干细胞缺乏、造血微环境的缺陷、免疫机制异常等。

1. 造血干细胞受损　再生障碍性贫血患者的造血干细胞数量减少，或者有分化成熟障碍。用培养的方法证明再生障碍性贫血患者骨髓和血中粒细胞－单核细胞集落生成单位（CFU－GM）、红细胞集落生成单位（CFU－E）、巨核细胞集落生成单位（CFU－Meg）都减少；再生障碍性贫血的骨髓增生减低及淋巴组织萎缩，全身的淋巴细胞系也是减少的，这也很可能是由于多能干细胞的减少之故。从治疗的角度看，输入同种异基因骨髓亦即输入干细胞可使患者造血功能恢复，也证实再生障碍性贫血时干细胞的缺乏。

2. 造血微环境的缺陷　少数再生障碍性贫血患者骨髓体外细胞培养生长良好，但移植得到的干细胞却不能很好增殖，对这种患者进行骨髓基质移植能使患者骨髓生长，据此认为这些患者有造血微环境的缺陷。

3. 体液因素调节异常　再生障碍性贫血患者血清中造血调节因子活性增加，如集落刺激因子、红细胞生成素，有学者认为这些因子不能被运输至骨髓，而有学者认为这是患者的继发性代偿反应。少数患者造血负调控因子水平增高，如干扰素（INF）、白介素－2（IL－2）、前列腺素（PGE）等。

4. 细胞免疫机制异常　部分患者存在 T 淋巴细胞介导的免疫抑制。一部分患者抑制性 T 淋巴细胞活性增强，抑制自身或正常人骨髓造血细胞的增殖，有人认为再生障碍性贫血患者 CD47CD8 细胞比例无明显失衡，其骨髓抑制作用主要与活化的细胞毒性 T 淋巴细胞（TCL）有关。用免疫抑制药或 ATG

治疗可取得较好疗效。

其他如单核细胞抑制作用，第二信使 cAMP 水平下降，也被认为与再生障碍性贫血发病有关。

三、病理生理

再生障碍性贫血的主要病变包括造血功能障碍、止血机制异常及免疫功能降低 3 个方面。

1. 造血功能障碍

（1）造血组织的病变：骨髓增生减低，长管状骨多完全变为脂肪髓而呈蜡黄色油胨状，严重病例扁平骨亦变为脂肪髓。有的在脂肪髓中散在一些造血灶，造血灶中包括不同比例的造血细胞成分，但仍可见有较多的淋巴细胞及浆细胞，其增生程度可接近或超过正常。

（2）无效性红细胞生成和无效性血红素合成：慢性再生障碍性贫血骨髓虽有代偿性增生的部位，但此部位可能有无效性红细胞生成。

（3）其他：如肾上腺皮质萎缩，重量减轻，皮质细胞内的脂肪、脂质及胆固醇含量均较多。肾上腺皮质分泌增加，但储备能力降低。患者血浆及血细胞的 CAMP 含量降低。男性患者睾丸萎缩，血清睾酮减低，雌二醇增加，这更不利于造血。

2. 止血机制异常　部分患者凝血时间延长，凝血活酶生成障碍，少数患者血中出现类肝素抗凝物质。蛋白 C 含量及抗凝血酶活性增高。血小板除数量减少外，其体积变小，形态不规则，突起少，胞质透明，颗粒减少或消失，其黏附性、聚集性及血小板因子Ⅲ明显低于正常。微血管功能方面有不同程度改变。因此可出现广泛出血。

3. 免疫功能降低　患者的粒细胞减少，其碱性磷酸酶阳性率和阳性指数增加，可能和细胞衰老有关。淋巴细胞绝对值减少，T 细胞、B 细胞均减少，T_8 增加，T_4/T_8 减少，甚至倒置。血清总蛋白与白蛋白含量均较正常减低，淋巴因子 IL-2、IL-2 受体、干扰素 γ 及肿瘤坏死因子增加（这些都对骨髓造血有抑制作用），自然杀伤细胞减少。表明患者的体液及细胞免疫功能都有异常。

四、临床表现及分型

再生障碍性贫血的主要的临床表现为贫血、出血、发热和感染。由于这些症状发生的快慢、严重性以及病变的广泛程度不同，临床表现亦各异。国外根据病程分为急性再生障碍性贫血（<6 个月）、亚急性再生障碍性贫血（6 个月至 1 年）、慢性再生障碍性贫血（长于 1 年）3 类，后又提出重型再生障碍性贫血（SAA）。我国根据其发病原因、病程、病情、血象、骨髓象、转归等方面特点，将再生障碍性贫血分为慢性再生障碍性贫血（SAA）和急性再生障碍性贫血（AAA）（表 5-4）。

表 5-4　急、慢性再生障碍性贫血的主要区别

区别点	急性	慢性
起病	多急骤，贫血进行性加剧	多缓渐
出血症状	部位多，程度重，内脏出血多见	部位少，程度较，多限于体表
感染	多见，且较严重，多合并败血症	少见，且较轻
血象	全血细胞减少严重，网织红细胞 <1%、中性粒细胞 < 0.5×10^9/L，血小板降低	白血球细胞减少较轻，网织红细胞细胞 >1%、中性粒细胞，血小板较高
骨髓象	多部位增生减低，非造血细胞增加	有的部位增生活跃，有的部位增生减低，非造血细胞增加不明显
预后	病程短，经多种治疗，约半数病例缓解，少数病例存较长	病程较长，早期治疗者可治愈或缓解，部分病例进步，部分迁延不愈，少数死亡

1. 急性再生障碍性贫血　发病年龄 4~47 岁，多小于 12 岁，但各种年龄、性别都可发病。约 50% 病例发病急骤，50% 病例发病缓渐。约 50% 病例以贫血发病，50% 病例以出血发病，少数病例以发热发病，出血趋势十分严重，不仅有皮肤、黏膜等外部出血，且有多处内脏出血，包括消化道（便血）、

泌尿生殖器（血尿、子宫出血）及中枢神经系出血。失血量较多。有的患者眼底出血致影响视力。发热及感染也较严重，体温多在 39℃ 以上，除呼吸道感染和口腔黏膜感染外，也可有肺炎、蜂窝织炎、皮肤化脓及败血症等。严重的感染常加重出血趋势，出血又易继发感染，而出血及感染都可加重贫血。

（1）血象：全血细胞减少，程度十分严重，血红蛋白可降至 30g/L 左右，白细胞降至 1.0×10^9/L 左右，中性粒细胞极度减少可至 10%，血小板可少于 10×10^9/L，网织红细胞大多少于 1%，可降为 0%。红细胞、粒细胞形态大致正常。

（2）骨髓象：绝大多数病例多部位骨髓穿刺示增生不良，分类计数示粒、红系细胞减少，淋巴细胞、浆细胞、组织嗜碱性细胞及网状细胞增多，骨髓涂片中不易找到巨核细胞。可见非造血细胞团。

此型相当于国外的重型再生障碍性贫血（SAA），为与重型慢性再生障碍性贫血区别，称之为 SAA‑Ⅰ。

2. 慢性再生障碍性贫血　发病年龄 2～46 岁，但以 50～60 岁发病率高，男多于女。发病多缓渐，多以贫血发病，以出血或发热发病者甚为少见。出血趋势很轻，常见的出血为皮肤出血点或轻微的牙龈出血，很少有内脏出血，但青年女性可有不同程度的子宫出血。合并严重感染者甚少见，如有感染，亦常为感冒，体温多在 38℃ 以内。

（1）血象：全血细胞减少程度较轻，血红蛋白多在 50g/L 左右，白细胞多在 2×10^9/L 左右，中性粒细胞多在 25% 左右，血小板降至（10～20）$\times 10^9$/L，网织红细胞多大于 1%。

（2）骨髓象：胸骨和脊突增生活跃，骨骼多增生减低。分类计数：增生活跃的部位红细胞系增多，且晚幼红细胞增多，巨核细胞减少；增生减低部位粒、红系都减少，多找不到巨核细胞，淋巴细胞百分率增多，片尾有较多脂肪细胞，骨髓小粒造血细胞所占的面积比率少于 50%。肉眼观察骨髓液有较多油滴。

如病程中病情恶化，临床、血象及骨髓象与急性型相似，称重型再生障碍性贫血Ⅱ型（SAA‑Ⅱ）。

五、检验项目

1. 血象　再生障碍性贫血全血细胞减少为最主要特点，但早期红细胞、血细胞、血小板三者不一定同时出现减少，并且减少的程度也不一定呈平行关系。急性再生障碍性贫血属正色素正细胞性贫血，Hb、网织红细胞明显减低，白细胞减少，主要为中性粒细胞减少，而淋巴细胞比例相对增高。血小板减少，体积偏小，突起和颗粒减少，形态可不规则。慢性再生障碍性贫血各指标均要好于急性再生障碍性贫血。全血细胞减少程度较轻，血红蛋白多在 50g/L 左右，白细胞多在 2×10^9/L 左右，中性粒细胞多在 25% 左右，血小板降至（10～20）$\times 10^9$/L，网织红细胞多大于 1%。

2. 骨髓象　再生障碍性贫血患者的骨髓象特点为增生低下，造血细胞减少，脂肪多，穿刺涂片时见较多量的油滴，以致片膜不易干燥。必要时需结合骨髓活检考虑。急性型绝大多数病例多部位骨髓穿刺示增生不良，分类计数示粒、红系细胞减少，淋巴细胞、浆细胞、组织嗜碱性细胞及网状细胞增多，骨髓涂片中不易找到巨核细胞。可见非造血细胞团。慢性型胸骨和脊突增生活跃，骨骼多增生减低。分类计数：增生活跃的部位红细胞系增多，且晚幼红细胞增多，巨核细胞减少；增生减低部位粒、红系都减少，多找不到巨核细胞，淋巴细胞百分率增多，片尾有较多脂肪细胞，骨髓小粒造血细胞所占的面积比率少于 50%。肉眼观察骨髓液有较多油滴，如病程中病情恶化，临床、血象及骨髓象与急性型相似，称重型再生障碍性贫血Ⅱ型（SAA‑Ⅱ）。

3. 细胞化学染色　常用于再生障碍性贫血检验的化学染色是中性粒细胞碱性磷酸酶（NAP），再生障碍性贫血患者 NAP 值升高，随病情改善而下降。另外过碘酸‑雪夫反应（PAS）、骨髓铁染色也可用于再生障碍性贫血的检验，再生障碍性贫血患者中性粒细胞 PAS 反应比正常人显著增强，骨髓铁染色显示铁储存量偏高，常在 ＋＋～＋＋＋ 以上。

中性粒细胞碱性磷酸酶染色：

原理：显示碱性磷酸酶的方法有钙‑钴法和偶氮偶联法两种。血细胞的碱性磷酸酶（alkaline phosphatase，ALP）在 pH9.6 左右的碱性条件下将基质液中的 β 甘油磷酸钠水解，产生磷酸钠，磷酸钠与硝酸钙发生反应，形成不溶性磷酸钙。磷酸钙与硝酸钴发生反应，形成磷酸钴，磷酸钴与硫化氨发生反应，形成不溶性棕黑色的硫化钴沉淀，定位于酶活性之处。

参考值：正常情况下碱性磷酸酶主要存在于成熟中性粒细胞，除巨噬细胞可呈阳性反应外，其他血细胞均呈阴性反应。成熟中性粒细胞碱性磷酸酶（NAP）的积分值为 7~51 分。

临床意义：NAP 有年龄、性别以及月经周期、妊娠期、应激状态等生理变化。在临床中 NAP 染色主要用于：细菌性感染升高，而病毒性感染时一般无明显变，因而可有助于鉴别感染；慢性粒细胞白血病的诊断与鉴别诊断，CML 的 NAP 明显降低，甚至到 0；再生障碍性贫血的 NAP 积分值增高。

4. 造血髓总容量　用放射性核素扫描技术，放射性核素进入患者体内，被骨髓单核 - 吞噬系统细胞吞噬而成像，证实再生障碍性贫血患者的造血髓总容量减少。

5. 骨髓细胞培养　再生障碍性贫血属于造血干细胞异常疾病，通过粒细胞、巨噬细胞集落形成单位（CFU - GM）、红细胞集落形成单位（CFU - E、BFU - E）、T 淋巴细胞集落形成单位（CFU - TL）等培养来观察干细胞的异常。

（1）再生障碍性贫血患者的 CFU - GM 集落数明显减少或为零，丛形成亦减少，但丛/集落比值明显高于正常。暴式红细胞集落形成单位 BFU - E 和 CFU - E 培养集落形成都减少甚至为零。所以细胞培养可作为诊断再生障碍性贫血的重要方法。

（2）再生障碍性贫血集落数减少的程度与病情严重性较一致，病情好转时集落数上升，因此细胞培养可作为病情判断和疗效观察的重要方法。

（3）CFU - TL 的培养有助于研究再生障碍性贫血发病的免疫机制。若上述培养生长为正常的再生障碍性贫血患者理论上应属造血诱导微环境（HIM）缺陷，可通过成纤维细胞培养 CFU - F 来证实。再生障碍性贫血的发病机制不同，细胞培养的结果也不同，因此细胞培养对研究再生障碍性贫血的发病机制和指导临床治疗有重要价值。

6. 免疫功能检验

（1）T 细胞检验：对再生障碍性贫血患者的免疫功能检验有 E 玫瑰花环形成试验、淋巴细胞转化试验、T 细胞亚群测定，淋巴因子 γIFN、IL - 2 可增高，IL - 1 减少等。

（2）B 细胞检验：患者 B 细胞膜表面免疫球蛋白（SmIg）标记明显减低，血清免疫球蛋白可减低，循环免疫复合物（CIC）可增高等。

随着流式细胞仪的广泛应用，利用单克隆抗体直接分析再生障碍性贫血患者血液或骨髓的淋巴细胞各亚群的数量和功能。

（3）单核细胞减少：再生障碍性贫血患者外周血单核细胞比例减低或仍维持正常范围，但绝对数一定减少。

7. 其他检验

（1）染色体：再生障碍性贫血患者淋巴细胞姐妹染色单体互换（sister chromatid exchange，SCE）率可用于了解细胞 DNA 的损伤和修复。正常人 SCE 率较低，而再生障碍性贫血患者 SCE 率增高，提示染色体 DNA 的损伤。

（2）红细胞生成素（EPO）：慢性再生障碍性患者红细胞生成素显著升高，但多数贫血患者红细胞生成素也升高。

（3）血小板平均容积（MPV）：正常人血小板数与 MPV 呈非线性负相关，血小板数愈低，MPV 愈大，而再生障碍性贫血患者血小板数越低，MPV 越小。在再生障碍性贫血患者治疗过程中 MPV 明显增大，待病情稳定后 MPW 又逐渐变小，并且 MPV 增大的出现比骨髓及血象恢复早。所以 MPV 是预示骨髓恢复的指标，MPV 大小还可以预示有无出血倾向。

（4）血红蛋白 F 测定：慢性再生障碍性贫血贫血患者血红蛋白 F 升高，一般认为血红蛋白 F 升高的再生障碍性贫血患者预后较好。

六、诊断标准

当患者血液表现为全血细胞减少，特别是伴有出血、发热、感染时，而脾不大，均应考虑再生障碍性贫血的可能。再生障碍性贫血的诊断要考虑：①全血细胞减少，有一些不典型的再生障碍性贫血有一、两系统血细胞先后或同时减少，最后发展为全血细胞减少。②骨髓多增生低下，慢性再生障碍性贫血或不典型再生障碍性贫血的增生灶处可呈骨髓增生活跃。疑为再生障碍性贫血患者，应做骨髓活检，有条件的可以做全身放射性核素扫描。③确诊再生障碍性贫血后，通过全面实验室检查可进一步确定其类型，并尽可能查明原因。

1. 国内标准 1987 年第四届全国再生障碍性贫血学术会议修订再生障碍性贫血诊断标准为：①全血细胞减少，网织红细胞绝对值减少；②一般无肝脾肿大；③骨髓至少有一个部位增生减少或不良，非造血细胞增多；④排除其他伴有全血细胞减少的疾病；⑤一般抗贫血治疗无效。

2. 急性再生障碍性贫血诊断标准 综合国内外文献，作如下总结。

（1）有急性再生障碍性贫血临床表现：发病急，贫血进行性加剧，常伴有严重感染、内脏出血。

（2）血象：血红蛋白下降较快，并具备下述两条：①网织红细胞 < 0.01，绝对值 < 15 × 10^9/L；②白细胞数明显减少，中性粒细胞绝对值 < 0.5 × 10^9/L；③血小板 < 20 × 10^9/L。

（3）有急性再生障碍性贫血骨髓象表现：①多部位增生减低，三系造血细胞明显减少；②非造血细胞增多，淋巴细胞比例明显增高。

3. 慢性再生障碍性贫血诊断标准 须符合下述 3 项标准。

（1）有慢性再生障碍性贫血临床表现：发病慢，贫血、感染、出血较轻，可出现病情恶化。

（2）血象：慢性再生障碍性贫血患者血红蛋白下降较慢，网织红细胞、白细胞数及血小板比急性再生障碍性贫血高。

（3）骨髓象：慢性再生障碍性贫血患者骨髓有三系或两系血细胞减少，至少一个部位增生不良，可见有核红细胞，巨核细胞明显减少，非造血细胞增加。

4. 国外标准 参照美国标准，并结合近年的国外文献作如下综述。

（1）标准型再生障碍性贫血：①粒细胞 < 0.5 × 10^9/L；②血小板计数 < 20 × 10^9/L；③网织红细胞 < 0.01（以上 3 项中符合 2 项）；④骨髓增生中至重度减低，非造血细胞 > 0.70；⑤除外其他全血细胞减少性疾病。

（2）轻型再生障碍性贫血：①骨髓增生减低；②全血细胞减少。

七、鉴别诊断

多种疾病具有与再生障碍性贫血相似的全血细胞减少，故需与再生障碍性贫血相鉴别。

1. 阵发性睡眠性血红蛋白尿症（PNH） 该症是再生障碍性贫血患者首要鉴别的疾病。此症伴全血细胞减少，且再生障碍性贫血患者中偶尔也可出现对补体敏感的红细胞，因此这两种病可混淆。但 PNH 是溶血性贫血，患者有黄疸，网织红细胞轻度增高，酸溶血试验阳性，发作时有血红蛋白尿，骨髓红系增生活跃等，再生障碍性贫血患者多没有这些特点。

再生障碍性贫血与 PNH 均属于造血干细胞发育异常疾病，少数病例可相互转化，即先表现为再生障碍性贫血后出现 PNH 的实验室检查特征，或先表现为 PNH 后出现慢性骨髓造血功能低下，称为 AA - PNH 综合征。有人认为一部分再生障碍性贫血的本质是 PNH 前期状态，而 AA - PNH 综合征只是这些病例的发展过程。

2. 骨髓增生异常综合征（MDS） MDS 的血象和临床症状，有时与再生障碍性贫血很相似。临床工作中常遇到的情况是增生度较活跃的患者，是 MDS 无效造血，还是再生障碍性贫血增生灶或再生障碍性贫血对治疗的反应；还有低增生的 MDS 也要与再生障碍性贫血相鉴别。MDS 患者除可有原始细胞不同程度的增多，主要是其细胞形态的畸形，巨核细胞多不减少，可有小巨核细胞，骨髓病理检查有助于鉴别。此外 NAP 也有助于鉴别。

有人认为某些再生障碍性贫血病程中可出现细胞的异常克隆，因此可以向 MDS 或急性白血病转化。

3. 急性白血病 低增生性白血病可表现为全血细胞减少，尤其外周血中原始细胞很少时，容易与再生障碍性贫血混淆，骨髓检查即可鉴别。但有些低增生性白血病与再生障碍性贫血鉴别就较为困难，此时应多部位复查或做骨髓活检。

4. 肝炎后再生障碍性贫血　肝炎患者可有一过性血细胞减少，一般可恢复；少数患者可发生严重的再生障碍性贫血，预后较差。

5. 其他　还要与营养性巨幼细胞贫血、原发性血小板减少性紫癜（ITP）、脾功能亢进、粒细胞缺乏症、骨髓病性贫血等相鉴别。

八、疗效标准

1. 基本治愈　患者血象恢复，男性血红蛋白 $>120g/L$，女性血红蛋白 $>10g/L$，WBC $>4\times10^9/L$，血小板计数 $>80\times10^9/L$，临床症状消失，一年以上未复发。

2. 缓解　男性血红蛋白 $>120g/L$，女性血红蛋白 $>100/L$，WBC $>3.5\times10^9/L$，血小板也有一定程度的增加，临床症状消失，随访 3 个月病情稳定或继续恢复。

3. 明显进步　患者贫血和出血症状明显好转，不输血，血红蛋白比治疗前 1 个月内上升 30g/L 以上且能维持 3 个月。

以上标准均须 3 个月内不输血。

4. 无效　经充分治疗后，血象、症状均未达到明显进步。

九、其他造血功能障碍性贫血

1. 先天性再生障碍性贫血（congenital aplastic anemia）　又名先天性全血细胞减少综合征或范科尼贫血（Fanconi's anemia）。本病有家族性，呈常染色体隐性遗传，遗传基因易受到外界多因素而变异，淋巴细胞或成纤维细胞培养出较多的断裂。男女发病约为 2：1。临床上常见自幼贫血，智力低下，常伴先天畸形（包括指、趾、尺桡骨、眼、肾及生殖器官发育畸形）和先天性心脏病。

该病血象呈正细胞正色素性贫血，可见靶形和巨幼红细胞，全血细胞减少，中性粒细胞有中毒颗粒，HbF 常增加。骨髓象主要呈现再生障碍或不良，造血细胞减少，脂肪细胞增多。

2. 急性造血停滞（acute arrest of hemopoiesis，AAH）　也称急性再生障碍危象（acute aplasia crisis）。本病常在原有慢性贫血病或其他疾病的基础上，在某些诱因作用下，促使造血功能紊乱和代偿失调，血细胞暂时性减少或缺如，一旦诱因除去，危象可随之消失。

常见的原发病有各种遗传性慢性溶血性贫血、营养性贫血，或在其他原发病基础上，又患感染（如某些病毒或细菌感染）、多种营养素缺乏和免疫调节紊乱。也可因服用某些直接损害血细胞膜的药物，影响 DNA 合成而致发病。

该病的贫血比原有疾病严重，Hb 常低至 15～20g/L，网织红细胞减低，淋巴细胞占绝对多数，中性粒细胞有中毒颗粒。除去诱因后，血象可逐渐恢复，先是网织红细胞和粒细胞上升，Hb 则恢复较慢。骨髓象多数增生活跃，但有的减低，尤其红细胞系受到抑制，粒红比例增大。在涂片周边部位出现巨大原始红细胞是本病的突出特点，胞体呈圆形或椭圆形，20～50μm，有少量灰蓝色胞质内含天青胺蓝色颗粒，出现空泡及中毒颗粒，胞核圆形或多核分裂型，核仁 1～2 个，核染色质呈疏网状。部分患者有粒系和巨核细胞系成熟障碍。治疗后各系的成熟障碍会逐渐恢复。

（王　鹏）

第六章

出血与血栓性疾病检验

第一节 过敏性紫癜

过敏性紫癜（anaphylactoid purpura）又称 Henoch – Schonlein 紫癜（Henoch – Schonlein purpura, HSP），是一种常见的血管变态反应性出血性疾病。该病由不同病因引起，因机体对某些过敏原发生变态反应，导致毛细血管壁通透性和脆性增高，皮下组织、黏膜及内脏器官出血及水肿。临床上以非血小板减少性紫癜、关节炎、腹痛、肾炎为主要表现。本病发病率约（10 ~ 13.5）/10 万，儿童和青少年多见，常见发病年龄为 7 ~ 14 岁，2 岁以前及 20 岁以后者少见。男女之比为 1.4 ：1。发病有明显的季节性，以冬春两季为多。

一、病因和发病机制

病因尚不完全清楚，可能由多种因素分别或协同作用引起，与本病发病有关因素有：感染（细菌、病毒、寄生虫等）、药物（青霉素、链霉素、氯霉素、磺胺、解热镇痛药、抗结核药、水杨酸类、丙酸睾酮、碘化物等）、食物（牛奶、蛋类、豆类、海鲜等）、预防接种、接触农药、植物花粉及蚊虫叮咬等。

致敏原进入人体后，可能通过以下两种机制导致本病的发生：

1. Ⅰ型变态反应　致敏原进入机体与体内蛋白质结合成为抗原，后者刺激机体产生 IgE 抗体，该抗体结合于血管周围及结缔组织中的肥大细胞及血液中的嗜碱性粒细胞表面。当致敏原再次进入时，直接与 IgE 结合，激发肥大细胞等释放组胺、慢反应物质（SRS – A）等炎症介质，引发小血管炎。

2. Ⅲ型变态反应　过敏源进入机体后，刺激机体产生抗体，形成循环抗原抗体复合物，后者通过替代途径激活补体系统，造成小血管损伤。

上述两种可能机制作用的结果都是引起皮肤及内脏器官的小血管炎、血浆外渗，皮肤、关节、消化道、肾脏等器官的血管受累，可引起相应的一系列临床症状。

二、诊断步骤

（一）病史采集要点

本病多发于儿童和青少年，大多数患者发病前数天至 3 周常有发热咽痛、乏力、全身不适、食欲不振等前驱症状，随后出现皮肤紫癜、多发性关节炎、腹痛或便血、血尿等。主要的症状有：

1. 皮肤症状　是本病最主要和突出的临床表现。表现为皮肤出血性皮疹，皮疹多在前驱症状后 2 ~ 3 天出现，呈对称性分布，分批出现，以双下肢及臀部，尤其下肢伸侧多见，偶存痒感，可时隐时现，反复发作，一般 7 ~ 14 天消退。每次发作时情况相同，但持续时间较前次发作短且症状较轻。

2. 关节症状　多发生于皮肤紫癜之后，主要表现为关节疼痛、肿胀，活动受限。多发生于膝、踝、肘、腕关节，疼痛有时可呈游走性。以上症状反复发作，关节腔可有渗出液，但不遗留关节畸形。

3. 消化道症状　主要为腹痛、腹泻、呕吐、呕血和便血等。腹痛以突然发作的阵发性绞痛为特征，位于脐周、下腹或全腹,若出现气腹应考虑有肠坏死、肠穿孔。约1%～5%的患者可发生肠套叠,还有极少数患者发生肠梗阻,这可能与肠壁水肿、蠕动增强或形成血肿有关。

腹痛与紫癜不一致,多数病例先有紫癜而后有腹痛,但也有部分患者腹部症状发生于皮肤紫癜前,易误诊为急腹症。

4. 肾脏症状 可出现水肿、高血压、肾功能不全,以及血尿、蛋白尿和管型尿等肾脏受累症状。约94%的尿液改变在紫癜发生后8周内出现,又以1周内为最多。肾炎是本病的主要并发症,约1%的患者,尤其伴肾病综合征的患者,可反复发作并发展为慢性肾炎,但发展为不可逆性尿毒症者少见。

5. 其他 少数病例病变累及中枢神经系统,可引起头痛、抽搐、呕吐、中枢性瘫痪、昏迷甚至死亡;另外,少数病例可有咳嗽、哮喘、咯血等肺部受累和胸闷、心悸、心功能不全等心脏受累的表现;出血也可发生在结膜、眼睑或视网膜,少数可有视神经萎缩、虹膜炎和眼炎;还有患者偶可伴发睾丸炎。

(二)体格检查要点

1. 紫癜 表现为皮肤出血性皮疹,以双下肢伸侧面和臀部出现大小不一的紫癜为特征,尤以足背、膝关节和踝关节周围为多见,常呈对称性;皮疹大小不等,呈紫红色,略高出皮肤,压之不褪色,可相互融合。除皮肤紫癜外,还可有荨麻疹、多形红斑、血管神经性水肿,甚至为坏死及溃疡等。

2. 关节 主要表现为关节肿胀,压痛,无关节畸形。

3. 腹部 腹型患者腹部检查有压痛,但无腹肌紧张及反跳痛,呈症状与体征分离的现象。

4. 高血压和水肿 见于肾型患者,血压一般易控制。水肿为凹陷性。

(三)门诊资料分析

1. 血常规检查 白细胞数轻度至中度增高,伴嗜酸性粒细胞增多。血红蛋白和红细胞一般正常或轻度降低,合并内脏出血者可伴有失血性贫血。约93%的患者血小板计数正常。

2. 尿常规 肾受累者可有血尿、蛋白尿、管型尿等尿液改变。

3. 大便常规 消化道出血者大便潜血可呈阳性。有时可找到寄生虫卵。

4. 生化检查 肾功能不全者血尿素氮和肌酐升高。

5. 其他 约2/3的患者血沉轻度增快,抗"O"增高。

(四)进一步检查项目

1. 出、凝血功能 出血时间、凝血时间及血小板功能检查均在正常范围。约有近半数患者有毛细血管脆性试验阳性。甲皱毛细血管镜检偶可见毛细血管扩张、扭曲或畸形,对针刺反应减弱。消化道出血患者因子Ⅻ水平可下降。

2. 骨髓穿刺 骨髓象检查正常。

3. 尿酶区带检测 检测尿酶区带异常能间接反映肾小管病变,与肾损伤程度有相关性,对及时发现肾损害及判断预后有帮助。

4. 肾活检 肾受累者可做肾活检以明确病理类型,若50%以上的肾小球有新月体形成,则预后很差。

三、诊断对策

(一)诊断要点

国内诊断标准:

(1)病前有感染、用药、食物过敏的前驱病史或为过敏体质。

(2)发病前1～3周常有发热、咽痛、上呼吸道感染及全身不适等前驱症状。

(3)以下肢大关节附近及臀部分批出现对称分布、大小不一的斑丘疹样紫癜为主,可伴荨麻疹或水肿,多形性红斑,病程中可有消化道、关节或肾脏受累的表现,少数患者腹痛或关节炎可在紫癜出现前2周发生。

（4）血小板计数、血小板功能及凝血功能检查均正常，毛细血管脆性试验可呈阳性。

（5）组织学检查，受累部位皮肤真皮层的小血管周围中性粒细胞聚集，血管壁可有灶性纤维样坏死，上皮细胞增生和红细胞渗出血管外。免疫荧光检查显示血管炎病灶有 IgA 和 C3 在真皮层血管壁沉着。

（6）能排除其他原因引起的血管炎，如冷球蛋白综合征、良性高球蛋白性紫癜、环形毛细血管扩张性紫癜、色素沉着性紫癜性苔藓样皮炎等。临床表现符合，特别是非血小板减少性紫癜，有可扪及性典型皮疹，能除外其他类型紫癜者，可以确定诊断。鉴别诊断确有困难者可做病理检查。

美国风湿病学会1990年制定的诊断标准如下：

（1）初发病时年龄在20岁以下。

（2）紫癜：紫癜高出皮面，可扪及。紫癜非因血小板减少所致。

（3）胃肠道出血：黑便、血便、大便潜血试验阳性。

（4）病理示弥漫性小血管周围炎，中性粒细胞在血管周围堆积。

具备两项以上可诊断。

（二）鉴别诊断要点

1. 单纯皮肤型　需与血小板减少性紫癜、单纯性紫癜、机械性紫癜、药物性紫癜、感染性紫癜相鉴别。根据皮疹的形态、分布及血小板数量一般不难鉴别。

2. 关节型　关节症状若发生在紫癜之前，需与风湿性关节炎与风湿热鉴别。

3. 腹型　腹痛发生在紫癜之前需与急性阑尾炎、肠梗阻、肠套叠、急性菌痢鉴别。过敏性紫癜的腹痛虽较剧烈，但位置不固定，无腹肌紧张及反跳痛，呈症状与体征分离的现象，与外科急腹症不同。

4. 肾型　需与急性肾小球肾炎、肾病综合征、狼疮性肾炎相鉴别。

5. 混合型　应与系统性红斑狼疮、韦格纳肉芽肿、多发性微脉管炎鉴别，后两者与 HSP 患者的区别在于 HSP 患者血清中没有 IgG 抗中性粒细胞胞浆抗体。

（三）临床类型

本病症状多变，根据其病变主要累及部位、程度不同，分为以下几种类型：

（1）单纯皮肤型（紫癜型）：为最常见的类型。主要表现为皮肤出血性皮疹。

（2）关节型：主要以关节疼痛、肿胀为主。

（3）腹型：为最具潜在危险的类型。表现为消化道症状，如腹痛、呕吐、呕血、腹泻、便血等。空、回肠血管最易受累。多见于儿童。

（4）肾型：为最严重的类型。多见于儿童，其肾脏受累可在紫癜、腹痛、关节炎消失后才发生。

（5）混合型：以上四种类型有两种或两种以上合并存在。

（6）其他少见类型。

四、治疗对策

（一）治疗原则

治疗的关键在于去除病因，以对症治疗为主。

（二）治疗计划

1. 病因治疗　及早查清及消除致病因素是治疗本病的关键。去除可能的致敏原，包括控制感染、驱虫治疗，禁食可疑引起过敏的食物和药物，避免接触疑为过敏源的用品或植物花粉等。

2. 一般治疗

（1）卧床休息：临床观察发现，皮肤型、关节型患者卧床可加快症状消失。相反，过早下床行走症状易复现。

（2）抗组胺类药物：本病属于变态反应性疾病，对轻症患者可用抗组织胺类药物，如扑尔敏、异丙嗪、氯苯那敏等。

（3）维生素 C、芦丁及钙剂：能增强毛细血管抗力，降低毛细血管通透性及脆性，可用作辅助治疗。

3. 对症治疗

（1）关节痛：可口服水杨酸类如阿司匹林等，该类药有干扰血小板功能的作用，勿用于合并肠道出血的患者。

（2）腹痛：可皮下注射或静滴山莨菪碱、阿托品等，腹痛疑为肠套叠或肠穿孔者，需及时手术治疗。

（3）消化道出血：予止血治疗，贫血严重时输血。

（4）紫癜性肾炎：轻症无须治疗，但病情活动期应每周随访尿常规；有水肿、尿少时，可用利尿剂、山梨醇等；对急性肾炎综合征、肾病综合征及肾炎－肾病综合征，主张用皮质激素、免疫抑制剂、抗凝剂联合治疗；对严重的急进型肾炎，病理检查发现 50% 以上肾小球有新月体形成者，主张静脉甲基泼尼松龙冲击治疗，随后口服泼尼松加硫唑嘌呤或环磷酰胺；急性肾功能不全者必要时做血透或腹透；慢性肾功能不全者可考虑做肾移植，但移植后约 50% 的患者肾内有 IgA 沉积。

（5）有脑部并发症者：可用大剂量皮质激素、甘露醇脱水减压治疗。

4. 普鲁卡因封闭疗法 普鲁卡因具有调节中枢神经系统，抑制过敏反应，使血管功能恢复的作用。用法为：0.5% 普鲁卡因 150～300mg 加入 5% 葡萄糖溶液 500mL 中静脉滴注，每日 1 次，连用 7～10 天为一疗程。用药前需作过敏试验，阴性者方可使用。

5. 肾上腺皮质激素 具有抑制免疫反应及减低毛细血管通透性作用，对控制关节疼痛、腹痛、胃肠道症状及皮肤紫癜的消退，血管神经性水肿的减退有明显疗效。而对肾型可能无效，也不能预防肾炎并发症的发生。对病程长短及复发的次数也没有影响。常用泼尼松 1～2mg/（kg·d）口服，重症者可用地塞米松 10～20 毫克加入 5% 葡萄糖液中静脉滴注。激素的用量可根据症状改善情况，逐渐减少以至停药。疗程一般需 3～4 个月。

6. 免疫抑制剂 适用于症状较重，反复发作，肾上腺皮质激素治疗无效或肾型的患者。用环磷酰胺 2～3mg/（kg·d）或硫唑嘌呤 2～3mg/（kg·d）口服，连续数周到数月。免疫抑制剂可与肾上腺皮质激素合用。注意监测血象及其他不良反应。

7. 雷公藤 对肾型患者疗效较好。一般用雷公藤总甙片 1～1.5mg/（kg·d），分 2～3 次口服，疗程为 3 个月。

8. 其他 抗凝剂如阿司匹林、双嘧达莫等有辅助作用。另有文献报道尿激酶能减少纤维蛋白在肾小球的沉积，对紫癜性肾炎有效。用法为 3～5mg/（kg·d），加入 5% 葡萄糖内静脉滴注，7～10 天为一疗程。亦有人提出用大剂量丙种球蛋白冲击疗法和血浆置换治疗重症紫癜性肾病，其疗效有待进一步观察。

（三）治疗方案选择

轻型患者主要采用祛除病因，支持和对症治疗以及抗组胺药物等即可。皮疹以及关节、腹部症状严重的患者可加用肾上腺皮质激素，以缓解症状。肾型患者需使用免疫抑制剂，可与肾上腺皮质激素联用，亦可加用雷公藤及抗凝剂等。

五、病程观察及处理

（一）病情观察要点

（1）记录皮疹、腹痛、关节痛以及消化道出血情况有无改善。

（2）定期复查尿常规，了解尿中红细胞、蛋白、管型情况。

（3）定期复查血生化检查，了解尿素氮、肌酐变化。

（4）注意药物副反应，肝脏损害、血细胞下降等，需监测肝功能、血常规，治疗初期每 2 周 1 次，以后可酌情延长间隔时间。

（二）疗效判断与处理

1. 疗效标准

（1）显效：治疗后一切症状消失，有关检查正常。观察一年未复发者可视为临床治愈。与未治疗或其他治疗相比，达到痊愈所需时间显著缩短，并发症发生率及一年内复发率显著减少者可视为治疗显效。

（2）有效：治疗后病情明显好转，但未恢复正常，可视为临床好转。与未治疗组相比达此程度所需时间明显缩短，可视为有效。若治疗后痊愈但2个月内又复发者，可为近期有效。

（3）无效：治疗后病情好转的程度和所需时间，与未治疗组相比无显著差别。

2. 处理

（1）显效者：病情稳定者激素逐渐减量至停用。

（2）病情反复：须仔细寻找病因，积极预防和控制感染，寻找和避免接触过敏因素。

（3）无效：核查诊断，调整治疗方案。

六、预后评估

本病多数患者预后良好，其临床症状多在发作后3～6周恢复，也有反复发作长达数年之久者，但复发者病情较初发时有逐渐减缓趋势。肾脏受损程度是决定预后的关键因素。约有2%患者发生终末期肾炎，有报道在起病头3个月内出现肾脏病变或病情反复发作并伴有肾病时常预后不良。

七、出院随访

预防感染，注意寻找和避免接触过敏源。监测血常规、肝功能情况，注意肾上腺皮质激素和免疫抑制剂的不良反应。定期门诊复查，激素逐渐减量。

（王　鹏）

第二节　血友病

一、血友病 A

血友病是一组遗传性出血性疾病，其中包括血友病 A（凝血因子Ⅷ缺乏症）、血友病 B（凝血因子Ⅸ缺乏症）和凝血因子Ⅺ缺乏症（以往称为血友病丙）。血友病是遗传性内源性凝血活酶生成障碍所致，在遗传性出血性疾病中最为常见，文献报道其患病率约为（5～10）/10^5人口，其中以血友病 A 最常见，约占80%～85%，其余主要为血友病 B，凝血因子Ⅺ缺乏症等约占2%。

血友病 A（hemophilia A，HA）是一种 X 染色体连锁隐性遗传性出血性疾病，是由于凝血因子Ⅷ（FⅧ）缺乏和或功能异常，导致血浆中 FⅧ促凝活性（FⅧ：C）降低或者缺乏出现凝血功能障碍，临床表现为自发性出血，尤其是关节和肌肉出血。

（一）病因和发病机制

1. FⅧ的结构和功能　FⅧ是血浆中的一种大分子糖蛋白，主要由肝细胞合成，淋巴结、肺、脾等器官合成少量。FⅧ主要生理功能是形成内源性凝血活酶，是内源性凝血系统中激活 FX 的辅因子，在Ca^{2+}和磷脂存在时，以辅酶形式参与 FⅨa 对 FX 的激活。在血循环中，FⅧ与血管性血友病因子（vWF）结合，以 FⅧ－vWF 复合物形式存在，vWF 保持 FⅧ的稳定性，防止 FⅧ过早被降解灭活。

FⅧ基因位于 X 染色体长臂末端（Xq28），全长186kb，由26个外显子和25个内含子组成。成熟 FⅧ分子有3个 A 同源区、1个 B 区和2个 C 同源区，各区顺序排列为 $A_1-A_2-B-A_3-C_1-C_2$，在 A_1-A_2 和 $B-A_3$ 之间分别各有一酸性氨基酸富含区，第一酸性氨基酸富含区为 FⅧ促凝活性所必需，第二酸性区存在 FⅧ与 vWF 的结合部位，对 FⅧ的稳定起重要作用。血浆中 FⅧ为双链分子，A_1-A_2-B 构成重链，$A_3 - C_1 - C_2$ 构成轻链，两者通过 Ca^{2+} 相连接。

FⅧ基因缺陷引起 FⅧ合成障碍以及 FⅧ分子结构异常，导致 FⅧ：C 降低或者缺乏是血友病 A 的病理生理基础。当 FⅧ：C 减低时，FⅨa、Ca^{2+} 和磷脂复合物组成障碍，凝血活酶生成不足，导致内源性凝血功能障碍而出血。FⅧ基因缺陷可以是点突变、部分或完全缺失、插入、基因倒位等，以点突变为主。目前已有近 400 种 FⅧ基因缺陷可导致血友病 A 的发生，其中内含子 22 基因倒位重组约占重型血友病 A 的 50%。

2. 遗传特点　血友病 A 是性联隐性遗传性疾病，病变基因位于 X 染色体上，男性患病，女性传递。从理论上，遗传方式有以下四种情况：①血友病 A 男性患者与正常女性结婚，其子女中无血友病 A 患者，其女儿均为血友病 A 携带者；②正常男性与血友病 A 女性携带者结婚，其儿子患血友病 A 的概率为 50%，其女儿有 50% 的概率为血友病 A 携带者（杂合子）；③血友病 A 男性患者与女性携带者结婚，其儿子患血友病 A 的概率为 50%，其女儿有 50% 的概率为血友病 A 患者（纯合子）和 50% 的概率为携带者；④血友病 A 男性患者与女性患者结婚，其儿子和女儿均为血友病 A 患者。实际上第三种婚配情况极少发生，而第四种婚配情况可能仅理论上存在。

血友病 A 女性患者极其罕见，虽然已有患病父亲与携带者母亲其女儿患血友病的报道。实际上女性患者中有相当部分为携带者，出现血友病 A 的临床表现是由于其正常 X 染色体极端灭活导致 FⅧ：C 降低而引起，常表现为月经过多，另外也可能是 2N 型血管性血友病。

在指导优生方面，如何判断与血友病 A 患者有血缘关系的女性携带者非常重要，其可能性有三种：①肯定携带者：血友病患者的女儿，至少 2 个以上血友病儿子的母亲，有 1 个血友病儿子的母亲且其家系中有 1 个血友病患者；②很可能携带者：无家族遗传史散发血友病患者的母亲；③可能携带者：与血友病患者有母系血缘关系但还没有血友病儿子的女性。

血友病患者中，约 1/3 为散发病例，其母系中无其他血友病患者。但携带者的检测结果表明无家族史的散发病例大多数由携带而来，新的基因突变引起者仅占少数。

（二）临床表现

出血症状为血友病 A 的主要临床表现，尤其是软组织血肿和关节出血。出血诱因常为轻度外伤、小手术（包括拔牙）以及肌内注射等，出血的严重程度与患者血浆 FⅧ：C 水平相平行，表 6-1 是我国血友病 A 临床分型标准。

表 6-1　血友病 A 临床分型标准

分型	FⅧ：C（%）	临床特点
重型	<1	自发性出血，尤其是关节和肌肉出血，关节畸形多见
中型	1~5	偶见自发性出血，外伤或手术后出血严重
轻型	6~25	外伤或小手术后出血不止
亚临床型	26~45	仅严重创伤或大手术后出血

血友病 A 患者出血早可以在出生后即发生，迟至成年以后发病，呈间歇性发作。重型患者日常活动即可引起无明显创伤的出血，尤其是关节和肌肉出血，反复关节出血使患者在成年以前出现慢性血友病性关节病。除外脑出血，出血引起的突然死亡少见。中型患者出现肌肉血肿和关节出血常常有明确的创伤史，少数引起关节畸形，且多在成年后。轻型极少有关节出血，无关节畸形，明确的创伤后出血，常因手术引起出血而得到诊断。大多数携带者无出血症状，当 FⅧ：C <45% 时在手术和严重创伤后发生出血。

1. 皮肤和黏膜出血　常因轻微创伤引起，在血友病患者中非常多见，但不是其特征性的出血表现。皮肤出血呈片状瘀斑，常伴有皮下硬结，为真皮层以下组织出血形成的小血肿。创伤后小伤口持续渗血不止，常见齿龈、舌和其他口腔黏膜的小伤口出血，也可见胃肠道和泌尿道出血。

2. 关节出血　是血友病 A 患者的典型症状。关节出血与该关节的承重和活动强度有关，在学步前很少发生。负重关节最多见，好发部位依次为膝关节、肘关节和踝关节，常发生在创伤、行走和运动后。关节出血来自关节滑膜下血管丛，出血后血液进入关节腔及其周围组织，出现急性无菌性炎症反应，关节肿胀、发热、疼痛，关节活动受限，病患关节长期保持弯曲体位导致继发性周围肌肉挛缩，关节出血血液渗入皮肤或者皮下时可出现局部瘀斑。关节出血常呈自限性，若能及时治疗，部分患者关节积血可逐渐吸收，关节功能恢复。但反复关节出血后含铁血黄素沉积以及血细胞释放的各种蛋白酶等容易造成关节慢性损伤和慢性滑膜炎，滑膜增厚、关节软骨破坏、纤维化骨质增生等最终导致关节脱位、强直畸形、功能障碍，引起慢性血友病性关节病。

3. 肌肉出血和血肿　是血友病也是其他凝血因子缺乏症的特有症状。常在创伤或者活动后发生，可发生在任何部位，多见于下肢、臀部和前臂等用力肌群，注意肌内注射也可引起注射部位巨大血肿。深部肌肉出血时可形成血肿，局部肿痛，活动受限，血肿压迫周围重要组织和血管神经时后果严重。如咽喉部和颈部出血出现呼吸道阻塞，腹膜后出血引起麻痹性肠梗阻，下腹部血肿导致尿路受阻影响肾功能。腿部和手臂屈肌群的软组织和肌肉出血血肿可能压迫周围重要神经，这包括髂腰肌血肿压迫引起股神经瘫痪、腓肠肌血肿压迫致胫后神经损伤和腓肠肌挛缩形成马蹄足畸形、前臂屈肌群血肿致正中神经或尺神经瘫痪（即 Volkmann's 缺血性肌挛缩）。

4. 假肿瘤　常见于重型血友病 A 成人患者，发生率约 1%～2%。其机制系局部创伤出血后，血液在肌腱、筋膜下、骨膜下形成囊性血肿，囊内反复出血，体积逐渐增大，压迫、破坏和腐蚀周围血管、神经、骨骼等组织，形成假肿瘤。假肿瘤分三种类型：①局限于肌肉表层或肌肉内，该型最多见，多由于反复出血、血肿未充分吸收引起，很少累及周围组织，影像学检查呈单一囊性改变；②位于臀大肌和髂腰肌等大的肌肉群，囊性血肿逐渐增大，形成纤维囊肿，压迫、腐蚀周围组织，邻近骨皮质破坏可能引起骨折等；③位于骨内，此型最少见，常由于骨膜下出血引起，多发生在下肢长骨和骨盆部位，囊肿扩张使骨膜剥离、向外突起，引起周围肌肉、骨组织错位和坏死。假肿瘤是血友病的危险并发症，严重时发生病理性骨折并可能危及生命。

5. 颅内出血和中枢神经系统并发症　颅内出血常在颅脑损伤后发生，发生率约 5%，是血友病 A 患者最常见的死亡原因。出血部位可在硬膜外、硬膜下和脑实质内，表现为逐渐加重的头痛、颅内高压的症状和体征以及昏迷等。许多患者在头部外伤后数天才出现中枢神经系统症状，因此对有头部外伤史可能发生颅内出血的患者在确诊前即应及早充分替代治疗。

6. 手术后出血　血友病患者在没有替代治疗时手术常导致严重的出血，可发生在手术中、手术后数小时甚至数天后，且手术切口常愈合不良或不愈合。拔牙后以及各种创伤伤口缝合后出血很常见，因此血友病患者在术前应替代治疗直至手术切口愈合。

（三）实验室检查

1. 筛选试验　依据血小板计数、BT、PT 和 APTT 试验，可大致对常见出血性疾病进行划分（表 6-2）。血小板计数、BT、PT 正常，APTT 延长，提示血友病的可能。

表 6-2　常见出血性疾病的筛选试验结果

可能情况	血小板计数	BT	PT	APTT
血友病和 FXI 缺乏症	正常	正常	正常	延长
血管性血友病	正常/减低	正常/延长	正常	正常/延长
血小板功能异常	正常	正常/延长	正常	正常

2. 纠正试验　PT 正常，APTT 延长提示内源性凝血系统中 FVIII、FIX、FXI 和 FXII 缺乏的可能。由于硫酸钡吸附的正常血浆含有 FVIII、FXI 和 FXII，正常血清含有 FIX、FXI 和 FXII，因此通过分别加入硫酸钡吸附的正常血浆、正常血清和正常新鲜血浆的 APTT 纠正试验，基本可诊断血友病 A 和血友病 B（表 6-3）。

表6-3 APTT 纠正试验

APTT 纠正试验	FⅧ缺乏	FⅨ	FⅪ/Ⅻ缺乏	存在抗凝抑制物
患者血浆+正常血浆	纠正	纠正	纠正	不能纠正
患者血浆+正常吸附血浆	纠正	不能纠正	纠正	不能纠正
患者血浆+正常血清	不能纠正	纠正	纠正	不能纠正

3. 凝血因子水平测定 凝血因子水平测定可确诊并有助于血友病的临床分型。定期监测凝血因子水平有助于判断替代治疗的疗效，这在血友病患者外科手术中尤为重要。如果输入缺乏的凝血因子后其测定水平显著低于预期疗效，还可能提示存在凝血因子抑制物。目前，凝血因子水平测定多采用一期法，即用缺乏相应凝血因子的基质血浆测定，以相当于正常标准血浆的百分率或者每毫升血浆凝血因子的量表示，1mL 正常标准血浆凝血因子的含量为1 单位（1U），1U/mL = 100%。正常人血浆 FⅧ：C 约为50% ~ 150%，另外，同时测定 vWF 抗原（vWF：Ag）有助于发现血友病 A 携带者，正常 FⅧ：C/vWF：Ag 比值为1。

4. 基因诊断 目前，血友病 A 的基因诊断方法有多种，主要采用 PCR 技术，包括间接基因诊断和直接基因诊断。间接基因诊断多用基因连锁分析，需要有先证者，且母亲为该分析位点的杂合子，分析方法有三种：①限制性内切酶片断长度多态性（RFLP），需联合使用多个酶切位点；②可变数目串连重复序列（VNTR），位点 DXS 52 常用于分析；③短串连重复序列（STR），具有较高的应用价值，已发现 FⅧ基因内有两个 STR，一个位于内含子13 内，另一个位于内含子22 中。直接基因诊断指通过基因测序方法直接检测致病基因，对血友病做出最准确诊断，并为分子发病机制的研究提供依据。目前使用较多的是变性梯度凝胶电泳（DGGE）、单链构象多态性分析（SSCP）和化学错配碱基裂解法（CCM）结合基因测序进行直接基因诊断。FⅧ基因全长达186kb，而 DGGE 和 SSCP 方法每次分析片断分别约600 ~ 700bp 和100 ~ 300bp 时最有效，因此这两种方法由于本身技术弱点而受限。CCM 可直接对约1.5 ~ 1.8kb 的较长片断进行筛查，对 DNA 突变检出率高。

5. 携带者与产前诊断 基因诊断应用于产前诊断和携带者检测有助于指导优生，避免血友病胎儿或携带者的出生，减少血友病的发病率。目前提取胎儿 DNA 有两种方法：①在第9 ~ 11 孕周进行绒毛膜取样；②在第12 ~ 15 孕周羊水穿刺取样获取羊水脱落细胞。

（四）诊断对策

1. 诊断要点

（1）临床表现：①男性患者，有或无家族史，有家族史患者符合 X 连锁隐性遗传规律。女性纯合子型可发生，但极少见；②关节、肌肉、深部组织出血，可呈自发性，一般有活动用力过猛、轻微外伤、小手术包括拔牙史。关节反复出血易引起关节畸形，深部组织反复血肿可引起假肿瘤。

（2）实验室检查：①APTT 延长，可被正常硫酸钡吸附血浆纠正；②FⅧ：C 水平明显减低；③vWF：Ag 正常，FⅧ：C/vWF：Ag 比值降低。

2. 鉴别诊断要点 借助实验室检查，血友病 A 与其他遗传性凝血因子缺乏症（主要是血友病 B、FⅪ缺乏症）的鉴别并不困难。血友病 A 需注意与血管性血友病（vWD）相鉴别，两者均有 FⅧ：C 降低，但血友病 A 实验室检查 vWF 水平正常，RIPA 试验正常。vWD 一般为常染色体显性遗传，男女均可发病，常表现为广泛皮肤瘀斑、鼻衄、牙龈出血，关节和肌肉出血少见，实验室检查血浆 vWF 缺乏或异常。另外，血友病 A 也需与其他出血性疾病如血小板减少或血小板功能障碍引起的出血性疾病、获得性血友病相鉴别。获得性血友病可发生于系统性红斑狼疮等自身免疫性疾病、青霉素过敏、妊娠和产后，出血症状和实验室检查与血友病 A 相似，但获得性血友病起病突然，既往无出血史，抑制物筛选试验和抑制物滴度测定可与血友病 A 相区别。

（五）预防

由于血友病 A 是一终身性疾病，严重出血时可危及生命，因此需同时对患者及其家庭成员等进行血友病相关知识的教育，并能和医务人员密切合作，积极参与血友病患者的防治工作。

（1）日常生活中尽量避免外伤或进行较重的体力活动，鼓励进行适当的体育锻炼如游泳、慢速骑车等，但应避免冲撞和对抗性运动。

（2）注意口腔卫生，定期牙科检查，预防牙龈和牙周疾患，尽量减少牙出血的可能。

（3）家中备有替代治疗药物。一旦发生出血则应尽早治疗，最好能在出血发生2小时内得到治疗。早期治疗可使出血部位早期停止出血，减少替代治疗的次数，并能减轻组织损伤，降低慢性血友病性关节病的发生率。

（4）任何侵入性医疗操作如各种内窥镜检查、腰椎穿刺术等前需进行替代治疗或者给予1－去氨基－8D精氨酸加压素（DDAVP），使FⅧ：C达到一定水平。

（5）避免服用影响血小板功能的药物，尤其是乙酰水杨酸（ASA）和阿司匹林等非甾体消炎药（NSAIDS），解热镇痛类药物可给予对乙酰氨基酚和某些环氧化酶COX－2特异性抑制剂。

（6）禁忌肌内注射、反复同一部位静脉抽血和动脉穿刺术，疫苗注射需采用皮下注射法。

（7）重型患者定期输入FⅧ制剂可以降低关节出血的发生率，减少关节畸形。剂量：$25\sim40IU/kg$，每周3次可预防出血的发生，即使患者FⅧ水平不能长期达到2%以上。以往人们观察到FⅧ：C＞2%的中型血友病患者很少出现自发性出血，关节功能保持良好。

（六）治疗

目前血友病A的治疗仍以替代治疗最有效，其他药物DDAVP和抗纤溶药物等对血友病出血有一定的辅助作用。另外血友病A治疗时，还可能涉及口腔科、理疗科、普外科和骨科等方面的处理，而当血友病A患者患有其他疾病需要治疗时也应考虑血友病本身可能产生的影响。

1. 替代治疗　替代治疗应遵循早期、足量和维持足够疗程的原则，尤其是当出现危及生命的并发症如头部外伤怀疑有颅内出血、咽喉部和颈部出血可能引起呼吸道阻塞等时。目前由于FⅧ制剂的大量生产和普遍使用，替代治疗已使血友病患者的平均寿命接近于正常人。欧美等发达国家对患儿每周一次预防性替代治疗以及成年后发生出血时的充分替代治疗，使慢性血友病性关节病和致残率已大大降低。

FⅧ制剂中FⅧ的含量采用国际单位度量（U），1U＝1mL正常标准血浆FⅧ的含量。一般认为每公斤体重输入1U，血浆FⅧ水平提高2%。初次替代治疗剂量可按下述公式计算：需输入的FⅧ剂量（U）＝（期望FⅧ：C－患者FⅧ：C）×体重（kg）/2。例如：一血友病A患者，体重50kg，检测其FⅧ：C小于1%，期望提高FⅧ：C至20%，初次需要输入FⅧ的剂量（U）＝（20－0）×50/2＝500U。输入后体内FⅧ半衰期为8～12小时，应每8～12小时输入1次，重要部位出血首次输入剂量需加倍。依据出血部位和出血的严重程度，所需输入的剂量不同。替代治疗期间应检测FⅧ：C。

目前新鲜全血或新鲜血浆已很少用于血友病A的替代治疗，因为即使维持低水平FⅧ：C也必须大量输注，除可能传染血液传播性病毒外，单纯输入新鲜冰冻血浆也很难使血浆FⅧ：C达到20%以上。冷沉淀能达到止血要求，但病毒不易灭活，且每袋含量不稳定，需冰冻保存。目前多输入病毒灭活冻干FⅧ浓缩制剂和无病毒污染的重组FⅧ制剂，猪FⅧ制剂与抗人FⅧ抗体只有很弱的交叉反应，适用于获得性抗FⅧ抗体血友病A患者的治疗。

2. 药物治疗

（1）DDAVP：这是一种合成的抗利尿激素（ADH）衍生物，有抗利尿和促使内皮细胞释放vWF及FⅧ的作用，可使正常人和轻、中型血友病A患者FⅧ：C暂时性升高3～6倍。DDAVP对重型患者无效。由于DDAVP给药后个体疗效差异大，在明确诊断或最初给药前应试验性治疗，确定每一患者对该药的疗效以指导治疗。常用使用方法：$0.3\mu g/kg$，溶于生理盐水50～100mL，缓慢静脉输入，时间大于20分钟，每8～12小时静脉给药1次。目前已有浓缩喷鼻剂，鼻内给药，便于轻微出血患者的家庭治疗。静脉输入DDAVP释放FⅧ的高峰出现在给药后30分钟，随给药次数增加释放量逐渐减少，一般给药3天后FⅧ增高不明显应停用。常见不良反应有心动过速、颜面潮红、高血压、头痛等，一般为轻度，腹部痉挛性疼痛和全身肌痛少见。老年和有动脉血管疾患的患者慎用，以防发生心肌梗死和脑梗死等血栓形成的危险。

（2）抗纤溶药物：鼻衄、口腔出血、月经过多等黏膜出血尤其是牙科手术后出血部分是由于其局部纤溶活性增高引起，抗纤溶药物可使其局部已形成的少量凝血块不被纤溶机制所溶解，有利于减轻出血症状，并可减少FⅧ制剂的用量。常用制剂有氨甲环酸、6-氨基己酸等，一般使用5~10天，拔牙手术前即可开始给药，也可同时配制成漱口液含漱止血。必须指出泌尿道出血患者禁用抗纤溶药物，以免肾盂和输尿管内形成的血凝块引起肾绞痛和梗阻性肾病并发症。另外，抗纤溶药物不能与凝血酶原复合物同时使用，避免血栓发生的危险。

（3）肾上腺皮质激素：可减轻出血引起的局部炎症反应，加速血肿吸收。一般多用于关节腔、咽喉部、深部肌肉、腹腔等出血形成血肿者，但疗程不宜长。

3. 关节积血的处理　应尽早替代治疗，同时抬高患肢、制动。急性期局部疼痛肿胀明显时可进行冷敷或者冰敷，每次约20分钟，每4~6小时1次，另外服用扑热息痛或者某些COX-2特异性抑制剂有利于减轻关节炎性反应，疼痛剧烈可给予镇痛剂。局部疼痛肿胀减轻后应尽早使关节处于功能位，有利于预防关节周围肌肉挛缩和保持关节运动功能。肾上腺皮质激素有利于血肿吸收。禁忌在无充分替代治疗的情况下进行关节腔穿刺和冲洗，否则会加重关节出血并可能诱发关节感染。反复某一特定关节出血，短期内预防性输入FⅧ制剂4~8周能有效终止这一恶性循环，降低慢性血友病性关节病的发生。

4. 假肿瘤的处理　具体处理应根据假肿瘤的部位、大小、生长速度和对周围组织的影响进行判断，某些小的假肿瘤在充分替代治疗后可进一步观察，大多数需外科手术治疗。术前进行X线、CT或MRI检查，对大的假肿瘤在充分替代治疗基础上手术切除，位于浅表比较固定的假肿瘤手术前可瘤内注射纤维蛋白凝胶治疗。

5. 局部止血治疗　皮肤小伤口和鼻衄可试用吸收性明胶海绵和止血棉球等压迫止血和冰敷，局部也可予以止血药物如凝血酶等，若无效则需替代治疗。皮肤大伤口或黏膜小伤口出血压迫止血常无效，需替代治疗。

6. 外科手术　理论上血友病患者在充分替代治疗的基础上可进行正常人所做的手术治疗其他疾病。手术前应常规筛查FⅧ抑制物，术后维持替代治疗时间：小手术直至伤口愈合，大手术约需10~14天，某些整形手术时间可能更长。

7. 基因治疗　最近细胞和分子生物学研究进展使基因治疗成为可能，这是血友病A患者最为理想的治疗前景。目前所做的工作仍处于研究阶段，作为临床常规治疗手段仍需大量的工作。

8. 替代治疗并发症　替代治疗是治疗血友病A的主要方法，但也可引起以下严重并发症，因此血友病A患者需定期进行FⅧ抑制物以及经血液传播病毒的筛查。

（1）抗FⅧ抗体：FⅧ抗体的产生虽然不增加血友病患者出血的发生率，但使患者出血治疗的难度加大。反复替代治疗的血友病A患者中，10%~15%患者产生抗FⅧ抗体的同种抗体，好发于婴儿和儿童。FⅧ抗体的产生是机体对外源性FⅧ的免疫反应，与个体和遗传因素有关，如基因大片断缺失导致多个功能结构域异常的患者容易发生，而与免疫原本身的关系不大。FⅧ同种抗体具有种属特异性，多为IgG4亚型，不固定补体。抗FⅧ抗体与血浆FⅧ结合后，FⅧ被完全灭活，临床常出现严重出血。因此，对反复替代治疗的婴儿和儿童患者应定期进行FⅧ同种抗体筛选试验，成人患者在临床充分替代治疗效果差时应怀疑可能存在FⅧ抗体，而所有血友病患者在手术治疗前必须常规筛查。

如果血友病A患者APTT延长正常血浆不易纠正，提示FⅧ抑制物存在可能，需要进一步采用Bethesda法测定FⅧ抑制物滴度：即不同稀释度患者血浆与正常血浆等量混合，37℃孵育2小时，测定残余FⅧ：C，残余FⅧ：C达50%时FⅧ抑制物的含量为1个Bethesda单位（1BU），此时患者血浆稀释度的倒数即为FⅧ抗体的滴度。抗体分两种类型：一种为低反应型抗体，抗体滴度<5BU，机体对再次输入FⅧ制剂一般无免疫记忆反应，抗体有可能会逐渐消失；另一种为高反应型抗体，指抗体滴度>10BU或对人FⅧ制剂的再次输入有免疫记忆反应，输入后抗体滴度上升，而且持续时间长，即使不再输入人FⅧ制剂。因此，对高反应者在免疫诱导耐受治疗前，应避免输入人FⅧ制剂。血友病A患者FⅧ同种抗体多为高反应型抗体。

治疗应根据患者FⅧ同种抗体水平、出血的部位和严重性以及临床治疗效果选择治疗方案。治疗的目的主要有两方面：控制出血发作和清除 FⅧ抑制物。

1）控制出血：对于抗体滴度 <5BU 的低或高反应者，予以较大剂量 FⅧ替代治疗，即在中和抗体后，血浆 FⅧ水平能达到一定的止血水平。目前输入 FⅧ剂量尚无统一标准，报道可首剂 50～150U/kg 后每小时 10U/kg 持续输入，直至出血被控制。抗体滴度 >5BU，则需更大剂量人 FⅧ制剂或者猪 FⅧ制剂持续输入或给予凝血酶原复合物。严重出血患者，输入前可先进行血浆置换或者体外免疫吸附降低抑制物水平，常可达到良好效果。目前报道重组 FⅦa 制剂止血效果良好，且无病毒传播的危险，常见用法：90～120μg/kg，每 3 小时 1 次，直至出血控制。

2）清除 FⅧ抑制物：对有 FⅧ抑制物形成的血友病 A 患者，治疗的长期目标是预防免疫记忆反应和抑制抗体的进一步生成。大剂量输入 FⅧ联合免疫抑制治疗常有效，与单纯输入 FⅧ制剂比较，诱导免疫耐受时间显著缩短、费用减低。最常用的免疫抑制剂有类固醇激素和环磷酰胺，泼尼松龙每日 1～2mg/kg 联合口服环磷酰胺每日 50～100mg，通常治疗 2～3 周 FⅧ抑制物消失。另外联合静脉输入丙种球蛋白（Mg）可能有协同效应。

（2）肝炎和获得性免疫缺陷病（AIDS，艾滋病）：20 世纪 80 年代晚期世界各国陆续开始采用病毒灭活 FⅧ制剂和基因重组 FⅧ制剂，但在这之前替代治疗的所有血友病患者都面临传染血液传播病毒尤其是丙型肝炎病毒（HCV）和人类免疫缺陷病毒（HIV）的危险。据统计，1985 年以前发达国家几乎所有血友病患者都感染 HCV，反复输入 FⅧ制剂的血友病患者约 90% HIV 抗体阳性。HCV 患者容易发展为慢性活动性肝炎、肝硬化，同时感染 HIV 使病情进一步恶化。肝炎后肝硬化和艾滋病已成为其预后的决定因素。

（七）预后

自广泛进行替代治疗后，血友病 A 患者的平均寿命已接近正常人。有条件替代治疗和家庭治疗的患者，出血已不再是决定预后的因素，但替代治疗引起的肝炎、艾滋病和抗 FⅧ抗体的产生则与患者的预后密切相关。虽然目前病毒灭活技术和基因重组制剂已消除患者感染肝炎和艾滋病的危险，但已经感染的患者则处于危险状态，艾滋病成为发达国家年龄大血友病患者的主要死亡原因。

二、血友病 B

血友病 B（hemophilia B，HB），又称为遗传性 FⅨ缺乏症，遗传方式与血友病 A 相同，是一种 X 连锁隐性遗传病，发病机制为 FⅨ缺乏或结构异常。血友病 B 发病率次于血友病 A，占血友病类疾病的 15%～20%，其出血表现与血友病 A 相似。

（一）病因和发病机制

1. FⅨ的结构和功能　FⅨ基因位于 X 染色体长臂末端（Xq27），全长 34kb，包括 8 个外显子和 7 个内含子。成熟 FⅨ在肝细胞内合成，是由 415 个氨基酸组成的单链糖蛋白，包括 4 个功能区，即 γ-羧基谷氨酸区（Gla 区）、表皮生长因子区（EGF 区）、肽活化区和催化区。Gla 区内有 12 个谷氨酸残基，在维生素 K 作用下，经羧化酶作用成为 γ-羧基谷氨酸，FⅨ通过钙桥与磷脂表面的连接功能与此有关。

血友病 B 发病机制是由于遗传性 FⅨ合成减少或缺乏，或者由于变异型 FⅨ合成引起。FⅨ基因缺陷已有许多报道，包括基因点突变、缺失、插入、框架移位和其他导致 FⅨ蛋白结构和功能改变的异常，FⅨ基因缺陷分布于各功能区，约 30% 以上的突变发生在 DNA 序列中 CPG 二核苷酸序列。值得一提的是 5′端启动子区突变产生的 Leiden 突变，该突变类型血友病 B 患者在出生时或者儿童期 FⅨ促凝活性（FⅨ：C）和 FⅨ抗原（FⅨ：Ag）水平都很低，但在青春期后水平逐渐升高达 60% 以上。目前研究认为可能是由于青春期分泌的雄激素克服 FⅨ基因转录抑制，使血浆 FⅨ维持一定的水平。

2. 遗传特点　血友病 B 遗传方式与血友病 A 相同，也是 X 连锁隐性遗传，男性患病，女性传递，但其携带者出血症状的发生率高于血友病 A 携带者。血友病 B 患者的女儿均为携带者，儿子均为正常人；携带者的女儿有 50% 概率为携带者，儿子有 50% 概率为血友病 B 患者。携带者 FⅨC 的平均水平约为正常女性的一半，携带者一般无出血症状，但 FⅨ：C <25% 者即可有异常出血。

（二）临床表现

血友病 B 患者发生出血与创伤有关，其临床表现与血友病 A 相似。根据出血的严重性和 FIX：C 水平，分为重型（FIX：C < 1%）、中型（FIX：C 2% ~ 5%）、轻型（FIX：C 5% ~ 25%）和亚临床型（FIX：C 26% ~ 45%）。血友病 B 重型患者较血友病 A 少，而轻型较多见，因此临床出血倾向较轻。

（三）实验室检查

血友病 B 筛选试验结果与血友病 A 相同，APTT 纠正试验可被正常血清纠正而不被正常吸附血浆不能纠正可明确 FIX 缺乏，FIX：C 水平测定可确诊，正常人血浆 FIX：C 为 50% ~ 150%，FIX：Ag 测定对其进一步分型具有价值。

血友病 B 携带者检测和产前诊断原则与血友病 A 相同，基因诊断使用较为普遍的是 RFLP 法间接基因诊断，直接基因诊断中 DGGE、CCM 和直接测序较为可靠。

（四）预防

原则上同血友病 A。

（五）诊断与鉴别诊断

血友病 B 诊断标准：临床表现与血友病 A 相似，实验室检查 APTT 延长，可被正常血清纠正，FIX：C 的水平测定具有诊断意义。血友病 B 依靠实验室检查容易与血友病 A 相鉴别，其他出血性疾病如血管性血友病和其他凝血因子缺乏症可根据临床表现、遗传特点以及实验室检查做出鉴别。另外，血友病 B 还需与获得性维生素 K 依赖性凝血因子缺乏相鉴别，肝病、服用香豆素类药物以及长期使用抗生素可引起维生素 K 缺乏，导致多个维生素 K 依赖性凝血因子缺乏而不仅仅是 FIX 缺乏。发生于非血友病 B 的获得性 FIX 抑制物非常罕见。

（六）治疗

治疗原则与血友病 A 相同，主要为 FIX 的替代治疗，包括输入高度提纯的血浆 FIX 浓缩物、重组 FIX 制剂或凝血酶原复合物，单纯输入新鲜冰冻血浆很难使血浆 FIX 水平达到 25%。凝血酶原复合物包含所有维生素 K 依赖的凝血因子：F Ⅱ、F Ⅶ、F Ⅸ、F Ⅹ，其中部分凝血因子可能已经被活化，因此大剂量输入凝血酶原复合物有可能诱发血栓栓塞和弥漫性血管内凝血（DIC）。

FIX 体内半衰期约为 18 ~ 24 小时，每 18 ~ 24 小时输入 1 次能维持血浆 FIX 水平，严重出血或者手术患者应每 12 小时输入 1 次。与血友病 A 不同，输入后 FIX 约 50% 弥散至血管外，因此每千克体重输入 1U 血浆 FIX 浓缩物，其血浆 FIX 水平约提高 1%，而输入重组 FIX 制剂可能更低（在成人提高 0.8%，儿童提高 0.7%）。每次替代治疗剂量可按下述公式计算：需输入 FIX 剂量 =（期望 FIX：C − 患者 FIX：C）× 体重（kg），例如：一血友病 B 患者，体重 50kg，检测其 FIX：C 小于 1%，期望提高 FIX：C 至 20%，每次需要输入 FIX 剂量（U）=（20 − 0）× 50 = 1 000U。

血友病 B 的治疗不良反应与血友病 A 相似，主要为传染血液传播的 HCV 和 HIV，抗 FIX 抗体的发生率为 1% ~ 3%，远低于血友病 A。FIX 与其抗体的结合会产生严重的过敏反应，发生率高达 50%，严重过敏反应可在产生 FIX 抗体之后，检出之前的首次外源性输入时发生。因此对新诊断的血友病 B 患者，尤其是已经有家族性产生抗 FIX 抗体的血友病 B 患者，或者为容易产生抗 FIX 抗体的基因突变类型患者，最初 10 ~ 20 次 FIX 替代治疗应在医院进行。对已经产生 FIX 抑制物的患者，治疗原则与发生 FⅧ 抑制物的血友病 A 相似，重组 FⅦa 制剂可达到良好的止血效果。

三、血管性血友病

血管性血友病（von Willebrand disease，vWD）是一组遗传性 von Willebrand 因子（vWF）量减少或者功能异常引起的异质性出血性疾病。该病由芬兰学者 Ericvon Willebrand 于 1926 年首先报道，与经典血友病不同，其为常染色体遗传，男女均可患病，临床主要表现为皮肤黏膜出血。目前认为本病发病率高于血友病，国外报道约为（10 ~ 20）/10^5 人口。

（一）病因和发病机制

vWF 基因位于第 12 号染色体短臂末端（12p13.3），长 178kb，由 52 个外显子和 51 个内含子组成。外显子大小差别很大，从 40bp 到约 1.4kb（外显子 28），外显子 28 主要编码 vWF 的 A_1 和 A_2 同源区。vWF 基因翻译后修饰过程复杂，主要包括前体蛋白质肽链的剪切、肽链 N 端和 C 端糖基化以及亚单位的多聚体化等。另外，在第 22 号染色体上存在一个 vWF 假基因，其核苷酸序列与 vWF 基因外显子 23～34 序列有近 97% 的同源性，这给 vWF 基因突变分析带来很大不便。

成熟 vWF 是一大分子多聚体糖蛋白，分子量约 260kD，亚单位各区排列顺序为 $D' - D_3 - A_1 - A_2 - A_3 - D_4 - C_1 - C_2 - CK$，其中 $D' - D_3$ 区分别与血浆 FⅧ轻链 A_3 酸性氨基酸富含区和 C_2 区以氢键结合，A_3 区与 FⅧ重链 $A_1 - A_2$ 区结合；A_1 区、C_2 区分别与血小板 GPⅠb/Ⅸ和 GPⅡb/Ⅲa 受体相互作用，A_1、A_3 区与内皮下胶原结合。

vWF 在血管内皮细胞和巨核细胞中合成，贮存于内皮细胞 Weibel - Palade 小体和巨核细胞/血小板 α 颗粒内，分泌入血浆、血管内皮下基膜。vWF 是一种急性期反应蛋白，在血管受损等应激情况时，可动员贮存池释放。vWF 的正常止血生理功能主要包括两方面：第一，血管损伤后，内皮下 vWF 通过与血小板 GPⅠb/Ⅸ、GPⅡb/Ⅲa 受体以及内皮下胶原相互作用，使循环血小板黏附并聚集于损伤血管处，参与初期止血，这种功能需要 vWF 大分子多聚体组分存在，瑞斯托霉素可诱导 vWF 与受体 GPⅠb/Ⅸ的结合；第二，vWF 与 FⅧ形成非共价体复合物，vWF 作为血浆 FⅧ载体，稳定 FⅧ，保持其促凝活性，使之不易被蛋白酶灭活。

vWF 基因突变导致 vWF 量的减少或者质的异常，目前发现突变类型达 250 种以上，包括基因缺失、插入、无义和错义突变以及剪接异常等。目前已知 2A 和 2B 亚型 vWD 基因突变几乎集中在编码 A_1 和 A_2 同源区的外显子 28，2N 亚型突变集中在编码 D′结构域的外显子 18～22 区域内。vWF 量的减少，继发性 FⅧ水平降低，可出现凝血功能障碍；vWF 质的异常，止血初期血小板不能黏附并聚集于损伤血管处，出现类似于血小板功能障碍性疾病的管腔黏膜出血症状。

（二）临床表现

vWD 是一种遗传性出血性疾病，常为常染色体显性遗传，大多数患者有出血倾向。与血友病 A 不同，vWD 以皮肤黏膜出血为主，常表现为皮肤瘀斑、鼻衄、牙龈出血和拔牙、外科手术后出血不止。在女性，特别是月经初潮后以及青春期，常表现为月经过多，分娩以及产后大量出血。

依据 vWF 量的减少或者质的异常，vWD 临床分为三型（表 6 - 4）。1 型最多见，约占 80%，特点为血浆 vWF 的量轻、中度减低，约为正常血浆水平 5%～45%（正常值为 50%～200%），血浆 FⅧ：C 也降低至相应水平。2 型约占 20%，特点为 vWF 质的异常，可进一步分为 2A、2B、2M 和 2N 亚型。1 型和 2 型（除外 2N 型）多为常染色体显性遗传，多数患者出血症状轻微，甚至无症状。3 型占 1%～5%，发病率约 1～3 例/10 万人群，纯合子患者为常染色体隐性遗传。血浆 vWF 水平显著降低（< 5%），甚至低于检测水平（即 <1%），血浆 FⅧ水平为 1%～10%。因此常发生自发性黏膜出血，胃肠道出血常见，部分 50 岁以上患者往往合并小肠或大肠壁毛细血管扩张而反复出现肠道出血症状。3 型 vWD 患者严重时可有肌肉血肿和关节积血，类似于中重型血友病 A。

表 6 - 4 vWD 表型分类及其遗传特点

表型	发病机理	遗传特点
1 型	vWF 量减低，导致 FⅧ水平降低	常染色体显性遗传
2 型	vWF 质的缺陷	常染色体显性遗传
2A	与血小板相互作用降低，与 vWF 大、中多聚体缺失有关	
2B	与血小板 GPⅠb 受体亲和力增强，与 vWF 大多聚体缺失无关	
2M	与血小板相互作用降低，与 vWF 多聚体无关	
2N*	vWF 与 FⅧ结合缺陷	
3 型	vWF 量显著减低或完全缺乏，导致 FⅧ水平明显降低	常染色体隐性遗传

注：2N 亚型多为常染色体隐性遗传。

（三）实验室检查

实验室检查对 vWD 的诊断、分型和鉴别诊断非常重要。常用实验室检查包括 FⅧ：C、vWF 抗原（vWF：Ag）、瑞斯托霉素辅因子活性（vWF：RCo）、瑞斯托霉素诱导血小板聚集（RIPA）和凝胶电泳 vWF 多聚体分析。凝血检查筛选试验中 PT 正常，APTT 可延长，但若 FⅧ：C 水平接近正常患者 APTT 也可以正常。

1. FⅧ：C 测定　多采用一期法测定血浆 FⅧ：C。FⅧ：C 水平在 vWD 变化很大，1 型患者可以正常，但大多数减低，一般为正常水平 10% ~ 40%；2 型减低或者正常，但 2N 亚型多明显减低；3 型显著减低，与中型、重型血友病 A 相似，一般均低于 10%。

2. vWF：Ag　vWF：Ag 量可用免疫电泳、放射免疫电泳或 ELISA 法测定，Laurell 免疫电泳最常用。正常血浆 vWF：Ag 水平为 50% ~ 200%（即 0.5 ~ 2.0U/mL），与血型有关，AB 血型者水平为 O 血型者的 2 倍。vWF：Ag 定量可鉴别 vWD 和血友病 A。不同分型 vWD 患者 vWF：Ag 减低程度不一：1 型轻、中度减低，通常与 FⅧ：C、vWF：Rco 的下降相一致；2 型一般减低，也可正常；3 型水平极低或检测不到。

3. vWF：RCo　瑞斯托霉素可诱导 vWF 与血小板 GPⅠb/Ⅸ受体的结合，vWF：RCo 测定患者血浆 vWF 在瑞斯托霉素存在时使血小板聚集的能力，试验使用甲醛或者多聚甲醛固定的正常血小板洗涤悬液。与 vWF：Ag 试验相似，vWF：RCo 为 vWF 活性测定试验，正常血浆 vWF：RCo 为 50% ~ 200%，vWD 患者 vWF：RCo 一般减低。本试验敏感性较低，但 2A 亚型有可能 vWF：Ag 水平正常或者接近正常，而 vWF：RCo 试验血小板聚集能力却明显减低，所以 vWF：RCo 试验有助于 2A 亚型的诊断。

4. RIPA　富含血小板血浆内加入不同浓度的瑞斯托霉素，测定血小板的聚集量和聚集率，这与血浆 vWF 与血小板都有关。大多数 vWD 患者聚集量和聚集率降低。低浓度瑞斯托霉素时出现血小板的聚集量增高表明 vWF 的异常或血小板的异常，2B 亚型和血小板型假性 vWD 患者，RIPA 试验在瑞斯托霉素 0.3 ~ 0.5mg/mL 浓度时即可使血小板聚集，有时甚至在不加瑞斯托霉素时出现自发性聚集。

5. 凝胶电泳 vWF 多聚体分析　用于血浆和血小板 vWF 多聚体的精确测定，诊断 vWD 特异性强，且能进一步分型。电泳时 vWF 多聚体依据分子量大小不同而分离，用放射自显影或酶标技术显示，正常多聚体图形大、中、小分子量多聚体均存在，可观察到 1 条主带和 2 条或 4 条卫星带，大分子量多聚体介导血小板聚集。1 型 vWD 大、中、小分子量多聚体均存在，自显影比正常对照浅，提示 vWF 量均减少。2 型 vWF 多聚体图形异常变化多，可表现为大、中分子量多聚体缺如。3 型无 vWF 多聚体图形出现。

各型 vWD 患者实验室检查结果见表 6-5。当患者 vWF：RCo/vWF：Ag 比值 <0.6 时，提示 2 型可能性极大，凝胶电泳 vWF 多聚体分析可以确定 2 型，RIPA 试验可进一步区分 2A、2B、2M 亚型。若实验室检查仅仅提示 FⅧ：C 减低，提示 2N 亚型，vWF 与 FⅧ结合试验或测定 vWF 基因型可明确诊断。

由于 vWD 基因较大，结构复杂，另外还存在假基因的干扰，因此 vWD 基因分析通常采用比较直接的策略，即对其突变的相关编码序列进行突变筛查与测序，如 2A 和 2B 亚型突变集中在外显子 28，2N 亚型突变集中在外显子 18 ~ 22 区域内，分析方法可采用直接基因诊断（如 CCM 法）或间接基因诊断（如 RFLP）。

表 6-5　各型 vWD 患者实验室检查结果

	vWF：Ag	vWF：RCo	FⅧ：C	vWF：RCo/vWF：Ag	vWF 多聚体分析	RIPA
1 型	减低	减低	减低/正常	>0.6	多聚体分布正常，量均减少	正常
3 型	极低	显著减低	1% ~ 10%	-	-	-
2A	减低	明显减低	减低/正常	<0.6	缺大中分子量多聚体	减低
2B	减低	明显减低	减低/正常	<0.6	缺大分子量多聚体	增高
2M	减低	明显减低	减低/正常	<0.6	多聚体分布正常，卫星带可异常	减低
2N	减低/正常	减低/正常	10% ~ 40%	>0.6	正常	正常

（四）诊断与鉴别诊断

根据临床表现和实验室检查，多数 vWD 患者的诊断并不难，少数轻型患者需要重复多次实验室检查才能确定诊断。vWD 确诊后需进行临床分型，对指导治疗尤为重要。

鉴别诊断主要是与其他出血性疾病相区别。血友病和其他凝血因子缺乏症临床出血症状与 vWD 患者有差别，凝血检查为相应凝血因子缺乏，而 vWD 患者除 FⅧ外其他凝血因子水平正常。血友病 A 与 vWD 均有 FⅧ：C 降低，但血友病 A 患者 vWF：Ag 水平正常，RIPA 试验正常，绝大多数患者可以相鉴别。2N 型 vWD 与轻、中型血友病 A 临床表现和实验室检查均相似，需 vWF 与 FⅧ结合试验或者基因诊断才能加以区别。遗传性血小板功能异常疾病存在血小板缺陷导致的血小板功能异常，vWF 正常，一般容易与 vWD 鉴别，注意血小板型假性 vWD 表型与 2B 型 vWD 相似，但前者为血小板 GPⅠb/Ⅸ受体缺陷，患者富血小板血浆加入冷沉淀试验可鉴别，前者加入冷沉淀后能够诱导血小板聚集，2B 型 vWD 不出现血小板聚集。遗传性 vWD 还应与获得性 vWD 区别，后者既往无出血病史，也无家族史，存在原发基础疾病，常继发于淋巴系统增殖性疾患和自身免疫性疾病，也可见于室间隔缺损、心脏瓣膜病变患者。

（五）治疗

治疗目的是使出血停止，FⅧ：C 水平正常，治疗药物的选择依据患者 vWD 分型和临床出血的严重程度而定。

1. DDAVP　DDAVP 是一种合成的抗利尿激素类似物，通过与抗利尿激素受体 2 结合，促进内皮细胞释放 vWF 和 FⅧ，给药 30 ~ 60 分钟内平均使血浆 vWF 和 FⅧ水平增高 3 ~ 5 倍。

由于 DDAVP 给药后个体疗效差异大，在明确诊断或最初给药前应试验性治疗，确定每一患者对该药的疗效以指导治疗：即按下述方法静脉给药后至少检测 FⅧ：C 和 vWF：RCo 试验各两次，给药后 1 小时检测结果反映 vWF 和 FⅧ释放最高值，给药后 4 小时检测结果反映其清除率。

不同类型 vWD 疗效差别很大。1 型患者 vWF 功能正常，部分患者疗效良好，第 1 次输入 DDAVP 后 1 ~ 3 小时，FⅧ：C、vWF：Ag、vWF：RCo 较原有基础水平可上升 3 ~ 5 倍，部分患者 FⅧ：C 水平可恢复正常。例如：vWF 和 FⅧ水平在 10% 的患者，给药后其水平可能增高至 30% ~ 50%，可进行拔牙手术；而 vWF 和 FⅧ水平在 20% 的患者，给药后其水平可能增高至 60% ~ 100%，则可以进行外科手术。因此，部分 1 型患者轻、中度出血时以及手术预防可使用 DDAVP 治疗。2 型患者本身 vWF 质有缺陷，DDAVP 促释放后仍不能达到有效的初期止血。2A 和 2M 亚型疗效一般较差；2B 亚型禁用 DDAVP，因为其异常 vWF 与血小板的亲和力增强，予以 DDAVP 后贮存部位释放异常 vWF 增多，血小板聚集增加，导致血小板进一步降低，此型应以输注冷沉淀和 FⅧ制剂治疗。2N 亚型给予 DDAVP 后，虽然 FⅧ水平增高，但由于 vWF 与之结合有缺陷，升高的 FⅧ易被清除，此型仍以替代治疗为主，除非 DDAVP 试验性治疗提示 FⅧ能提高至有效止血水平。3 型患者由于缺乏贮存的 vWF，DDAVP 治疗基本无效。

DDAVP 常静脉给药，每次 0.3 ~ 0.4μg/kg，溶于生理盐水 50 ~ 100mL，缓慢静脉输注，时间大于 20 分钟。由于体内 FⅧ和 vWF 半衰期为 8 ~ 12 小时，应每 12 ~ 24 小时给药 1 次，单次剂量不超过 20μg。目前已有皮下注射和鼻内给药剂型（1.5mg/mL），便于患者预防性或家庭治疗。连续使用该药，促进内皮细胞释放贮存的 vWF 和 FⅧ逐日递减，因此一般连续用药 4 日后应停用 1 ~ 2 日，使用期间监测 FⅧ：C、vWF：Ag、vWF：RCo，观察治疗反应。DDAVP 不良反应：常见有心动过速、头痛、颜面潮红，多为轻度；若同时液体摄入过多可出现稀释性低钠血症；反复给药儿童偶见水中毒引起的摸空症；不稳定型冠心病患者可能诱发心绞痛、心肌梗死。

2. 替代治疗　替代治疗主要用于 2 型和 3 型 vWD，1 型患者在严重出血或手术 DDAVP 疗效不好或禁忌时使用。

替代治疗常采用冷沉淀或 FⅧ浓缩物（均含有 vWF 和 FⅧ），不宜输入高度提纯的 FⅧ制剂，而基因重组 vWF 制剂尚未应用于临床。目前要求用于 vWD 替代治疗的制剂需同时标记所含 vWF：RCo 和 FⅧ：C，vWF：RCo 表示 vWF 水平，与 FⅧ相同，一般认为每 kg 体重输入 1U，血浆 vWF 水平提高 2%，

表6-6列出了vWF和FⅧ严重缺乏患者（vWF：RCo或FⅧ：C≤10%）常见部位出血和手术时的输入剂量和替代治疗维持时间。与血友病A不同，vWD患者本身内源性FⅧ产生正常，输入后体内FⅧ半衰期长达24～36小时，因此替代治疗期间应监测FⅧ：C，每天1～2次，剂量达正常止血水平即可，过高增加静脉血栓形成危险，手术患者可预防性给予低分子量肝素。

表6-6　vWF和FⅧ水平≤10% vWD患者的替代治疗

出血类型	输入量（U/kg）	输入频率	输注目标
大手术	50	每天1次	FⅧ：C>50%，直至切口愈合（通常5～10天）
小手术	40	每天/隔天1次	FⅧ：C>30%，直至切口愈合（通常2～4天）
拔牙	30	1次	FⅧ：C>50%，持续12小时
自发性出血	25	每天1次	FⅧ：C>30%，直至出血停止（通常2～4天）
分娩产褥期	40	分娩前和产褥期每天1次	FⅧ：C>50%，持续3～4天

注：儿童患者由于血浆容积比高，所需剂量需提高20%。

经替代治疗，尽管FⅧ：C达正常止血水平，但出血仍不能控制的患者，需同时输入血小板。输入的血小板可能帮助转运和局限vWF至损伤血管处，有利于止血。

3型vWD患者长期替代治疗后vWF抗体的发生率为10%～15%，尤其是vWF基因大片断缺失患者。vWF抗体的产生使患者血浆FⅧ半寿期非常短（1～2小时），患者的出血症状加重，需持续大剂量输注重组FⅧ制剂或者重组FⅦa制剂。曾报道大剂量静脉用丙种球蛋白（1g/kg，连用2日）或者血浆置换后可使患者抗体滴度降低。

3. 辅助治疗

（1）抗纤溶药物：vWD患者出血症状常表现为黏膜持续出血，如鼻衄、月经过多等，部分是由于其局部纤溶活性增高引起。抗纤溶药物减轻出血症状，尤其是牙科手术后出血。抗纤溶药物也可用于vWD患者外科手术时的辅助治疗。

（2）雌激素：口服雌孕激素或者避孕药可降低子宫内膜出血倾向，同时提高血浆FⅧ和vWF水平，因此可用于治疗女性vWD患者的月经过多症，尤其是对3型患者。

4. 妊娠期的治疗　vWF是一种急性期反应蛋白质，妊娠期间，vWF合成增加，正常女性至临产时水平可高于3.0U/mL。1型vWD患者临产时常可达正常止血水平，这些患者分娩时无须任何特殊治疗。由于DDAVP无促进宫缩作用，1型患者妊娠期间进行外科手术或其他侵入性操作如绒毛膜取样、羊水穿刺等时可仅给予DDAVP治疗。3型由于vWF严重缺乏，妊娠期间FⅧ和vWF水平仍很低。2B型妊娠期间由于与血小板结合能力增强的异常vWF水平不断升高，导致血小板进行性减低。尤其需注意分娩后vWF水平常迅速降低，有可能发生严重产后出血，因此分娩期间和产后2周需监测vWF和FⅧ水平。

FⅧ水平在30%～40%患者，经阴道分娩或剖宫产术后发生出血的危险很低，但低于上述水平时临床常发生严重出血，患者产后出血可能延长至产后1个月以上。因此对FⅧ：C<30%和2型vWD孕妇通常需预防治疗，在分娩期间和产后3～4天必须给予DDAVP或者替代治疗（表6-6）。另外，分娩时和分娩后子宫快速、完全收缩对防止严重出血也尤为重要。

（六）预后

大多数vWD患者预后良好，疾病随年龄增长有症状减轻的趋势。3型患者得到有效正确治疗后，其生活质量也有很大提高，寿命接近于正常人。

（任美英）

第三节　原发性血小板减少性紫癜

原发性血小板减少性紫癜（Idiopathic Thrombocytopenic Purpura，ITP）或称特发性血小板减少性紫癜是一种原因不明的获得性出血性疾病。其特点为皮肤、黏膜出血，严重者有内脏出血；外周血血小板减少，骨髓巨核细胞数正常或增多，但伴有发育或成熟障碍，患者血清或血小板表面常存在抗血小板抗体，血小板表面补体增高。目前多数学者仍认为本病与自身免疫有关，故又称自身免疫性血小板减少性紫癜（Autoimmune thrombocytopenic Purpura，ATP）。该病发病率：据统计欧美国家为（6～11）/10万人口，日本为16.7/10万人口，占血小板减少患者的3.9%～14.6%，占住院患者总数的0.18%。国内上海有一家医院统计占住院患者总数的0.13%。根据发病机制、诱发因素、临床表现、治疗效果和病程，ITP可分为急性型和慢性型两类。

一、急性型 ITP

（一）病因和发病机制

其发病与多种病毒感染有关，包括疱疹类病毒（单纯疱疹病毒、水痘、带状疱疹病毒、EB病毒、巨细胞病毒等）、微小病毒 B_{19}、麻疹病毒、风疹病毒、流行性腮腺炎病毒等，部分和疫苗接种有关。其发病机制可能有以下几种：①病毒改变血小板膜糖蛋白结构，使血小板抗原性发生改变，引起自身免疫反应，产生抗血小板抗体破坏血小板；②病毒感染后，经免疫应答形成循环免疫复合物（CIC），通过CIC抗体分子上的FC片段与血小板膜上FC受体相结合，使血小板易在单核－吞噬细胞系统内被识别并破坏；③抗病毒抗体与血小板膜表面成分存在交叉反应，引起血小板破坏；④病毒可直接作用于巨核细胞形成核内包涵体，使血小板产生减少。

（二）诊断步骤

1. 病史采集要点

（1）好发人群：常见于儿童，男女发病率相近。

（2）起病情况：好发于冬春季节，起病前1～3周80%的患者有急性上呼吸道或其他病毒感染史。起病急骤，可有畏寒、发热。

（3）主要临床表现：广泛而严重的皮肤瘀点、瘀斑，多为全身性，首发于四肢，逐渐扩展至躯干。黏膜出血以牙龈出血和鼻衄为常见，口腔可有血疱。常有血尿、黑便等泌尿道和胃肠道出血表现，不到1%的患者可有颅内出血，一旦发生则危及生命。结合膜下出血多见，少数有视网膜出血。

2. 体格检查要点

（1）皮肤、黏膜：有散在瘀点、瘀斑，口腔、舌黏膜可有血疱。

（2）肝脾、淋巴结：脾脏常不肿大。

3. 门诊资料分析　如下所述。

（1）血常规：常有严重的血小板减少，多数在 $20 \times 10^9/L$ 以下。失血过多可致继发性贫血而出现红细胞及血红蛋白降低。贫血与失血量成比例。白细胞计数常正常，分类可有淋巴细胞相对增多及嗜酸性粒细胞增多。

（2）止血和凝血功能检查：出血时间延长，血块收缩不良，束臂试验阳性。凝血功能正常。

4. 进一步检查项目

（1）骨髓检查：多数病例可见巨核细胞数量增多，部分巨核细胞数可正常。以幼稚型巨核细胞为主，其核分叶少或无分叶，胞质中可见空泡、变性及颗粒缺乏等改变。

（2）免疫学检测：血小板相关抗体（PAIgG、PAIgA及PAIgM）相关补体（PAC3）及循环免疫复合物（CIC）多数呈阳性。其中以PAIgG升高最常见。血小板回升时PAIgG开始下降，直至恢复正常。

（三）诊断对策

1. 诊断要点

（1）起病前 1 ~ 3 周有上呼吸道感染或病毒感染史，以儿童为多。

（2）全身皮肤、黏膜突然出现严重的瘀点、瘀斑和血疱。

（3）脾脏不大或仅轻度肿大。

（4）外周血小板明显减少（常在 $20 \times 10^9/L$ 以下）。

（5）骨髓象：巨核细胞增生或正常，幼稚型巨核细胞增多，巨核细胞伴成熟障碍。

（6）排除继发性血小板减少症。

2. 鉴别诊断要点

（1）败血症所致血小板减少：特别是脑膜炎双球菌败血症，亦可突然发生皮肤紫癜及血小板减少。但此症常有脑膜炎表现，多次做血培养可协助诊断。

（2）药物性血小板减少：应仔细询问服药史。疑为药物所致血小板减少应立即停药，若血小板数在 7 ~ 10 天后仍未恢复正常，则药物所致血小板减少可能性不大。

（3）先天性血小板减少：应调查家族史，必要时检查其他家族成员加以鉴别。

（4）急性白血病：可表现皮肤瘀点和瘀斑，血小板亦可减少，但其贫血和失血不成比例，常有肝脾、淋巴结肿大、胸骨压痛等浸润表现，骨髓检查可以确诊。

（四）治疗对策

1. 治疗原则

（1）尽早明确诊断，积极治疗。

（2）卧床休息，减少活动，以防出血加重。

（3）积极预防和控制感染。

（4）合理的对症支持治疗，严格掌握血小板输注指征。

（5）注意防治药物的不良反应，激素治疗无效时不宜长期大剂量应用，应尽早减量。

2. 治疗计划

（1）血小板输注：对严重出血或血小板 $< 20 \times 10^9/L$ 患者给予输注浓缩血小板，具有防止颅内出血的作用。

（2）肾上腺皮质激素：多数学者对 AITP 儿童患者仍首先考虑肾上腺皮质激素应用。可用泼尼松 1 ~ 3mg/（kg·d），有加速血小板回升，增强毛细血管张力作用。AITP 起病 2 周内有发生颅内出血危险，应用皮质激素后，出血危险性减少。

（3）大剂量丙种球蛋白（HDIg）输注：剂量 400mg/（kg·d），静脉输注，连续 5 天，60% ~ 85% 的患者血小板水平迅速升高。其不良反应少，且与其他治疗有协同作用，缺点是价格昂贵。

（4）脾切除术：对有颅内出血患者，可行紧急脾切除并联合大剂量皮质激素治疗。少数 6 ~ 12 个月肾上腺皮质激素、大剂量丙种球蛋白治疗无效而又出血严重者，可考虑脾切除。

（5）一般治疗：起病后 1 ~ 2 周应限制活动，避免外伤及任何非紧急手术（如拔牙等）。有明显瘀斑及活动性出血，应住院观察治疗；避免应用阿司匹林及其他抑制血小板功能的药物如噻氯匹定、双嘧达莫等。

3. 治疗方案选择　由于 80% 以上的患者能在数周内自发缓解，对出血症状轻微、血小板减少不严重者，可以对症支持治疗为主，而不给予特殊治疗；对出血严重者应积极给予肾上腺皮质激素、大剂量丙种球蛋白等免疫抑制治疗。儿童脾切除即使必要，也应尽量推迟到 5 岁以后。

（五）病程观察及处理

1. 病情观察要点　监测血象，血小板 $< 20 \times 10^9/L$ 时颅内出血危险增高，可作眼底检查，了解有无视网膜出血。平时注意观察皮肤、黏膜以及消化道、泌尿生殖道的出血情况。

2. 疗效判断与处理　详见慢性 ITP。

（六）预后评估

本病为良性疾病，预后良好。病程多为自限性，80%以上的患者能在数周内自行缓解，平均病程4~6周，少数可迁延半年或数年以上转为慢性。少数重度血小板减少患者因并发颅内出血而死亡。

二、慢性型 ITP

（一）病因和发病机制

其病因和发病机制至今仍未完全阐明，目前认为有几方面：①自身抗血小板抗体：80%~90%的ITP患者血清或血小板表面存在抗血小板抗体，血小板表面检测到的抗体为血小板相关抗体（PAIg），其中 PAIgG 最常见，此外还有 PAIgM、PAIgA 和 PAC3。PAIg 水平与血小板数和血小板寿命均呈负相关。表明 PAIg 的检测在慢性 ITP 中有意义。已证实脾脏是产生抗血小板抗体的主要部位。其内的单核 – 巨噬细胞又能清除致敏血小板。另有学者证明骨髓、肝脏亦是产生抗血小板抗体以及清除致敏血小板的部位。②巨核细胞相关 IgG：近年有作者发现本病患者巨核细胞相关 IgG 明显升高，可能抑制巨核细胞造血，血小板无效生成。③细胞免疫：ITP 的细胞免疫研究则开展较晚。慢性 ITP 患者外周血总 T 细胞及辅助性 T 细胞 Th 明显减低，T 抑制细胞（Ts）明显增高，因而 Th/Ts 比值显著低于正常，提示 T 细胞功能缺陷。目前认为 ITP 主要缺陷在 T 细胞功能而不在 B 细胞。④雌激素：由于慢性 ITP 常发生于育龄妇女，妊娠期容易复发，提示雌激素参与其发病。有人认为雌激素可直接抑制血小板生成，并刺激单核 – 吞噬细胞系统对与抗体结合的血小板的吞噬和破坏。

（二）诊断步骤

1. 病史采集要点

（1）好发人群：常见于年轻女性，女性发病率是男性的 3~4 倍。

（2）起病情况：起病缓慢，病程较长，症状较急性型轻，但容易反复发作。

（3）主要临床表现：出血程度与血小板计数有关，轻症患者表现为散在的皮肤出血点或轻度的鼻衄、牙龈出血等。女性月经过多可能是首发或唯一的症状。严重血小板减少时口腔和舌黏膜可发生血疱，关节、视网膜出血少见。结膜下出血、泌尿道和消化道出血也可发生。颅内出血很少见，但在血小板严重减少患者，如发生视网膜出血，应注意预防。

2. 体格检查要点

（1）皮肤、黏膜：有散在性淤点、淤斑，以下肢远端和静脉穿刺部位多见，一般无皮下血肿。反复发作消化道、泌尿生殖道出血患者可有贫血貌。

（2）肝脾、淋巴结：少数患者可有轻度脾肿大。如有明显脾肿大，要除外继发性血小板减少的可能。

3. 门诊资料分析

（1）血常规：白细胞数及分类多为正常。红细胞及血红蛋白可因出血而降低，多为正细胞性贫血，若出血严重且持续时间长，可为小细胞低色素性。严重出血可伴有网织红细胞增多。血小板中度减少，常在（30~80）×10⁹/L，可见畸形、巨大血小板及血小板碎片，血小板减少而平均体积增大，为 ITP 的特异表现。

（2）止血和凝血功能检查：出血时间延长，血块收缩不良，束臂试验阳性，均与血小板减少有关。凝血功能正常。

4. 进一步检查项目

（1）骨髓检查：骨髓有核细胞增生活跃，粒系无异常；红系可轻度增生。其特征性变化是巨核细胞数一般明显增多，亦可正常，但存在成熟障碍，以颗粒型巨核细胞为主，产血小板巨核细胞明显减少或缺乏，血小板罕见。

（2）免疫学检测：血小板表现相关抗体 PAIgG、PAIgA、PAIgM 和血小板相关补体 PAC3 测定显示：约90%的患者 PAIgG 和 PAIgA 与血小板数量负相关，30%~70% CITP 患者有 PAC3 增高，约20%~

30% ITP 患者有 PAIgM 增高。一般认为治疗前 PAIgM 显著升高者，常出血症状较严重且疗效多不满意或治疗无效。若缓解期患者 PAIgG 持续高水平，则容易复发。切脾后 PAIgG 可降至正常，如仍然升高，则提示抗体主要在肝脏或骨髓中产生，或有副脾存在。

（3）血小板寿命：用核素法或丙二醛法检测血小板生存时间，ITP 患者的血小板寿命较正常人明显缩短。

（三）诊断对策

1. 诊断要点　全国第五届血栓与止血会议修订的诊断标准如下。

（1）多次化验检查血小板计数减少。

（2）脾脏不增大或仅轻度增大。

（3）骨髓检查巨核细胞数增多或正常，有成熟障碍。

（4）以下五点中应具备任何一点：①泼尼松治疗有效；②切脾治疗有效；③PAIgG 增多；④PAC3 增多；⑤血小板寿命测定缩短。

（5）排除继发性血小板减少症。

ITP 重型标准：①有 3 个以上出血部位；②血小板计数 $< 10 \times 10^9/L$。

George 等制定的慢性难治性 ITP 诊断标准如下：①糖皮质激素和脾切除治疗无效；②年龄 > 10 岁；③病程 > 3 个月；④无其他导致血小板减少的疾病；⑤血小板计数 $< 50 \times 10^9/L$。

2. 鉴别诊断要点

（1）自身免疫性疾病可以血小板减少为早期唯一的表现：对年轻女性血小板减少者，应常规行抗核抗体、抗双链 DNA 抗体、补体等有关结缔组织病的各项免疫学检查。还应注意甲状腺功能的检测。

（2）Evans 综合征：除血小板减少外，还伴有自身免疫性溶血性贫血，患者有黄疸，血清 Coombs 试验阳性。

（3）血小板生成障碍所致继发性减少：常见于早期再生障碍性贫血（AA）、急性白血病、骨髓增生异常综合征（MDS）、放疗、化疗药物所致血小板减少。这些情况除血小板减少外还有其他血象和骨髓象改变，有放化疗史，一般鉴别不难。

（4）血小板分布异常所引起血小板减少：如肝硬化、血吸虫病所致脾肿大、骨髓纤维化、脾功能亢进等，可使血小板在肝脏、脾脏滞留，导致外周血小板减少。鉴别要点是明显的脾肿大，有些伴有肝脏肿大。外周血亦常有白细胞减少的改变。

（5）血栓性血小板减少性紫癜（TTP）：一般存在微血管性溶血性贫血、血小板减少、神经精神异常称为三联征。还可有肾损害和发热等，与上述三项共同存在称为五联征。

（四）治疗对策

1. 治疗原则　慢性 ITP 的治疗根据病情采取不同的方法。一般来说，血小板计数 $> 50 \times 10^9/L$（国外标准 $> 30 \times 10^9/L$）、无出血情况者可不需治疗，定期观察。反之，则应予以积极治疗。

2. 治疗计划

（1）紧急治疗

1）紧急输注血小板：因患者血循环中有较多血小板抗体，输入的血小板很快被破坏，故血小板数可无明显增加，但可使毛细血管脆性得到改善，使出血减轻。输入血小板有效期仅为 1~3 天。

2）大剂量静脉输注丙种球蛋白：剂量为 0.4g/（kg·d），连用 5 天；或 1.0g/（kg·d），连用 2 天。

3）大剂量静脉输注甲基泼尼松龙：剂量：1 000mg/d，静脉滴注 30 分钟，连用 3 天，后逐渐减量。

4）血浆置换：每次置换 3 000mL 血浆，3~5 日内连续 3 次以上，可有效清除患者血浆中的抗血小板抗体。

5）紧急脾切除术：当采用上述方法治疗效果不佳，仍有持续出血威胁生命，应行紧急脾切除手术。

（2）常规治疗

1）糖皮质激素：是治疗本病的首选药物。其作用机制包括：①抑制单核－吞噬细胞系统的吞噬和破坏作用，延长血小板的寿命；②减少抗血小板抗体的产生；③抑制抗原抗体反应，并使已结合了的抗体游离；④改善毛细血管通透性；⑤降低抗体对巨核细胞产生血小板的影响，刺激骨髓造血及血小板向外周血的释放。

首选泼尼松，初始剂量为 1mg/（kg·d），分次或顿服，病情严重者用等效量地塞米松或甲基泼尼松龙静脉滴注。血小板升至正常或接近正常后，逐步减量（每周减 5mg），最后以 5～10mg 维持，3～6 个月后停药。维持治疗最多不超过 1 年。如治疗 4 周后 PLT <50×10⁹/L 或 6 周后 PLT 仍不能达到正常，提示取得完全缓解可能性不大，应迅速减量至停药。

不良反应包括有柯兴氏面容，体液滞留、胃酸过多，血压升高，血钾降低、血糖升高，骨质疏松和激素性精神病等。

2）脾切除术：是治疗本病最有效的方法之一。作用机制是减少血小板抗体生成，消除血小板破坏的场所。

适应证：①正规糖皮质激素治疗 3～6 个月无效者；②糖皮质激素治疗有效，但维持量需泼尼松 >30mg/d 者；③有糖皮质激素使用禁忌证；④⁵¹Cr 扫描脾区放射指数增高。

禁忌证：①首次发病的早期病例，尤其是儿童（因自行缓解率较高）；②2 岁以下儿童，脾切除后易发生暴发性严重感染；③骨髓巨核细胞数低于正常者；④妊娠期；⑤因其他原因不能耐受手术者。

脾切除疗效：脾切除后 70%～90% 的患者可获明显疗效，其中 60% 的患者可持续完全缓解，其余病例血小板有一定程度的上升和出血症状改善，仍需小剂量的皮质激素维持治疗。影响脾切除疗效的因素尚不确切，据报道与以下因素有关：①年龄：儿童缓解率高于成人，老年人疗效较差；②性别：女性好于男性；③病程：病程短者（≤6 个月）疗效较好；④与糖皮质激素和大剂量丙种球蛋白疗效关系：术前糖皮质激素或大剂量丙种球蛋白治疗有效者效果较好；⑤脾切除术后血小板上升速度与峰值关系；⑥血清中 PAIgG 浓度：术前后 PAIgG 明显增高者，脾切除疗效较差；⑦血小板破坏（阻留）场所：血小板在肝或在肝脾两处破坏者脾切除疗效较差；⑧副脾或残余脾组织存在。

脾切除术前准备：①对长期应用皮质激素者，术前 3 天及术后短期内适当增加剂量，亦可考虑静脉给药；②对激素无效者，术前、术中输注血小板悬液及大剂量免疫球蛋白（HDIgG），可使血小板数增加，增加手术安全性。必要时亦可静脉滴注长春新碱（VCR）0.02mg/（kg·W）（每次不超过 2mg）。

近年来对 ITP 患者经腹腔镜脾切除已获得成功，并因其安全有效、创伤性小的特点，有逐步取代传统开腹脾切除的趋势。脾切除的并发症主要为继发感染，尤以儿童患者多见。

3）脾动脉栓塞术：即在 X 线透视引导下，用动脉导管将人工栓子注入脾动脉及其分支，使部分脾实质发生缺血性梗死。副反应主要有疼痛、发热、恶心、脾区积液、胸膜渗出、急性胰腺炎等。

4）脾区照射：对不能耐受手术者可考虑脾区照射，总剂量为 75～1 370cGy，在 1～6 周内完成。

（3）慢性难治性 ITP 的治疗：经足量皮质激素及脾切除治疗无效的 ITP 属难治性 ITP。常用治疗措施包括：

1）免疫抑制剂：适用于皮质激素或脾切除治疗疗效不明显者，以及不宜应用皮质激素和/或脾切除术者。作用机制是抑制单核－吞噬细胞的吞噬功能，抑制细胞和体液免疫反应，增加血小板生成。常用药物有：

A. 长春生物碱：VCR 1～2mg（0.02mg/kg·W）或长春花碱（VLB）5～10mg（0.1mg/kg·W）溶于 500mL 生理盐水，缓慢静脉滴注 6～8 小时，每周 1 次，连续 4～6 周。不良反应主要是周围神经病变和轻度骨髓抑制。

B. 环磷酰胺（CTX）：2～4mg/（kg·d），分次口服；或 400～600mg 静脉注射，每 3 周 1 次。不良反应主要是胃肠道反应、骨髓抑制、不育、出血性膀胱炎及继发恶性肿瘤等。

C. 硫唑嘌呤：1～3mg/（kg·d），分次口服。起效慢，需服 3～6 个月。不良反应为骨髓抑制、恶心、呕吐或厌食，继发性肿瘤等。

D. 达那唑：属免疫调节剂，与皮质激素有协同作用。每次 200mg，每日 2～4 次。至少服 2 个月。然后逐渐减量至最低剂量（50mg/d）维持治疗，持续 1 年。与激素有协同作用，与泼尼松联用可减少泼尼松用量。不良反应包括体重增加、痤疮、食欲减退、可逆性肝功能损害（ALT 升高）及红斑等。

E. 环孢素 A（CsA）：4～12mg/（kg·d），一般于治疗 1～4 周出现疗效，停药后易复发。不良反应：上腹饱胀、食欲减退，肝、肾功能损害，牙龈增生、多毛症和继发性肿瘤等。

2）大剂量静脉滴注免疫球蛋白：现已广泛应用。剂量 400mg/（kg·d），连用 5 天或 1 000mg/（kg·d），连用 2 天，不良反应轻微。

3）大剂量甲基泼尼松龙冲击疗法：成人剂量 1 000mg/d，静脉滴注，连续 3 天。对急性、有严重出血倾向者更为适用。常用于紧急情况或术前准备。

4）抗 Rh（D）球蛋白：通过调节免疫系统使血小板上升。优点为无免疫抑制作用，对免疫功能低下者更适用，可肌内注射给药。对 Rh（D）抗原阴性者无效。剂量：0.1～4.5mg/次，连续 5 天，在 20～30 分钟内静脉输注。不良反应可有轻度溶血、胆红素轻度增高，暂时性抗人球蛋白（Coombs）试验阳性。

5）α-干扰素：剂量为 300 万 U，皮下注射，每周 3 次，12 次为一疗程，据报道有效率 69%～85%。作用机制不明，可能与其抑制 B 细胞产生抗血小板抗体有关。不良反应：发热、流感样症状、ALT 升高，少数有皮肤红斑、白细胞一过性减少。

6）其他：还有用免疫吸附、维生素 C、秋水仙碱、他莫昔芬、联合化疗等治疗难治性 ITP 的报道。近年来，国内外学者临床试用骁悉（MMF）、白细胞介素 11（IL-11）、抗 CD20 单抗、自体干细胞输注等治疗难治性 ITP，也取得了初步的疗效。

3. 治疗方案选择　ITP 的治疗可分为紧急治疗、常规治疗、难治性 ITP 治疗等。紧急治疗适用于 ITP 重症型，以及患者有显著的黏膜出血或疑有颅内出血，血小板计数明显低下（如 $< 10 \times 10^9$/L）者。常规治疗仍以糖皮质激素和脾切除治疗为主，适用于大多数患者。经足量皮质激素及脾切除治疗无效的慢性难治性 ITP 患者，可加用免疫抑制剂、大剂量静脉滴注免疫球蛋白等疗法。许多新方法仍在试验性阶段，可用于难治性 ITP 治疗，但尚不能替代经典的糖皮质激素和脾切除治疗。

（五）病程观察及处理

1. 病情观察要点　与急性 ITP 相同。

2. 疗效判断与处理　全国第五届血栓与止血会议修订的诊断标准如下：

（1）显效：血小板计数恢复正常，无出血症状，持续 3 个月以上。维持 2 年以上无复发者为基本治愈。

（2）良效：血小板计数升至 50×10^9/L 或较原水平上升 30×10^9/L 以上，无或基本无出血症状，持续 2 个月以上。

（3）进步：血小板计数有所上升，出血症状改善，持续 2 周以上。

（4）无效：血小板计数及出血症状无改善或恶化。

此外，国外报告的疗效标准如下：

（1）显效：血小板上升达 $\geq 100 \times 10^9$/L，持续 2 个月或 2 个月以上。

（2）良好：血小板上升达 50×10^9/L，但 $< 100 \times 10^9$/L，持续 2 个月以上。

（3）进步：血小板波动在（20～50）$\times 10^9$/L（至少较治疗前增加 1 倍），持续 2 个月以上。

（4）暂时疗效：血小板上升高达 50×10^9/L，但不能维持。

（5）无效：血小板达不到以上标准。

（六）预后评估

慢性 ITP，一般病程较长，发作与缓解相间，偶有急性发作。自发缓解者很少。部分患者对糖皮质激素及脾切除治疗均无效。颅内出血仍是致死的主要原因。

（七）出院随访

出院后应避免外伤，定期门诊检查血小板计数与肝肾功能等，应当注意治疗有效后糖皮质激素及免疫抑制剂等均应逐渐减量，有一定的维持治疗时间，不宜突然停用。同时注意观察药物的不良反应。

（任美英）

第四节　继发性血小板减少性紫癜

继发性血小板减少性紫癜是指继发于其他疾病或原因所致的血小板减少性紫癜。

一、药物性血小板减少性紫癜

药物性血小板减少性紫癜是指由药物引起的血小板减少。停药后症状减轻或消失，再次用药则血小板又减少。

（一）病因和发病机制

药物所致的血小板减少性紫癜根据发病机制可分为三种类型：

1. 药物直接破坏血小板型　鱼精蛋白、肝素、瑞斯托霉素均可引起血小板聚集，进而导致血小板减少。

2. 药物抑制血小板生成　药物作用于骨髓造血组织，使造血细胞（包括巨核细胞）生长、发育和成熟障碍所致。又分为两种情况：①对骨髓三系均抑制的药物：如氯霉素、抗肿瘤化疗药、磺胺药、抗甲状腺药物、抗糖尿病药、镇静剂、解热镇痛药等；②选择性抑制巨核细胞：如雌激素、氯噻嗪、乙醇等。

3. 免疫性血小板破坏　能引起免疫性血小板减少的药物有：①抗生素：如头孢菌素、青霉素、红霉素、利福平、对氨基水杨酸钠、磺胺药等；②镇静、抗癫痫药：如苯妥英钠、苯巴比妥等；③解热镇痛药：如保泰松、阿司匹林、吲哚美辛等；④磺脲类降糖药；⑤其他：如奎宁、奎尼丁、甲基多巴、氯噻嗪、铋剂、丙硫氧嘧啶、金盐、抗凝剂等。

（二）诊断步骤

1. 病史采集要点

（1）起病情况：起病与用药有相关性，在用药后出现，不同药物出现症状的快慢不一。

（2）出血：程度不一。肝素引起者通常不伴有出血，其他药物所致者可有明显出血症状，如皮肤瘀点、瘀斑、鼻衄、牙龈出血，甚至消化道和泌尿道出血。

（3）感染：伴有白细胞减少者可有发热等感染表现。

（4）贫血：伴有血红蛋白减少者有面色苍白、头晕、眼花等贫血表现。

（5）血栓形成：少数肝素所致患者可有肢体肿胀疼痛、呼吸困难、腹痛、皮肤坏死等动静脉血栓表现。

（6）前驱症状：部分患者有发热、寒战、嗜睡、瘙痒等前驱症状。

2. 体格检查要点

（1）皮肤黏膜：皮肤瘀点、瘀斑，鼻腔、牙龈渗血，口腔黏膜出现血疱。有骨髓全面抑制者可有贫血貌。

（2）肝脾、淋巴结：一般无肿大。

（3）感染：白细胞同时受抑制者，要注意发现各部位可能存在的感染。

（4）血栓：有肢体末端肿胀或局部缺血、坏死，注意有无双侧肾上腺血栓而导致的严重低血压。

3. 门诊资料分析

（1）血常规：血小板减少，出血严重或伴发溶血性贫血患者，可有红细胞和血红蛋白降低，网织红升高表现，骨髓全面受抑制者可有白细胞减少。

（2）其他：出血时间延长，血块回缩不良；可有大便潜血阳性。

4. 进一步检查项目

（1）骨髓检查：由药物抑制骨髓造血所致者，骨髓有核细胞增生低下，巨核细胞明显减少或缺如。由免疫性血小板破坏所致者，骨髓有核细胞增生活跃，巨核细胞数增多或正常，但常有巨核细胞成熟障碍，产血小板的巨核细胞减少或缺如。

（2）血小板抗体测定：免疫性因素致病者可检测到高水平的抗体。

（三）诊断对策

1. 诊断要点　有肯定的服药史，出血和血小板下降的严重程度不一，免疫性者在出血前有药物过敏样前驱症状，重复用药可诱发，停药后症状改善。结合实验室检查可诊断。

2. 鉴别诊断要点　需与特发性血小板减少性紫癜等病鉴别，停药后观察血小板恢复情况有助鉴别。

（四）治疗对策

1. 肝素相关的血小板减少性紫癜　血小板计数在 $50 \times 10^9/L$ 以上时，可不停药，定期监测血小板数；当血小板数下降至 $50 \times 10^9/L$ 以下，就应停用肝素。轻型患者不需治疗，血小板即可很快恢复；血小板严重减少，伴有血栓形成患者，在停药基础上，应积极抗血栓，可试用低分子量肝素（注意可能与肝素有交叉反应）、维生素 K 拮抗剂、纤溶酶。

2. 药物抑制血小板生成者　除停药外，治疗同再生障碍性贫血。

3. 药物免疫性血小板减少性紫癜　①立即停用可疑药物，避免使用影响血小板功能的药物。②对血小板重度降低，有严重出血者，应输注浓缩血小板。③短期内应用肾上腺皮质激素有利于止血，血浆置换术和静脉输注免疫球蛋白对重型患者，亦可试用。④金盐所致的血小板减少，可使用解毒剂如二巯丙醇加速药物的排泄。

（五）预后评估

本病预后一般较好，病程视药物的性质，特别是药物排泄速度而异。但在急性期，严重血小板减少时，可因颅内出血而致危及生命，故应加注意。应禁用引起本病的药物。

二、感染性血小板减少性紫癜

本病主要是由于感染（包括病毒、细菌、立克次体、支原体及其他病原体等所致）引起的血小板减少症。

（一）病因和发病机制

1. 病毒感染　是引起血小板减少最常见的原因。通过减弱巨核细胞生成血小板的能力，对血小板的直接破坏，经免疫反应使单核巨噬细胞系统对血小板的破坏增加几方面机制起作用。

2. 细菌败血症　其发生与细菌对血小板的直接破坏作用、影响骨髓生成血小板、免疫复合物沉积于血小板膜导致血小板的破坏增加有关。

3. 原虫感染　与原虫的直接破坏作用、DIC、自身免疫作用、脾亢等有关。

（二）诊断步骤

1. 临床表现　一般出血症状较轻，有时甚至无出血症状。但在新生儿血小板减少性紫癜、弥散性血管内凝血、流行性出血热等疾病时，血小板明显减少，出血症状严重。

2. 门诊资料分析

（1）血常规：血小板轻度或中度血小板减少，严重时可降至（10～20）$\times 10^9/L$。

（2）其他：出血时间延长，血块回缩不良，束臂试验阳性。

3. 进一步检查项目　骨髓检查：视病因和发病机制不同而异。病原体直接损伤巨核细胞时，巨核细胞数明显减少甚至缺如；血小板破坏或消耗过多时，骨髓巨核细胞数常可增多。

（三）诊断对策

1. 诊断要点　有明确的感染史，感染控制后血小板逐渐恢复的患者，结合实验室检查可考虑本病诊断。

2. 鉴别诊断要点　根据血小板减少发展的经过，结合外周血和骨髓检查，可与再生障碍性贫血、急性白血病导致的血小板减少鉴别。

（四）治疗对策

1. 治疗原则　以病因治疗为主，辅以支持治疗等。

2. 治疗计划

（1）病因治疗，尽快控制感染。

（2）血小板严重减少致出血明显时，可输注浓缩血小板。

（3）肾上腺皮质激素对改善出血症状有一定作用。

（4）大剂量免疫球蛋白静脉注射有助提升血小板。

（5）并发再生障碍性贫血者，按再障处理。

（6）注意预防颅内出血和弥散性血管内凝血的发生。

（五）预后评估

感染性血小板减少在感染控制后 2 ~ 6 周，多数患者血小板可望恢复正常，少数迁延至 3 个月以上才得以恢复。若发生骨髓增生低下或再生障碍，血小板可持续减少，伴有红、白细胞减少，直至再障改善，才可望恢复。

三、继发性免疫性血小板减少性紫癜

本病为自身免疫性疾病导致的血小板减少，如系统性红斑狼疮、类风湿性关节炎、硬皮病、皮肌炎、甲状腺炎、甲状腺功能亢进症等。

（一）病因和发病机制

其发病与自身免疫有关。患者体内有红细胞、血小板的自身抗体，有些还有白细胞自身抗体，致使红细胞、血小板以及白细胞都受到破坏。

（二）诊断步骤

1. 病史采集要点

（1）出血：皮肤、黏膜以及消化道、泌尿生殖道的出血表现。

（2）贫血：出血严重或伴发溶血时，可有头晕乏力、心悸气促等。

（3）原发病的表现：关节痛等。

2. 体格检查要点

（1）皮肤、黏膜：可见紫癜、瘀斑，贫血貌，伴有溶血时可见黄疸。

（2）肝脾、淋巴结：无明显肿大。

3. 门诊资料分析

（1）血常规：血小板减少，可同时伴有红细胞及血红蛋白降低，网织红细胞增高，白细胞减少。

（2）其他：出血时间延长，血块回缩不良，束臂试验阳性。伴有溶血时有间接胆红素的升高，尿胆原阳性。

4. 进一步检查项目

（1）骨髓检查：巨核细胞数正常或增多，可出现成熟障碍。红系和粒系也可增生活跃。

（2）免疫学检查：有抗核抗体、抗双链 DNA 抗体、抗甲状腺球蛋白抗体阳性等相关的免疫学检查异常。

（三）诊断

血小板减少性紫癜患者，若发现与自身免疫有关的疾病，结合临床表现和实验室检查，应考虑本病的诊断。

（四）治疗

治疗针对原发病，其余参照 ITP 的治疗。

四、人类免疫缺陷病毒（HIV）引起的血小板减少性紫癜

血小板减少可以是 HIV 感染的首发症状。在有症状患者其发生率更高，表现为出血。

（一）病因和发病机制

其发生可能与血小板上循环免疫复合物的沉积，抗 HIV 抗体与血小板膜的交叉反应有关，致血小板寿命缩短；此外，HIV 损伤巨核细胞导致血小板生成减少也参与本病的发生。

（二）诊断步骤

1. 临床表现

（1）起病情况：可发生于 HIV 感染的各个阶段，无年龄差异。

（2）AIDS 有关表现：如机会感染、中枢神经系统感染表现，淋巴结病综合征，皮肤或内脏卡波济（Kapasi）肉瘤等。

（3）贫血、出血、感染的表现。

2. 实验室检查

（1）血常规：全血细胞减少，特别是淋巴细胞减少，有些患者仅有血小板减少。

（2）骨髓检查：巨核细胞数正常或增多。

（3）免疫学检查：T 淋巴细胞减少，辅助性 T 细胞（Th）及抑制性细胞（Ts）比例倒置。PAIgG 升高。

（4）HIV 抗体测定阳性。

（三）诊断对策

1. 诊断要点

（1）疑诊三联症：①贫血；②淋巴细胞减少；③多克隆高丙种球蛋白血症。

（2）确诊：①患者有机会致病感染及/或恶性肿瘤（T 淋巴细胞瘤、卡巴济肉瘤或其他肿瘤）表现；②细胞免疫缺陷如 T 细胞减低，Th/Ts 倒置；③直接从感染细胞培养中找到病毒颗粒；④HIV 抗体阳性。

2. 鉴别诊断要点　本病需与继发性免疫性血小板减少性紫癜、药物性血小板减少性紫癜、脾功能亢进、肿瘤所致血小板减少鉴别。根据临床和实验室检查血清抗 HIV 抗体阳性，不难鉴别。

（四）治疗

1. 治疗原则　在抗 HIV 感染的同时，可以采用类似 ITP 的治疗。

2. 治疗计划

（1）针对 HIV 感染的治疗：包括应用叠氮胸腺嘧啶脱氧核苷（AZT）、地达诺新、扎西达宾和斯他呋啶等。AZT 剂量为 200mg，每 6 小时一次。

（2）针对血小板减少的治疗：与 ITP 类似。但糖皮质激素主张短期应用。

（任美英）

第七章

白血病与淋巴瘤检验

第一节　急性淋巴细胞白血病

急性淋巴细胞白血病（acute lymphocytic leukemia，ALL，急淋）是由于未分化或分化很差的淋巴细胞在造血组织（特别是骨髓、脾脏和淋巴结）无限增殖所致的恶性血液病。

一、形态学检查

（1）血象：红细胞及血红蛋白低于正常，血片中遇见少量幼红细胞。白细胞计数多数增高，可正常或减少。分类中原始及幼稚淋巴细胞增多，可达90%。血小板计数低于正常，晚期明显减少。

（2）骨髓象：骨髓增生极度或明显活跃，少数病例呈增生活跃，以原始和幼稚淋巴细胞为主，大于25%，伴有形态异常，粒细胞系统增生受抑制，红细胞系统增生也受抑制。巨核细胞系显著减少或不见，血小板减少。退化细胞明显增多，篮细胞（涂抹细胞）多见，这是急淋的特征之一。按FAB形态学分类：急淋可分为L_1、L_2、L_3三种亚型（表7-1）。

表7-1　急性淋巴细胞白血病的FAB分型

细胞学特征	第1型（L_1）	第2型（L_2）	第3型（L_3）
细胞大小	小细胞为主，大小较一致	大细胞为主，大小不一致	大细胞为主，大小较一致
核染色质	较粗，每例结构较一致	较疏松，每例结构较不一致	呈细点状均匀
核形	规则，偶有凹陷或折叠	不规则，凹陷或折叠常见	较规则
核仁	小而不清楚，少或不见	清楚，1个或多个	明显，一个或多个，呈小泡状
胞质量	少	不定，常较多	较多
胞质嗜碱性	轻或中度	不定，有些细胞深染	深蓝
胞质空泡	不定	不定	常明显，呈蜂窝状

注：小细胞：直径≤12μm；大细胞：直径>12μm。

二、其他检查

（1）细胞化学染色

1）过氧化物酶（POX）与苏丹黑（SB）染色：各阶段淋巴细胞均阴性，阳性的原始细胞小于3%。

2）糖原（PAS）染色：20%~80%的原淋巴细胞呈阳性反应。

3）酸性磷酸酶（ACP）染色：T细胞阳性，B细胞阴性。

4）其他：非特异性酯酶及溶菌酶均呈阴性反应。

（2）免疫学检测：根据膜表面标记，将ALL分为T系ALL和B系ALL及其各自的亚型。

（3）染色体及分子生物学检验：大约90%的急淋有克隆性核型异常，其中66%为特异性染色体重排。染色体数目异常可有超二倍体、亚二倍体、假二倍体及正常二倍体。染色体结构异常可见非特异性结构重排6q⁻、t/del（9p）、t/del（12p）和特异性结构重排。

（任美英）

第二节 急性髓细胞白血病

一、M₀的实验诊断

1. 血象　白细胞数较低，血小板可较低或正常，伴正细胞正色素性贫血。

2. 骨髓象　骨髓有核细胞增生程度较轻，原始细胞大于30%，红系、巨核系有不同程度的增生减低。

3. 细胞化学染色　POX及SB染色为阴性或阳性率小于3%。PAS及特异性酯酶染色呈阴性或弱阳性。

4. 电镜　MPO阳性，也有内质网和核膜MPO阳性，PPO阴性。

5. 染色体　大多有染色体异常，但无特异性核型。

6. 免疫学检查　免疫细胞化学MPO阳性。免疫表型表达为髓系分化抗原CD13，CD33，CD14，CD15，CD11b中至少有一种阳性。不表达B系特异性抗原和T系特异性抗原，可表达未成熟标志CD34，TdT，HLA-DR。也有免疫细胞化学MPO阴性，但表达髓系分化抗原。

7. 超微结构检验　MPO阳性，也有内质网和核膜MPO阳性，PPO阴性。

二、M₁的实验诊断

1. 血象　贫血显著，外周血可见幼红细胞，白细胞总数升高。血片中以原始粒细胞为主，少数患者可无或极少有幼稚粒细胞出现。血小板中度到重度减少。

2. 骨髓象　骨髓增生极度活跃或明显活跃，少数病例可增生活跃甚至减低。骨髓中原始粒细胞大于90%（NEC），白血病细胞内可见Auer小体，幼红细胞及巨核细胞明显减少。淋巴细胞也减少。

3. 细胞化学染色　POX染色至少有3%原粒细胞POX阳性。

4. 免疫学检验　本型往往显示HLA-DR、MPO、CD34、CD33及CD13阳性，CD11b、CD15阴性。CD33阳性者CR率高，CD13阳性、CD33阴性者CR率低。

5. 染色体和分子生物学检验　核型异常、Ph染色体t（9；22）形成BCR-ABL融合基因，约见于3%的AML，大多为M₁型。

三、M₂ₐ的实验诊断

1. 血象　贫血显著，白细胞中度升高和M₁相似，以原始粒细胞及早幼粒细胞为主。血小板中度到重度减少。

2. 骨髓象　骨髓增生极度活跃或明显活跃，骨髓中原始粒细胞占30%～89%（非红系），早幼粒、中幼粒和成熟粒细胞大于10%，白血病细胞内可见Auer小体，幼红细胞及巨核细胞明显减少。此型白血病细胞的特征是形态变异及核质发育不平衡。

3. 细胞化学染色

（1）POX与SB染色：均呈阳性反应。

（2）PAS染色：原粒呈阴性反应，早幼粒细胞为弱阳性反应。

（3）中性粒细胞碱性磷酸酶（NAP）：成熟中性粒细胞的NAP活性明显降低，甚至消失。

（4）特异性和非特异性酯酶染色：氯醋酸AS-D萘酚酯酶染色呈阳性反应。醋酸AS-D萘酚酯酶染色（AS-D-NAE）可呈阳性反应，但强度较弱，且不被氟化钠抑制。

（5）Phi（φ）小体染色：原始和幼稚粒细胞内出现Phi（φ）小体。

（6）染色体及分子生物学检验：特异性染色体重排 t（6；9）约见于 1% 的 AML，主要为本型。

4. 免疫学检验 表达髓系抗原，可有原始细胞和干细胞相关抗原，CD34、HLA‐DR、CD13、CD33 和 CD57 阳性。

5. 染色体和分子生物学检验 特异性染色体重排 t（6；9）约见于 1% 的 AML，主要为本型所见，该染色体的重排易产生融合基因（DEK‐CAN）。

四、M_{2b} 的实验诊断

1. 血象 多数病例为全血细胞减少。血红蛋白及红细胞数均减低，常较其他类型白血病更为明显。白细胞数大多正常或低于正常，随着病情的进展或恶化，多数患者的白细胞数常有增高的趋势。血小板明显减少，形态多异常。

2. 骨髓象 骨髓多为增生明显活跃或增生活跃，红细胞系及巨核细胞系增生均减低。粒细胞系增生明显活跃，原始粒细胞及早幼粒细胞明显增多，以异常中性中幼粒细胞为主，≥30%（NEC），异常中性中幼粒细胞形态特点是胞核与胞质发育极不平衡。

3. 细胞化学染色 ①POX 及 SBB 染色呈阳性或强阳性反应；②AS‐D‐NCE 染色阳性；③α‐NBE 阴性；④NAP 染色其活性明显减低。

4. 免疫学检验 CD33、CD13 阳性率减低，而表达更成熟的髓系抗原 CD15 和 CD11b 阳性率增高。白血病分化阻滞阶段较 M_{2a} 晚。

5. 遗传学和分子生物学检验 t（8；21）（q22；q22）易位是 M_{2b} 的一种常见非随机染色体重排，其检出率高达 90%。t（8；21）染色体易位导致 AML1 基因重排可作为本病基因诊断的标志。

五、M_3 的实验诊断

1. 血象 血红蛋白及红细胞数呈轻度到中度减少，部分病例为重度减少。白细胞计数大多病例在 $15 \times 10^9/L$ 以下，分类以异常早幼粒细胞为主，可高达 90%，Auer 小体易见。血小板中度到重度减少。

2. 骨髓象 多数病例骨髓增生极度活跃，个别病例增生低下。分类以颗粒增多的早幼粒细胞为主，占 30%~90%（NEC），早幼粒细胞与原始细胞之比为 3：1 以上。幼红细胞和巨核细胞均明显减少。

3. 细胞化学染色 POX、SB、AS‐D‐NCE 和 ACP 染色均呈阳性或强阳性反应。AS‐D‐NAE 可呈阳性反应，但不被氟化钠抑制，α‐萘酚丁酸酯酶染色阴性，依次可与急单作鉴别。

4. 免疫学检验 髓系标志为主 CD13、CD33、MPO、CD68 等阳性，而 HLA‐DR、CD34 为阴性者。

5. 染色体及分子生物学检验 70%~90% 的 APL 具有特异性的染色体易位 t（15；17），是 APL 特有的遗传学标志。t（15；17）染色体易位使 17 号染色体上的维甲酸受体 α（RARα）基因发生断裂，与 15 号染色体上的早幼粒细胞白血病（PML）基因发生融合，形成 PML‐RARα 融合基因。

六、M_4 的实验诊断

1. 血象 血红蛋白和红细胞数为中度到重度减少。白细胞数可增高、正常或减少。外周血可见粒及单核两系早期细胞，原单核和幼单核细胞可占 30%~40%，粒系早幼粒细胞以下各阶段均易见到。血小板呈重度减少。

2. 骨髓象 骨髓增生极度活跃或明显活跃。粒、单核两系同时增生，红系、巨核系受抑制。包括两种类型：①异质性白血病细胞增生型：白血病细胞分别具有粒系、单核系形态学特征；②同质性白血病细胞增生型：白血病细胞同时具有粒系及单核系特征。部分细胞中可见到 Auer 小体。本病可分为 4 亚型：M_{4a}、M_{4b}、M_{4c}、M_4Eo。

3. 细胞化学染色

（1）POX、SB 染色：原单和幼单细胞呈阴性或弱阳性反应，而幼粒细胞呈阳性或强阳性反应。

（2）非特异性酯酶染色：应用 α 醋酸萘酚为底物进行染色，原始和幼稚细胞呈阳性反应，其中原粒细胞不被氟化钠（NaF）抑制，而原单细胞可被 NaF 抑制。

（3）酯酶双重染色：可呈现醋酸萘酚酯酶阳性细胞、氯醋酸酯酶阳性细胞或双酯酶阳性细胞。

4. 免疫学检验　白血病细胞主要表达粒、单系抗原 CD13、CD14、CD33、HLA－DR，部分表达 CD9。

5. 染色体及分子生物学检验　常累及 11 号染色体长臂的异常，包括缺失和易位，后者尤以 t（9；11）（p21；q23）为多见。M_4Eo 常有非随机 16 号染色体异常，主要表现为 inv（16）、del（16）和 t（16；16）三种类型，伴 inv（16）的 M_4Eo 患者 CR 率较高。11q23 重排断裂点位于 HRX（或称 ILL）基因内，故 t（9；11）导致 MLL－AF9 融合基因。

七、M_5 的实验诊断

1. 血象　血红蛋白和红细胞数呈中度到重度减少，大多数患者白细胞数偏低，分类以原单和幼单核细胞增多为主，可占细胞总数的 30%~45%。未分化 M_{5a} 以原单细胞为多，部分分化型 M_{5b} 以幼单和单核细胞为主。两型血小板均重度减少。

2. 骨髓象　骨髓增生极度活跃或明显活跃。原单加幼单细胞大于 30%。M_{5a} 以原单细胞为主，可大于 80%（NEC 或单核系细胞），幼单细胞较少。M_{5b} 中原单、幼单及单核细胞均可见到，原单细胞小于 80%。白血病细胞中有时可见到 1~2 条细而长的 Auer 小体。

3. 细胞化学染色

（1）POX 和 SB 染色：原单核细胞是阴性和弱阳性反应，而幼单细胞多数为阳性反应。

（2）PAS 染色：原单细胞约多数为阴性反应。半数呈细粒状或粉红色弱阳性反应，而幼单细胞多数为阳性反应。

（3）酯酶染色：非特异性酯酶染色阳性，可被氟化钠抑制，其中 α－丁酸萘酚酯酶（α－NBE）染色诊断价值较大。

4. 免疫学标志　白血病细胞表面抗原表达 CD11、CD13、CD14、CD15、CD33、CD34、HLA－DR。

5. 染色体和分子生物学检验　t/del（11）（q23）约见于 22% M_5 型，染色体的缺失和易位均累及 11q23 带的 HRX 基因（MLL 基因），以 t（9；11）易位致 MLL－AF9 融合基因及 t（11；19）易位致 MLL－ENL 融合基因最多见。

八、M_6 的实验诊断

1. 血象

（1）红血病期：贫血轻重不一，随着疾病的进展而加重。可见各阶段的幼红细胞，以原红和早幼红细胞为主，幼红细胞的形态奇特并有巨幼样变。白细胞数低于正常，随着病程的发展白细胞数可增多。血小板常减低。

（2）红白血病期：血红蛋白和红细胞数大多由中度到重度减少。见到各阶段的幼红细胞，以中、晚幼红细胞为多，且形态异常。白细胞数一般偏低，可见到原粒及早幼粒细胞，随着病程的发展，部分病例后期发展为急性髓细胞白血病；其血象也随之而改变，此时幼红细胞逐渐减少。血小板减少明显，可见畸形血小板。

2. 骨髓象

（1）红血病期：骨髓增生极度活跃或明显活跃。以红系增生为主。多数病例大于 50%，粒红比例倒置，原红及早幼红多见，异形红细胞超过 10%，而骨髓中红系细胞占 30% 即有诊断意义。

（2）红白血病期：骨髓增生极度活跃或明显活跃。红系和粒系（或单核系）细胞同时呈恶性增生。大部分病例以中晚幼红细胞为主，原红、早幼红细胞次之；白细胞系统明显增生，原粒（或原单核＋幼单核）细胞占优势，大于 30%（ANC），部分原始和幼稚细胞中可见 Auer 小体。

3. 细胞化学染色　幼红细胞 PAS 呈阳性反应，积分值明显增高，且多呈粗大颗粒、块状、环状或弥漫状分布。

4. 免疫学检查　表面抗原表达主要是血型糖蛋白 A、CD13、CD33、CD34。

5. 染色体检查　染色体有 5q$^-$／−5、7q$^-$／−7、−3、dup（1）、+8 异常。

九、M$_7$的实验诊断

1. 血象　常见全血细胞减少。白细胞总数大多减低，少数正常或增高，血小板减少。少数病例正常。可见到类似淋巴细胞的小巨核细胞，亦可见到有核红细胞。

2. 骨髓象　骨髓象增生明显活跃或增生活跃。粒系及红系细胞增生均减低。巨核细胞系异常增生，全片巨核细胞可多达 1 000 个以上，以原始及幼稚区核细胞为主。其中原始巨核细胞大于 30%，根据分化程度分两种亚型：未成熟型：以原始巨核细胞增多为主；成熟型：原始巨核至成熟巨核细胞同时存在。

3. 细胞化学染色　有价值的细胞化学染色是 5′−核苷酸酶、ACP 和 PAS 为阳性，酯酶染色 ANAE 阳性，并可被 NaF 抑制。MPO 及 SB 染色阴性。

4. 免疫学检查　CD41、CD42 可呈阳性表达。

5. 染色体检验　染色体有 inv（3）或 del（3）、+8、+21 异常。

6. 电镜　M$_7$的原始巨核细胞根据其体积大小（4 倍体~8 倍体）及特异性细胞器的出现，加以识别。MKB 和 Pro−MKB 均示血小板过氧化物酶（platelet peroxidase，PPO）阳性反应，髓过氧化物酶（MPO）呈阴性反应。

十、中枢神经系统白血病的实验诊断

1. 脑脊液涂片　涂片染色观察发现白血病细胞。

2. 脑脊液生化蛋白含量测定　蛋白总量大于 450mg/L，潘氏试验阳性。含糖量偏低，LDH 同工酶升高，β$_2$−微球蛋白增加，尤以 CSF 和血清中 β$_2$ 微球蛋白比值的增高更有诊断意义。

3. 颅内压测定　颅内压升高，大于 1.96kPa（200mmH$_2$O）。

脑脊液的改变是诊断中枢神经系统白血病的重要依据。表 7−2 为中枢神经系统白血病诊断标准（草案，1978）。

表 7−2　中枢神经系统白血病诊断标准

1. 有中枢神经系统症状和体征（尤其是颅内压增高的症状和体征）
2. 有脑脊液的改变
 （1）压力增高，大于 1.96kPa（200mmH$_2$O），或大于 60 滴/分
 （2）白细胞数大于 0.01×10^9/L
 （3）涂片见到白血病细胞
 （4）蛋白大于 450mg/L，潘氏试验阳性
3. 排除其他原因的中枢神经系统或脑脊液有相似改变的疾病

注：1. 符合 3 加 2 中任何一项者，为可疑中枢神经系统白血病（CNSL）；符合 3 加 2 中涂片见到白血病细胞或任何两项者可诊断为 CNSL；

2. 无症状但有脑脊液改变，可诊断为 CNSL。但如只有单项脑脊液压力增高，暂不确定 CNSL 的诊断。若脑脊液压力持续增高，而经抗 CNSL 治疗压力下降恢复正常者可诊断 CNSL，应严密进行动态观察；

3. 有症状而无脑脊液改变者，如有颅神经、脊髓或神经根受累的症状和体征，可排除其他原因所致，且经抗 CNSL 治疗症状有明显改善者，可诊断为 CNSL；

4. 无症状但有脑脊液改变，可诊断为 CNSL，但如只有单项脑脊液压力增高，暂不确定 CNSL 的诊断，若脑脊液压力持续增高，而经抗 CNSL 治疗压力下降恢复正常者可诊断为 CNSL。应严密进行动态观察；

5. 有症状而无脑脊液改变者，如有颅神经、脊髓或神经根受累的症状和体征，可排除其他原因所致，且经抗 CNSL 治疗症状有明显改善者，可诊断为 CNSL。

十一、微量残留白血病

1. 免疫学检测

（1）间接免疫荧光法：检测外周血 TdT，95% ALL 有 TdT 阳性细胞，检测 TdT 阳性细胞可算出白血病细胞的检出率。

（2）免疫双标记技术：检测同一细胞上两种相关抗原的表达。常见的双标记包括 CD19/TdT，CD10/TdT，CD7/TdT，CD5，TdT，CD13/TdT，CD33/TdT，CD34/TdT 等，骨髓或周围血发现上述双标记阳性细胞，可判定 MRL。本法敏感性高达 10^{-4}。

2. 细胞遗传学检验

（1）染色体分带技术：绝大部分白血病有染色体异常，若能观察到 500 个分裂象，白血病的检出率为 1%。

（2）流式核型分析（flow karyotyping analysis）：可检测 DNA 非整倍体细胞，本法快速、精确，敏感度达 10^{-2}，但 60% ~70% 的急性白血病不存在 DNA 非整倍体细胞。

（3）荧光原位杂交（fluorescence in situ hybridization，FISH）：不仅用于分裂中期细胞，也可用于细胞分裂间期。进行双标记原位杂交，检测染色体结构异常，可快速筛选大量细胞，敏感度达 10^{-3}，对完全缓解患者提供一个检测 MRL 的敏感而特异的方法。

3. 分子生物学检验　MRL 的分子生物学检验的关键是寻找肿瘤性的标志，基因过度表达、点突变、染色体易位。基因重排或融合基因等均可作为白血病细胞的分子标志，以此检测 MRL。

（任美英）

第三节　慢性白血病

一、慢性粒细胞白血病的实验诊断

1. 血象

（1）红细胞：红细胞和血红蛋白早期正常，少数甚至稍增高，随病情发展渐呈轻、中度降低，急变期呈重度降低。

（2）白细胞：白细胞数显著升高，初期一般为 50×10^9/L，多数在（100 ~300）$\times 10^9$/L，最高可达 1 000 $\times 10^9$/L。可见各阶段粒细胞，其中以中性中幼粒及晚幼粒细胞增多尤为突出，杆状粒和分叶核也增多、原始粒细胞（Ⅰ+Ⅱ）低于 10%，嗜碱性粒细胞可高达 10% ~20%，是慢粒特征之一。嗜酸性粒细胞和单核细胞也可增多。随病情进展，原始粒细胞可增多，加速期可大于 10%，急变期可大于 20%。

（3）血小板：血小板增多见于 1/3 ~1/2 的初诊病例，有时可高达 1 000 $\times 10^9$/L。加速期及急变期，血小板可进行性减少。

2. 骨髓象　有核细胞增生极度活跃，粒红比例明显增高可达 10∶1 ~50∶1；显著增生的粒细胞中，以中性中幼粒、晚幼粒和杆状核粒细胞居多。原粒细胞小于 10%。嗜碱和嗜酸性粒细胞增多，幼红细胞早期增生、晚期受抑制，巨核细胞增多，骨髓可发生轻度纤维化。加速期及急变期时，原始细胞逐渐增多。慢粒是多能干细胞水平上突变的克隆性疾病，故可向多方面急性变、急粒变、急淋变。此外，还可有慢粒急变为原始单核、原始红细胞、原始巨核细胞、早幼粒细胞、嗜酸或嗜碱性粒细胞等急性白血病。急变期红系、巨核系均受抑制。

3. 细胞化学染色　NAP 阳性率及积分明显减低，甚至缺如。

4. 染色体及分子生物学检验　Ph 染色体是 CML 的特征性异常染色体，检出率为 90% ~95%，其中绝大多数为 t（9；22）（q34；q11）称为典型易位。Ph 染色体存在于 CIL 的整个病程中，治疗缓解后，Ph 染色体却持续存在。基因分析发现，其正常位于 9q34 上的癌基因 C-abl 移位至 22q11 的断裂点，与

bcr 基因组成 BCR 和 ABL 融合基因，表达具有高酪氨酸蛋白激酶活性的 BCR/ABL 融合基因，该蛋白在本病发病中起重要作用。

二、慢性淋巴细胞白血病的实验诊断

1. 血象　红细胞和血小板减少为晚期表现。白细胞总数大于 $10 \times 10^9/L$，少数大于 $100 \times 10^9/L$，淋巴细胞大于或等于 60%，晚期可达 90% ~ 98%。血片中篮细胞明显增多，这也是慢淋特点之一。

2. 骨髓象　骨髓增生明显活跃或极度活跃。淋巴细胞显著增多，占 40% 以上，细胞大小和形态基本上与外周血一致。在疾病早期，骨髓中各类造血细胞都可见到。但至后期，几乎全为淋巴细胞。原淋巴细胞和幼淋巴细胞较少见，通常 <5%。粒细胞系和红细胞系都减少，晚期巨核细胞也减少。

3. 细胞化学染色　PAS 染色淋巴细胞呈阳性反应或粗颗粒状阳性反应。

4. 免疫学检查　B - CLL 主要表达 B 细胞特异性抗原，有 CD19、CD20、CD21、SmIg、HLA - DR CD5 阳性。

5. 染色体与分子生物学检验　大约半数慢淋有克隆性核异常，以 12 号三体（+12）检出率最高。20% 的慢淋可见 13q14 异常。

（任美英）

第四节　特殊类型白血病

一、浆细胞白血病的实验诊断

浆细胞白血病（plasma cell leukemia，PCL）临床上分为原发性浆细胞白血病和继发性浆细胞白血病。原发性浆细胞白血病是一种独立细胞类型的白血病，其特征为异常白细胞广泛浸润，可遍及全身各组织，并常伴有出血和淀粉样变，引起脏器肿大或功能障碍，临床表现有贫血、高热、皮肤及黏膜出血，多脏器浸润，肝、脾肿大；若病变侵犯胸膜，可有胸腔积液，胸腔积液内可见大量浆细胞；若侵犯心脏可发生心律不齐、心力衰竭等。继发性浆细胞白血病主要来自多发性骨髓瘤、慢性淋巴细胞白血病、巨球蛋白血症等，其白血病病理改变和临床表现与原发性浆细胞白血病基本相似。

1. 血象　大多数病例有中度贫血，多为正细胞正色素性贫血，少数是低色素性，白细胞总数多升高，可达（10 ~ 90）$\times 10^9/L$，包括原始和幼稚浆细胞，形态异常。血小板计数多减少。

2. 骨髓象　骨髓增生极度活跃或明显活跃，各阶段异常浆细胞明显增生，包括原浆细胞、幼浆细胞、小型浆细胞和网状细胞样浆细胞。浆细胞成熟程度和形态极不一致，形态一般较小，呈圆形或卵圆形，胞核较幼稚，核仁明显，核染色质稀疏，核质发育不平衡。

3. 免疫学检验　表现为晚期 B 细胞或浆细胞的特征，胞质 Ig，浆细胞抗原 - 1（PCA - 1），CD38 弱阳性；SmIg 和其他早期 B 细胞抗原，包括 HLA - DR、CD19、CD20 常呈阳性。

4. 其他　血沉明显增高。血清中出现异常免疫球蛋白，以 IgG、IgA 型多见。多数患者尿本 - 周蛋白阳性。血清 β_2 - 微球蛋白及 LDH 水平明显升高。骨骼 X 线有半数患者可见骨质脱钙及溶骨现象。

根据国内诊断标准对其进行诊断，具体如下：①临床上呈现白血病的临床表现或多发性骨髓瘤的表现；②外周血白细胞分类中浆细胞 >20% 或绝对值 $\geq 2.0 \times 10^9/L$；③骨髓象浆细胞明显增生，原始与幼稚浆细胞明显增多，伴形态异常。

5. 与多发性骨髓瘤鉴别　见表 7 - 3。

表 7 - 3　浆细胞白血病与多发性骨髓瘤的鉴别

鉴别点	PCL	MM
年龄	较年轻	多见于老年人
病程	发展快，预后差	发展缓慢

鉴别点	PCL	MM
临床表现	贫血、出血、发热及肝脾大，骨痛较轻	骨痛、肾损伤、高黏滞综合征
X 线表现	无明显骨损伤	骨损伤明显
外周血	白细胞明显增高，浆细胞 > 20% 或绝对值 ≥ 2.0×10^9/L	白细胞数不高，可见少量骨髓瘤细胞
骨髓象	弥漫性浆细胞浸润，包括原浆细胞、幼浆细胞、小型浆细胞和网状细胞样浆细胞	浆细胞 < 15%
血尿单克隆球蛋白	较低或正常	增高明显

二、多毛细胞白血病

1. 血象　绝大多数患者呈全血细胞减少，贫血一般为轻度到中度，血小板多数减少，白细胞总数大部分病例减低，淋巴细胞相对增高，且有特征性的多毛细胞出现。多毛细胞具有以下特点：胞体大小不一，呈圆或多角形，直径为 10 ~ 20μm（似大淋巴细胞）；毛发突出的特点是边缘不整齐，呈锯齿状或伪足状，有许多不规则纤绒毛突起，但有时不显著，而在活体染色时更为明显。

2. 骨髓象　骨髓增生活跃或增生减低，也有增生明显活跃者。红细胞系、粒细胞系及巨核细胞系均受抑制，但以粒细胞系抑制更显著。淋巴细胞相对增多。浆细胞增多，可见到较多的典型多毛细胞。有 48% ~ 60% 的病例骨髓穿刺呈"干抽"，这与其他浸润骨髓的恶性细胞不同，也是诊断特点之一。

3. 细胞化学染色　POX、NAP 和 SB 染色呈阴性反应，非特异性酯酶呈阴性或弱阳性，但不被 NaF 抑制。半数病例 PAS 染色阳性。具有特征性的染色是 ACP 染色阳性，不被左旋（L）酒石酸抑制（TRAP），阳性率达 41% ~ 100%。

4. 免疫学检验　多数病例表现为一致和独特的 B 细胞的表型，即膜表面免疫球蛋白（SmIg）大部分阳性；与 B 细胞特异的单抗反应，较特异单抗有 CD22[+]、CD11[+]、Ahc2[+] 及新单抗 βLy7[+]。

5. 染色体检验　常见 14q[+]、6q[-]、del（14）（q22；q23）等异常。

6. 电镜　扫描电镜（SEM）示毛细胞表面有较多的散射的细长毛状突出，最长可超过 4μm，延伸的毛有交叉现象，部分细胞表面呈皱褶状突起。透射电镜（TEM）示毛细胞表面长绒毛和伪足。

三、幼淋巴细胞白血病

1. 血象　有不同程度的贫血，白细胞总数显著增高，多数大于 100×10^9/L，分类中以幼淋巴细胞占优势，有时几乎全为幼淋巴细胞。其形态学特点：细胞体积较淋巴细胞略大，直径为 12 ~ 14μm，胞质丰富，浅蓝色，无颗粒。核/质比率低，胞核圆形或卵圆形。血片中篮细胞较慢淋显著为少。血小板有不同程度减少。

2. 骨髓象　骨髓增生明显活跃。幼淋巴细胞可占 50% ~ 95%，其他血细胞成分受抑制而减少。

3. 细胞化学染色　PALS 阳性的幼淋巴细胞占 0% ~ 19%，SB、POX、NAP 等染色均是阴性反应。ALCP 染色阳性，但耐酒石酸酸性磷酸酶（TRAP）阴性。T 细胞幼淋细胞酸性非特异性酯酶（ANAE）为强阳性。

4. 免疫学检验　本病多数病例属 B 细胞型，此型幼淋巴细胞表面带有 SmIgM，单抗 FMC7 几乎 100% 阳性。

5. 染色体检验　B – PLL 常见有 14q[+]，t（6；12）（q15；p13），del（3）（p13），del（12）（p12 – 13）异常。T – PLL 主要有 inv（14）（q11；q32）和 14q[+] 异常。

四、成人 T 细胞白血病

1. 血象和骨髓象　白细胞总数增高，在（10 ~ 500）$\times 10^9$/L，外周血和骨髓出现多形核淋巴细胞，在外周血占 10% 以上，此类细胞在光学显微镜下大小不等，细胞核呈多形性改变，扭曲、畸形或分叶状，核凹陷很深呈两叶或多叶，或折叠呈花瓣状，也称花细胞。贫血及血小板减少程度较轻。

2. 细胞化学染色　ATL 细胞 POX 呈阴性；ACP 及 β – 葡萄糖醛酸酶均呈阳性；非特异性酯酶阳性，但不被 NaF 抑制。

3. 免疫学检验　ATL 细胞有成熟 T 细胞标志，表现为辅助 T 细胞（TH），其免疫学标志为 CD5$^+$、CD2$^+$、CD3$^+$、CD4$^+$、CD7$^-$、CD8$^-$，还不同程度表达 T 细胞激活标记 CD25$^+$，绵羊红细胞受体（Es）阳性。

4. 分子生物学　有 TcRβ 基因重排、整合的 HTLV – 1 原病毒基因序列的检出可确诊。

5. 血清病毒学检验　患者血清抗 HTLV 抗体阳性，这是诊断 ATL 及 HTLV – 1 健康携带者（无症状者）的重要依据。

五、急性混合细胞白血病

依白血病细胞来源及表达不同分两种类型：

1. 双表型（biphenotype）　在混合细胞白血病中，确定有大于或等于 10% 的恶变细胞，既有淋巴细胞系，又有髓细胞系特性。

2. 双系型（bilineage）　也可命名为双克隆型（biclonal），同时有两种或多种分别表达髓系或不同淋巴系标记的白血病细胞。检验包括细胞形态学（Auer 小体）、细胞化学（包括免疫细胞化学及超微结构）、单克隆抗体、E 玫瑰花结、SmIg、CIg、遗传及分子生物学。依据以上多方面检测，进行综合判断，才能诊断本病。大多数患者有 t（4；11）染色体易位，Ph 染色体多见，具有 Ph 染色体的成人混合细胞白血病预后差。

3. 系列转换型　指白血病细胞由一个系列向另一个系列转化，且多在 6 个月以上病程时发生。

4. 血象和骨髓象　红细胞和血红蛋白为中度至重度减低，常为正细胞正色素性贫血。白细胞明显增高，分类可见一定数量的原始细胞，血小板明显减低。骨髓有核细胞增生极度活跃或明显活跃，双系型可见原淋和原粒同时增生，双表型则难以识别其原始细胞系列归属。骨髓其他系列细胞明显抑制。

5. 细胞化学染色　应用淋巴系列标志如 PAS、TdT 染色，同时应用髓系标志如 POX、SBB、特异性酯酶、非特异性酯酶，同时要采用双标记染色检测发现既有淋系又有髓系特征的恶性细胞。

6. 免疫学检查　免疫标记检查对该病的诊断具有诊断意义，可行双标记检测，如荧光标记或双色流式细胞仪等方法，可发现表达一种细胞系以上的免疫学标记。

7. 染色体检查和分子生物学检查　大多数患者有 t（4；11）染色体易位，Ph 染色体多见，具有 Ph 染色体的成人混合细胞白血病预后差。

（李永钢）

第五节　淋巴瘤

恶性淋巴瘤包括霍奇金病与非霍奇金淋巴瘤。二者的原发部位常起源于淋巴组织，且在临床与分期上有类似之处，故传统上是把它们并置于淋巴瘤。本处将其分述，并着重介绍非霍奇金淋巴瘤。

一、临床诊断标准

（一）霍奇金淋巴瘤

发病率较低，预后相对较好。

霍奇金淋巴瘤（Hodgkin lymphoma，HL）确诊依靠病理组织学检查，并没有特征性的临床表现或其他实验室检查可据以做出诊断。然而，临床征象可提示本病存在的可能，通过进一步的活体组织检查确诊。

1. 临床表现

（1）无痛性淋巴结肿大。

（2）肿大的淋巴结引起相邻器官的压迫症状。

（3）随着病程进展，病变侵犯结外组织，如肝、脾、骨、骨髓等，引起相应症状。

（4）可伴有发热、消瘦、盗汗、皮肤瘙痒等全身症状。

2. 实验室检查

（1）可有中性粒细胞增多及不同程度的嗜酸粒细胞增多。

（2）血沉增快和中性粒细胞碱性磷酸酶活性增高，往往反映疾病活跃。

（3）在本病晚期，骨髓穿刺可能发现典型 Reed – Sternberg 细胞（R – S 细胞）或单个核的类似细胞。

（4）少数患者可并发溶血性贫血，Coombs 试验阳性或阴性。

3. 病理组织学检查　系诊断本病的主要依据，即发现 R – S 细胞。典型的 R – S 细胞为巨大多核细胞，直径 25 ~ 30μm，核仁巨大而明显；若为单核者，则称为 Hodgkin 细胞。在肿瘤细胞周围有大量小淋巴细胞、浆细胞、组织细胞等炎性细胞浸润。

（二）非霍奇金淋巴瘤

1. 临床表现

（1）非霍奇金淋巴瘤（NHL）多有无痛性淋巴结肿大。

（2）病变也常首发于结外，几乎可以侵犯任何器官和组织，常见部位有消化道、皮肤、韦氏咽环、甲状腺、唾液腺、骨、骨髓、神经系统等。分别表现相应的肿块、压迫、浸润或出血等症状。

（3）全身症状：发热、体重减轻、盗汗。

2. 实验室检查　可有一系或全血细胞减少。骨髓侵犯时血涂片可见淋巴瘤细胞。中枢神经系统受累时有脑脊液异常。血清乳酸脱氢酶（LDH）升高可作为预后不良的指标。流式细胞术检测 κ 或 λ 轻链；细胞遗传学方法或 FISH 发现染色体异常；PCR 测定基因重排突变等手段，皆可协助判断淋巴细胞增生的单克隆性，证实 NHL 的诊断。

3. 病理组织学检查　系确诊本病的主要依据。NHL 的病理特点为：淋巴结或受累组织的正常结构被肿瘤细胞破坏；恶性增生的淋巴细胞形态呈异形性，无 R – S 细胞；淋巴结包膜被侵犯。

二、鉴别诊断

在临床上恶性淋巴瘤常易被误诊。主要是以表浅淋巴结肿大者需与淋巴结炎、淋巴组织良性增生性疾病、淋巴结核相鉴别。而发热等全身症状需与结核病、免疫风湿性疾病及其他肿瘤性疾病鉴别。淋巴结穿刺细胞学因阳性率低不能作为淋巴瘤的诊断依据，且不能做病理分型。淋巴瘤的诊断原则主要靠病理检查确定。

影像学如 CT、MRI、B 超则对发现深部隐匿部位的肿大淋巴结和其他病变有很大帮助。

三、治疗原则

通过化学药物治疗以减轻肿瘤细胞负荷是首要的治疗策略，早期足量的联合化疗可根治部分患者。放射治疗和生物靶向治疗已成为重要的治疗措施。自体造血干细胞移植能支持患者接受超大剂量化疗/放疗而防止致死性骨髓衰竭。半数以上的淋巴瘤如果得到适当的治疗均可治愈。影响预后的因素包括：

1. 病理类型　一般说来 HD 较 NHL 预后为佳；B 细胞来源的淋巴瘤预后优于 T 细胞来源的；恶变细胞愈原始预后愈差；低度和中度恶性淋巴瘤通过标准的综合治疗治愈率在 40% ~ 80%；高度恶性治疗需要与白血病近似的方案。

2. 分期　初次治疗时，临床分期对预后有明显影响。Ann Arbor 分期方案将淋巴瘤分为 4 期。

Ⅰ期：单个淋巴结区域或淋巴样组织受累（如脾脏、胸腺、韦氏环等）。

Ⅱ期：在膈肌同侧的两组或多组淋巴结受累（纵隔为单一部位；而双侧肺门淋巴结属不同区域）。受累区域数目应以脚注标出（如：Ⅱa）。

Ⅲ期：受累淋巴结区域或结构位于横膈两侧。①Ⅲa 伴有或不伴有脾脏、肺门、腹腔或门脉淋巴结。②Ⅲb伴有主动脉旁、髂动脉旁或肠系膜淋巴结。

Ⅳ期：除了与受累淋巴结邻近的结外器官也有病变外，一个或多个其他结外部位受累。

各期又按有无"B"症状分为A或B。①A：无B症状。②B：有"B"症状。所谓"B"症状，即发热（体温>38℃），或盗汗，或6个月内不明原因的体重下降>10%。Ⅰ、Ⅱ期，无"B"症状者，治疗效果较好。

另外，患者年龄、淋巴结外病变数、血清乳酸脱氢酶和 β_2 - 微球蛋白水平，体能状态均是影响预后的重要因素。

（李永钢）

（令承畴）

第二篇

体液检验

第二篇

水利施工

第八章

尿液检验

第一节 尿液标本

一、尿液标本种类

根据临床检查要求，应正确留取尿液标本。临床上常见以下几种尿液标本：

1. 晨尿 即清晨起床后的第一次尿标本，为较浓缩和酸化的标本，尿液中血细胞、上皮细胞及管型等有形成分相对集中且保存较好。适用于可疑或已知泌尿系统疾病的动态观察及早期妊娠实验等。但由于晨尿在膀胱内停留时间过长易发生变化，现多建议留取第二次晨尿。

2. 随机尿 即留取任何时间的尿液，适用于门诊、急诊患者。本法留取尿液方便，但易受饮食、运动、用药等影响。

3. 餐后2h尿 通常于午餐后2h收集患者尿液，此标本对病理性糖尿和蛋白尿的检出更为敏感，因餐后增加了负载，使已降低阈值的肾不能承受。此外由于餐后肝分泌旺盛，促进尿胆原的肠肝循环，餐后机体出现的碱潮状态也有利于尿胆原的排出。因此，餐后尿适用于尿糖、尿蛋白、尿胆原等检查。

4. 定时尿 计时开始时，嘱患者排空膀胱，收集以后的一定时间的尿液。常用的有3h，12h，24h尿。分别用于尿细胞排泄率、尿沉渣定量和尿化学成分定量测定。气温高时，需加防腐剂。

5. 其他 包括中段尿、导尿、耻骨上膀胱穿刺尿等。后两种方法尽量不用，以免发生继发性感染。尿标本收集的类型、分析项目、应用理由及注意事项见表8-1。

表8-1 尿标本收集的类型、应用理由及注意事项

标本类型	应用理由及注意事项
晨尿	有形成分保存好，易于检出，但在膀胱停留时间长，硝酸盐及葡萄糖易分解
随机尿	方便患者，但受饮食、运动、药物量等多种因素影响
12h尿	沉淀物中有形成分计数
24h尿	可克服因不同时间排出量不同的影响
餐后2h尿	有助于不典型糖尿病的疗效观察
清洁中段尿	要求无菌，需冲洗外阴后留取标本，以避免外生殖器的细菌污染

二、尿液标本保存

尿液排出体外后会发生物理和化学变化，其中尿胆原、胆红素等物质见光后易氧化变质；细胞在高渗、低渗的环境中易变形破坏；尿中细菌的繁殖消耗葡萄糖易造成假阴性；非致病菌还原硝酸盐使亚硝酸盐定性假阳性，并分解尿素产生氨，导致pH值升高，还会破坏细胞、管型及其他有形成分。标本长期存放还会使酮体、挥发性酸在尿中含量降低，菌体蛋白还会干扰蛋白质检验。因此，标本留取后应立即检查，若不能检查应妥善保存。

（一）4℃冷藏或冰冻

1. 4℃冷藏　4℃冷藏可防止一般细菌生长，维持较恒定的弱酸性及某些成分的生物活性。但有些标本冷藏后，由于磷酸盐与尿酸盐的析出与沉淀，妨碍对有形成分的观察。4℃冷藏不超过6h。

2. 冰冻　冰冻可较好地保存尿中的酶类、激素等，需先将新鲜标本离心除去有形成分，保存上清液。

（二）化学防腐

大多数防腐剂的作用是抑制细菌生长、维持酸性并保持某些成分的生物活性。常用的化学防腐剂有以下几种：

1. 甲醛（福尔马林400g/L）　每升尿中加入5mL甲醛，用于尿液管型、细胞防腐。注意甲醛过量时可与尿素产生沉淀物，干扰显微镜检查。

2. 甲苯　是一种有机溶剂，能在尿液标本表面形成一薄层，阻止标本与空气接触，起到防腐的作用。每升尿中加入5mL甲苯，用于尿糖、尿蛋白等定量检查。

3. 麝香草酚　每升尿中加入小于1g麝香草酚既能抑制细菌生长，又能较好地保存尿中有形成分，可用于化学成分检查及防腐，但过量可使尿蛋白定性实验（加热乙酸法）出现假阳性，还会干扰尿胆色素的检查。

4. 浓盐酸　一些物质在酸性环境中较稳定，加酸降低pH值是最好的保存办法。每升尿中加入10mL浓盐酸用于尿17-酮、17-羟类固醇、儿茶酚胺等定量测定。

5. 碳酸钠　是卟啉类化合物的特殊保护剂，用量为10g/L尿。将标本储存于棕色瓶中。

三、尿液标本检测后处理

实验后应按照《临床实验室废物处理原则》（WS/T/249-2005）处理残余标本和所用器械，以免污染环境和造成室内感染。如残余标本用10g/L过氧乙酸或30~50g/L漂白粉液处理后排入下水道；所用实验器材须经75%乙醇浸泡或30~50g/L漂白粉液处理，也可用10g/L次氯酸钠浸泡2h，或5g/L过氧乙酸浸泡30~60min，再用清水冲洗干净，干燥后留待下次使用；一次性尿杯或其他耗材可集中焚烧。

四、临床意义

尿液（urine）由肾脏生成，通过输尿管、膀胱及尿道排出体外。肾脏通过泌尿活动排泄废物，调节体液及酸碱平衡。此外肾脏还兼有内分泌功能，在新陈代谢中发挥着极其重要的作用。

肾单位是肾脏泌尿活动的基本功能单位。人的两肾约有200多万个肾单位，每个肾单位包括肾小体与肾小管两部分，肾单位与集合管共同完成泌尿功能。尿液在生成过程中，主要经历了肾小球滤过膜过滤作用、肾小管的重吸收和排泄作用。当血液流经肾小球毛细血管时，除了血细胞和大部分血浆蛋白外，其余成分都被滤入肾小囊腔形成原尿，这是一种超滤过程。正常人肾小球滤过率为120mL/min，滤过的原尿中含有除大分子蛋白质以外的各种血浆成分。正常成年人每天形成原尿约180L，但正常人每日尿量为1~2L，这是由于肾小管和集合管具有选择性重吸收和强大的浓缩功能，可减少营养物质丢失、排出代谢终产物。肾小管不同部位对各种物质的重吸收各不相同，有主动吸收和被动吸收两种方式。近曲小管是重吸收的主要部位，其中葡萄糖、氨基酸、乳酸、肌酸等被全部重吸收；HCO_3^-、K^+、Na^+和水被大部分重吸收；硫酸盐、磷酸盐、尿素、尿酸被部分重吸收；肌酐不被重吸收。同时由于髓袢的降支对水的重吸收大于对溶质的重吸收，可使肾小管内液的渗透压逐渐升高，形成渗透梯度进一步促进集合管对水的重吸收，达到尿液的稀释与浓缩。肾小管能分泌H^+、K^+等，同时重吸收Na^+，故称为K^+-Na^+交换，起排K^+保Na^+作用。肾小管不断产生NH_3，与分泌的H^+结合，生成NH_4^+，分泌入管腔以换回Na^+，这是肾排H^+保Na^+的另一种方式。

尿液中的成分受饮食、机体代谢、人体内环境及肾处理各种物质的能力等因素的影响。尿中含水约

96%～97%，成人每日排出总固体约60g，其中有机物（尿素、尿酸、葡萄糖、蛋白、激素和酶等）约35g，无机物（钠、钾、钙、镁、硫酸盐和磷酸盐等）约25g。

临床检验中的尿液分析又称为尿液检查，是根据临床需要，通过实验室手段对尿液中的某些成分进行的检查，是临床实验室最常用的检测项目之一。通过尿液检查，可指导临床医生解决以下问题：

1. 泌尿系统疾病的诊断与疗效观察　泌尿系统的炎症、结石、肿瘤、血管病变及肾移植术后发生排异反应时，各种病变产物直接出现在尿中，引起尿液成分变化。因此尿液分析是泌尿系统疾病诊断与疗效观察的首选项目。

2. 其他系统疾病的诊断　尿液来自血液，其成分又与机体代谢有密切关系，故任何系统疾病的病变影响血液成分改变时，均能引起尿液成分的变化。因此通过尿液分析可协助临床诊断，如糖尿病时进行尿糖检查、急性胰腺炎时的尿淀粉酶检查、急性黄疸型病毒性肝炎时做尿液胆色素检查等，均有助于上述疾病的诊断。

3. 安全用药的监护　某些药物如庆大霉素、卡那霉素、多黏菌素 B 与磺胺类药物等常可引起肾损害，故用药前及用药过程中须观察尿液变化，确保用药安全。

4. 职业病的辅助诊断　铅、镉、铋、汞等重金属均可引起肾损害，尿中此类重金属排出量增多，并出现有关的异常成分，故尿液检查对劳动保护与职业病的诊断及预防有一定价值。

5. 对人体健康状态的评估　预防普查中对人群进行尿液分析，可筛查有无肾、肝、胆疾病和糖尿病等，达到早期诊断及预防疾病的目的。

五、尿液检查的注意点

为保证尿液检查结果的准确性，必须正确留取标本，在收集和处理标本时应注意以下几点。

（1）收集容器要求清洁、干燥、一次性使用。容器有较大开口便于收集。

（2）避免污染，如阴道分泌物、月经血、粪便等。

（3）无干扰化学物质（如表面活性剂、消毒剂）混入。

（4）有明显标记，如被检者姓名、病历号、收集日期等，必须粘贴在容器上。

（5）能收集足够尿液量，最好超过 50mL，至少 12mL，如收集定时尿，容器应足够大，并加盖，必要时加防腐剂。

（6）如需细菌培养应在无菌条件下，用无菌容器收集中段尿液。尿标本收集后应及时送检及检测，以免发生细菌繁殖、蛋白质变性、细胞溶解等。尿标本应避免强光照射，以免尿胆原等物质因光照分解或氧化而减少。

（7）尿液中可能含细菌、病毒等感染物，因此必须加入过氧乙酸或漂白粉消毒处理后排入下水道。

（8）所用容器及试管须经 75% 乙醇液浸泡或 30～50g/L 漂白粉液处理，也可以用 10g/L 次氯酸钠液浸泡 2h 或用 5g/L 过氧乙酸浸泡 30～60min，再用清水冲洗干净。

（李永钢）

第二节　尿液理学检查

尿液理学检查包括气味、尿量、外观（颜色、清晰度）、尿比重、尿液渗透浓度等项目。

一、气味

正常尿液略带酸味，是由尿液中的酯类和挥发酸共同产生的。尿液气味也可受到食物和某些药物的影响，如进食葱、蒜、韭菜、咖喱，过多饮酒，以及服用某些药物后尿液可出现各自相应的特殊气味。除此之外：

（1）尿液搁置过久，细菌污染繁殖，尿素分解，可出现氨臭味。若新鲜的尿液带有刺鼻的氨味，提示有慢性膀胱炎或尿潴留。

（2）糖尿酮症酸中毒时，尿中可闻到类似烂苹果的气味。

（3）苯丙酮尿患者的尿液中有特殊的"老鼠尿"样的臭味。

二、尿量

尿量（urine volume）主要取决于肾小球的滤过率、肾小管的重吸收和浓缩与稀释功能。此外，尿量变化还与外界因素如每日饮水量、食物种类、周围环境（气温、湿度）、排汗量、年龄、精神因素、活动量等相关。一般健康成人尿量为 1～2L/24h；昼夜尿量之比为（2～4）：1；儿童的尿量个体差异较大，按体质量计算较成人多 3～4 倍。

1. 多尿（polyuria） 24h 尿量大于 2.5L 称为多尿。在正常情况下多尿可见于饮水过多或多饮浓茶、咖啡、精神紧张、失眠等情况，也可见于使用利尿剂或静脉输液过多时。

病理性多尿常因肾小管重吸收障碍和浓缩功能减退，可见于：①内分泌病：如尿崩症、糖尿病等；②肾性疾病：如慢性肾炎、肾功能不全、慢性肾盂肾炎、多囊肾、肾髓质纤维化或萎缩；③精神因素：如癔症大量饮水后；④药物：如噻嗪类、甘露醇、山梨醇等药物治疗后。

2. 少尿（oliguria） 24h 尿量少于 0.4L 或每小时尿量持续少于 17mL 称为少尿。生理性少尿见于机体缺水或出汗过多时，在尚未出现脱水的临床症状和体征之前可首先出现尿量的减少。病理性少尿可见于：①肾前性少尿：各种原因引起的脱水如严重腹泻、呕吐、大面积烧伤引起的血液浓缩，大量失血、休克、心功能不全等导致的血压下降、肾血流量减少，重症肝病、低蛋白血症引起的全身水肿、有效血容量减低。②肾性少尿：如急性肾小球肾炎时，滤过膜受损，肾内小动脉收缩，毛细血管腔变窄、阻塞、滤过率降低引起少尿。③肾后性少尿：如单侧或双侧上尿路梗阻性疾病，尿液积聚在肾盂不能排出，可见于尿路结石、损伤、肿瘤及尿路先天畸形和机械性下尿路梗阻致膀胱功能障碍、前列腺肥大症等。

3. 无尿（anuria） 24h 尿量小于 0.1L，或在 12h 内完全无尿者称为无尿。进一步排不出尿液，称为尿闭，发生原因与少尿相同。

三、外观

尿液外观包括颜色和透明度。尿的颜色可随机体生理和病理的代谢情况而变化。正常新鲜的尿液呈淡黄至深黄色、透明。影响尿液颜色的主要物质为尿色素（urochrome）、尿胆原（urobilinogen）、尿胆素（urobilin）和卟啉（porphyrin）等。此外尿色还受酸碱度，摄入食物或药物的影响。

透明度也可以用混浊度（turbidity）表示，分为清晰、雾状、云雾状混浊、明显混浊几个等级。混浊的程度根据尿中混悬物质的种类及量而定。正常尿混浊的主要原因是含有结晶（pH 值改变或温度改变后形成或析出）。病理性混浊可因尿中含有白细胞、红细胞及细菌等导致，尿中含有蛋白可随 pH 值变化析出产生混浊。淋巴管破裂产生的乳糜尿也可引起混浊。常见的尿外观改变的有以下几种。

1. 血尿（hematuria） 尿内含有一定量的红细胞时称为血尿。由于出血量的不同可呈淡红色云雾状、洗肉水样或鲜血样，甚至混有凝血块。每升尿内含血量超过 1mL 即可出现淡红色，即为肉眼血尿。凡每高倍镜视野见 3 个以上红细胞时可确定为镜下血尿。血尿多见于：①泌尿生殖系统疾病：如肾结核、肾肿瘤、肾或泌尿系类结石及外伤、肿瘤。②血液病：如血友病、过敏性紫癜及血小板减少性紫癜。③其他：如系统性红斑狼疮、流行性出血热，某些健康人运动后可出现一过性血尿。

2. 血红蛋白尿（hemoglobinuria） 当发生血管内溶血时，血红蛋白超过珠蛋白的结合能力，游离的血红蛋白就从肾小球滤出，形成不同程度的血红蛋白尿。在酸性尿中血红蛋白可氧化成为正铁血红蛋白（methemoglobin）而呈棕色，如含量多则呈棕黑色酱油样。血红蛋白尿与血尿不同，离心沉淀后前者上清液仍为红色，隐血实验强阳性，镜检时不见红细胞或偶见溶解红细胞的碎屑；后者离心后上清液透明，隐血实验阴性，镜检时可见完整红细胞。血红蛋白尿还需与卟啉尿鉴别，后者见于卟啉症患者，尿液呈红葡萄酒色。此外碱性尿液中如存在酚红、番泻叶、芦荟等物质，酸性尿液中如存在氨基比林、磺胺等药物均可有不同程度的红色。

3. 胆红素尿（bilirubinuria） 尿中含有大量的结合胆红素可致尿液外观呈深黄色，振荡后泡沫亦呈黄色。若在空气中久置可因胆红素被氧化为胆绿素而使尿液外观呈棕绿色。胆红素尿见于阻塞性黄疸和肝细胞性黄疸。服用核黄素、呋喃唑酮后尿液亦可呈黄色，但胆红素定性实验阴性。服用较大剂量的熊胆粉、牛磺类药物时尿液颜色亦可呈黄色。

4. 乳糜尿（chyluria） 因淋巴循环受阻，从肠道吸收的乳糜液未能经淋巴管引流入血而逆流进入肾，使肾盂、输尿管处的淋巴管破裂，淋巴液进入尿液中致尿液外观呈不同程度的乳白色，有时含有多少不等的血液。乳糜尿多见于丝虫病，少数可由结核、肿瘤、腹部创伤或者手术引起。乳糜尿液离心沉淀后外观不变，沉渣中可见少量红细胞和淋巴细胞，丝虫病沉渣中可查出微丝蚴。乳糜尿需与脓尿或结晶尿等混浊尿相鉴别，后二者经离心后上清液转为澄清，镜检可见多数的白细胞或盐类结晶，结晶尿加热加酸后混浊消失。确定乳糜尿还可于尿中加少量乙醚震荡提取，因尿中脂性成分溶于乙醚使水层混浊，混浊程度比原尿减轻。

5. 脓尿（pyuria） 尿液中含大量白细胞可使外观呈不同程度的黄白色混浊或含脓丝状悬浮物，见于泌尿系统感染及前列腺炎、精囊炎。脓尿蛋白定性实验常为阳性，镜检可见大量脓细胞。

6. 盐类结晶尿（crystalluria） 排出的新鲜尿外观呈白色或淡粉红色颗粒状混浊，尤其在气温低时常很快析出沉淀物。这类混浊尿可通过加热加酸鉴别，尿酸盐加热后混浊消失，磷酸盐、碳酸盐则混浊增加，但加乙酸后二者均变清，碳酸盐尿同时产生气泡。

四、尿比重

尿比重（specific gravity，SG）是指在4℃时尿液与同体积纯水重量之比。因尿中含有3%~5%的固体物质，故尿比重常大于纯水。尿比重高低随尿中水分、盐类及有机物含量而异。在病理情况下还受蛋白质、糖及细胞成分等影响，如无水代谢失调，尿比重测定可粗略反映肾小管的浓缩稀释功能。

（一）方法学评价

1. 尿比重法 即浮标法，此法最普及，但标本用量多，实验影响因素多，准确性差。因而NCCLS建议不再使用比重法。

2. 折射仪法 用折射仪测定，目前已广泛应用，所用的尿量少，但受温度影响，在测定蛋白尿和糖尿病患者尿液时必须校正。折射仪法可用去离子水和已知浓度溶液，如0.513mol/L（30g/L）氯化钠溶液、0.85mol/L氯化钠溶液、0.263mol/L蔗糖溶液进行校准。

3. 试带法 简单、快速，近年来已用尿液全自动分析仪的测定，但测定范围较窄，实验影响因素多，精密度差。仅适用于测定健康人群的普查，不适用于测定过高或过低比重的尿液。

（二）参考值

晨尿或通常饮食条件下：1.015~1.025；随机尿：1.003~1.030；婴幼儿尿比重偏低。

（三）临床意义

1. 高比重尿 可见于高热、脱水、心功能不全、周围循环衰竭等尿少时，也可见于尿中含葡萄糖和碘造影剂时。

2. 低比重尿 尿比重降低对临床诊断更有价值。比重近于1.010（与肾小球滤液比重接近）的尿称为等渗尿，主要见于慢性肾小球肾炎、肾盂肾炎等导致远端肾单位浓缩功能严重障碍的疾病。

五、尿渗量

尿渗量（osmolality，Osm），指尿中具有渗透活性的全部溶质微粒的总数量，与颗粒大小及所带电荷无关，反映溶质和水的相对排出速度，蛋白质和葡萄糖等大分子物质对其影响较小，是评价肾脏浓缩功能的指标。

（一）检测原理

溶液中有效粒子数量可以采用该溶液的冰点下降（液态到固态）或沸点上升的温度（△T）来表示。检测方法有冰点减低法（常用浓度计法，又名晶体渗透浓度计法）、蒸汽压减低法和沸点增高法。冰点指溶液呈固相和液相处于平衡状态时的温度。1个Osm浓度可使1kg水的冰点下降1.858℃，因此摩尔渗透量：

Osm/（kg·H_2O）＝观察取得冰点下降度数/1.858

（二）方法学评价

尿比重和尿渗量都能反映尿中溶质的含量。尿比重测定比尿渗量测定操作简便且成本低，但测定结果易受溶质性质的影响，如葡萄糖、蛋白质等大分子物质及细胞等增多，尿比重也增高。尿渗量主要与溶质的颗粒数量有关，受葡萄糖、蛋白质等大分子物质的影响较小。在评价肾脏浓缩和稀释功能方面，尿渗量较尿比重优越。冰点渗透压计测定的准确性高，不受温度的影响。

（三）质量保证

包括仪器的标化、标本的正确处理和操作条件的控制。

（四）参考值

尿渗量：600～1 000mOsm/（kg·H_2O·24h尿）相当于SG 1.015～1.025，最大范围40～1 400mOsm/（kg·H_2O·24h尿）。尿渗量与血浆渗量之比为（3.0～4.7）∶1。

（五）临床意义

1. 评价肾脏浓缩稀释功能　健康人禁水12h后，尿渗量与血浆渗量之比应大于3，尿渗量大于800mOsm/（kg·H_2O）。若低于此值时，说明肾脏浓缩功能不全。等渗尿和低渗尿可见于慢性肾小球肾炎、慢性肾盂肾炎、多囊肾、阻塞性肾病等慢性间质性病变。

2. 鉴别肾性少尿和肾前性少尿　肾小管坏死致肾性少尿时，尿渗量降低，常小于350mOsm/（kg·H_2O）。肾前性少尿时肾小管浓缩功能仍好，故尿渗量较高，常大于450mOsm/（kg·H_2O）。

六、尿液浓缩稀释实验

正常情况下远端肾小管升支上皮细胞能选择性地吸收原尿中的Na^+和Cl^-，而不吸收水，使得尿中电解质浓度逐渐降低，这就是肾小管的稀释功能。集合管上皮细胞仅选择性地允许水和尿素通过，造成集合管内与近髓肾间质之间的渗透压力差，促进集合管对水的重吸收，此即肾小管的浓缩功能。浓缩实验是检查患者禁水时，肾小管是否能加大对水的重吸收而排出浓缩尿液；稀释实验是观察患者30min内饮水1 500mL时，肾脏能否通过尿液稀释而排出多余的水分。通过测定尿比重的变化反映远端肾小管对水和溶质再吸收的能力，判断肾脏浓缩稀释功能。

（一）测定方法及评价

本检查无须特殊仪器，临床医生可进行病床边检查。

1. Fishberg（费氏）浓缩稀释实验　分为浓缩实验与稀释实验。浓缩实验又称禁水实验。可反映早期肾损害情况，但结果受吸烟及精神因素影响，心力衰竭伴水肿患者的结果不可靠。实验时不但要求患者禁水，且须同时控制药物及饮食。稀释实验须患者在30min内饮水1 500mL，对肾功能评价不敏感。两者都不适合于尿毒症患者，故临床上基本不用。

2. 昼夜尿比重实验（又称莫氏浓缩稀释实验）　实验时患者正常饮食，每餐饮水量不超过500～600mL。上午8：00排空膀胱，于10：00，12：00，14：00，16：00，18：00及20：00各收集一次尿液，此后至次晨8：00的夜尿收集在一个容器内，分别测定7份标本的尿量和尿比重。本法简便，安全可靠，易被患者接受，临床上应用较多。

3. 3h 尿比重实验（又称改良莫氏实验）　即在保持日常饮食和活动情况下，晨8：00排空膀胱后每3h收集一次尿液，至次晨8：00共8份尿标本，准确测定每次尿量和尿比重。

以上方法都受尿中蛋白质、葡萄糖的影响，只能粗略地估计肾功能受损的程度，且水肿患者因钠、水潴留，影响实验结果，不宜做该实验。因此在条件允许的实验室，最好测定尿渗量，或进行尿酶、β_2 - 微球蛋白等测定：以早期发现肾小管功能损害。

（二）参考区间

昼夜尿比重实验：24h 尿量为 1 000 ~ 2 000mL，昼夜尿量之比为（3：1）~（4：1），12h 夜尿量少于750mL；尿液最高比重应大于 1.020；最高比重与最低比重之差大于 0.009。

3h 尿比重实验：白天的尿量占 24h 尿量的 2/3 ~ 3/4，其中必有一次尿比重大于 1.025，一次小于 1.003。

（三）质量控制

（1）最好采用折射仪法测定尿比重。
（2）每次留尿必须排空，准确测量尿量及比重并记录。
（3）夏季夜间留尿需注意防腐，解释实验结果时还应考虑气温的影响。
（4）水肿患者因钠、水潴留，影响实验结果，不宜做该实验。

（四）临床意义

肾脏浓缩功能降低见于：

1. 肾小管功能受损早期　如慢性肾炎晚期、慢性肾盂肾炎，高血压、糖尿病、肾动脉硬化晚期，常表现为多尿、夜尿增多、低比重尿。当进入尿毒症期时，尿比重恒定在 1.010 左右，称为等渗尿。

2. 肾外疾病　如尿崩症，妊娠高血压，严重肝病及低蛋白水肿等。

（李永钢）

第三节　尿液化学成分检查

一、酸碱度

尿液酸碱度简称为尿酸度，分为可滴定酸度（titrable acidity）和真酸度（genutne acidity）。前者可用酸碱滴定法进行滴定，相当于尿液酸度总量，后者指尿中所有能解离的氢离子浓度，通常用氢离子浓度的负对数表示。

1. 试带法　采用双指示剂法。模块中含溴麝香草酚蓝（pH6.0 ~ 7.6）和甲基红（pH4.6 ~ 6.2），变色范围为黄色（pH5.0）、绿色（pH7.0）、蓝色（pH9.0），多由仪器判读，也可由肉眼目测与标准色板比较判断。

2. pH 试纸法　pH 广泛试纸是浸渍有多种指示剂混合液的试纸条，色泽范围为棕红至深黑色，肉眼观察与标准色板比较，可判断尿液 pH 近似值。

3. 指示剂（indicator）法　酸碱指示剂原理。常用 0.4g/L 溴麝香草酚蓝溶液为指示剂。当指示剂滴于尿液后，显黄色为酸性尿，显蓝色为碱性尿，显绿色为中性尿。

4. 滴定法（titration）　酸碱中和反应原理。通常用 0.1mol/L 标准氢氧化钠溶液将定量尿液滴定至 pH7.4，由氢氧化钠消耗量求得尿可滴定酸度。

5. pH 计法　又称电极法，银 - 氯化银指示电极通过盐桥与对 pH 灵敏的玻璃膜和参比电极（甘汞电极，$Hg - Hg_2 Cl_2$）相连。当指示电极浸入尿液后，H^+ 通过玻璃膜，指示电极和参比电极之间产生电位差，经电压计测得后转为 pH 读数。

（一）方法学评价（表8-2）

表8-2 尿酸度测定方法学评价

方法	评价
试带法	配套应用于尿液分析仪，是目前满足临床对尿 pH 检查需要且应用最广泛的一种筛检方法。
pH 试纸法	操作简便，采用 pH 精密试纸可提高检测的灵敏度，但试纸易吸潮失效。
指示剂法	溴麝香草酚蓝变色范围为 pH 6.0～7.6，当尿 pH 值偏离此范围时，检测结果不准确；黄疸尿、血尿将直接影响结果判读。
滴定法	可测定尿酸度总量。临床上用于尿酸度动态监测，但操作复杂，故少用。
pH 计法	结果精确可靠，需特殊仪器，操作烦琐，故少用。可用于肾小管性酸中毒定位诊断、分型、鉴别诊断时尿 pH 值精确测定。

（二）质量保证

1. **检测前应确保标本新鲜、容器未被污染** 陈旧标本可因尿中 CO_2 挥发或细菌生长使 pH 值增高；细菌和酵母菌可使尿葡萄糖降解为乙酸和乙醇，pH 值降低。

2. **检测中** 如下所述。

（1）试纸法或试带法：应充分考虑试带检测的范围能否满足临床对病理性尿液 pH 变化范围的需要；应定期用弱酸和弱碱检查试带灵敏度；应确保试纸或试带未被酸碱污染，未吸潮变质，并在有效期内使用。

（2）指示剂法：因一般指示剂不易溶于水，故在配制指示剂溶液时，应先用少许碱液（如 NaOH 稀溶液）助溶，再加蒸馏水稀释到适当浓度，以满足指示剂颜色变化范围，防止指示剂解离质点状态与未解离质点状态呈现的颜色不相同。

（3）pH 计法：应经常校准 pH 计，确保处于正常状态。本法对测定温度有严格要求，当温度升高时 pH 值下降，故首先应调整仪器测定所需的标本温度。新型 pH 计可自动对温度进行补偿。

3. **检测后** 生理条件下，多见尿液为弱酸性或弱碱性。尿液 pH 值大于 8.0 可见于：①标本防腐或保存不当，细菌大量繁殖并分解尿素产生氨。②患者服用大量碱性制剂。

建立完善的尿液检测报告审核制度，通过申请单获取临床信息，通过电话、实验室信息系统（laboratory information system，LIS）、走访病房等形式与临床沟通，探讨异常结果可能的影响因素，对达到尿 pH 检测实用的临床价值很有必要。

（三）参考值

正常饮食条件下：①晨尿，多偏弱酸性，pH5.5～6.5，平均 pH6.0。②随机尿，pH4.6～8.0。尿可滴定酸度：20～40mmol/24h 尿。

（四）临床意义

尿酸碱度检测主要用于了解机体酸碱平衡和电解质平衡情况，是临床上诊断呼吸性或代谢性酸/碱中毒的重要指标。同时，可经了解尿 pH 值的变化调节结石患者的饮食摄入，通过酸碱制剂的干预帮助机体解毒或排泄药物。

1. **生理性变化** 尿液 pH 值受食物摄取、机体进餐后碱潮状态、生理活动和药物的影响。进餐后，因胃黏膜分泌盐酸以助消化、通过神经体液调节使肾小管的泌 H^+ 作用减低和 Cl^- 重吸收作用增高，尿 pH 值呈一过性增高，即为碱潮。

2. 病理变化　病理状态下尿液 pH 值变化见表 8-3。

表 8-3　影响尿液 pH 值的病理因素

病理因素	尿酸性	尿碱性
肾功能	肾小球滤过增加而肾小管保碱能力正常	肾小球滤过功能正常而肾小管保碱能力丧失
疾病	①酸中毒、发热、慢性肾小球肾炎；②代谢性疾病：如糖尿病、痛风、低血钾性碱中毒（肾小管分泌 H^+ 增强，尿酸度增高）；③其他：如白血病、呼吸性酸中毒（因 CO_2 潴留）；④尿酸盐或胱氨酸尿结石	①碱中毒：如呼吸性碱中毒，丢失 CO_2 过多；②严重呕吐（胃酸丢失过多）；③尿路感染：如膀胱炎、肾盂肾炎、变形杆菌性尿路感染（细菌分解尿素产生氨）；④肾小管性酸中毒：肾小球虽滤过正常，但远曲小管形成氨和 H^+ 的交换功能受损，肾小管泌 H^+、排 H^+ 及 $H^+ - Na^+$ 交换能力降低，机体明显酸中毒，尿 pH 值呈相对偏碱性；⑤草酸盐或磷酸盐或碳酸盐尿路结石

3. 药物干预　①用氯化铵酸化尿液，可促进碱性药物从尿排泄，对使用四环素类、呋喃妥因治疗泌尿系统感染非常有利。②用碳酸氢钠碱化尿液，可促进酸性药物从尿排泄，常用于氨基糖苷类、头孢菌素类、大环内酯类、氯霉素等抗生素治疗泌尿系统感染。③发生溶血反应时，口服 $NaHCO_3$ 碱化尿液，可促进溶解及排泄血红蛋白。

二、尿蛋白质定性检查

尿蛋白为尿液化学成分检查中最重要的项目之一。正常人的肾小球滤液中存在小分子量的蛋白质，在肾小管中绝大部分又被重吸收，因此终尿中的蛋白质含量很少，仅为 30～130mg/24h。随机一次检查尿中蛋白质为 0.80mg/L，尿蛋白定性实验呈实性。当尿液中蛋白质超过 150mg/24h 或尿中蛋白质浓度大于 100mg/L 时，常规化学定性实验呈阳性，称为蛋白尿（proteinuria）。正常时分子量在 7 万以上的蛋白质不能通过肾小球滤过膜，分子量在 1 万～3 万的低分子蛋白质虽大多可通过滤过膜，但又被近曲小管重吸收。肾小管细胞分泌的蛋白如 Tamm - Horsfall 蛋白（T - H 蛋白）及下尿路分泌的黏液蛋白可进入尿中。尿蛋白质 2/3 来自血浆蛋白，其中清蛋白（也称白蛋白）约占 40%，其余为小分子量的酶（溶菌酶等）、肽类、激素类，如将正常人尿液浓缩后再经免疫电泳，可按蛋白质的分子量大小分成以下 3 组。①高分子量蛋白质：分子量大于 9 万，含量极微，包括由肾髓袢升支及远曲小管上皮细胞分泌的 T - H 蛋白及分泌型 IgA 等。②中分子量蛋白质：分子量 4 万～9 万，是以清蛋白为主的血浆蛋白，可占尿蛋白总数的 1/2～2/3。③低分子量蛋白质：分子量小于 4 万，绝大多数已在肾小管重吸收，因此尿中含量极少，如免疫球蛋白 Fc 片段，游离轻链、α_1 - 微球蛋白、β_2 - 微球蛋白等。

（一）加热乙酸法

1. 原理　加热可使蛋白质变性凝固，加酸可使蛋白质接近等电点，促使蛋白质沉淀。此外，加酸还可以溶解碱性盐类结晶。

2. 试剂　5%（V/V）冰乙酸溶液：取冰乙酸 5mL，加蒸馏水至 100mL。

3. 器材　酒精灯、13mm×100mm 试管、试管夹、滴管。

4. 操作　如下所述。

（1）取尿：取试管 1 支，加清澈尿液至试管的 2/3 处。

（2）加热：用试管夹夹持试管下端，斜置试管使尿液的上 1/3 于酒精灯火焰上加热，沸腾即止。

（3）加酸：滴加 5% 冰乙酸 2～3 滴。

（4）加热：再继续加热至沸腾。

（5）观察：立即观察结果。

（6）判断：见表 8 - 4。

表 8 - 4　加热乙酸法尿蛋白定性实验结果判断

反应现象	报告方式
清晰透明无改变	-
黑色背影下呈轻微浑浊	±
反应现象	报告方式
白色浑浊无颗粒	+
浑浊，有明显颗粒状物	+ +
有絮状物	+ + +
立即出现凝块和大量絮状物	+ + + +

（7）注意：①坚持加热 - 加酸 - 再加热。②加入醋酸要适量。③加热部位要控制。④观察结果要仔细。

（二）磺基水杨酸法

1. 原理　在酸性条件下，磺基水杨酸的磺酸根阴离子与蛋白质氨基酸阳离子结合，形成不溶性蛋白质盐沉淀。

2. 试剂　200g/L 磺基水杨酸溶液：磺基水杨酸 200g 溶于 1L 蒸馏水中。

3. 器材　小试管、滴管。

4. 操作　试管法。

（1）取尿：试管 2 支，各加入清澈尿液 1mL（约 20 滴）。

（2）加液：于一支试管内加入磺基水杨酸 2 滴，轻轻混匀，另一支试管不加试剂作空白对照。

（3）混匀。

（4）观察：1min 内在黑色背景下观察结果。

（5）判断：见表 8 - 5。

表 8 - 5　磺基水杨酸法尿蛋白定性实验结果判断

反应现象	报告方式
清晰透明无改变	-
仅在黑色背景下，可见轻度混浊	极微量
不需黑色背景，可见轻微浑浊	±
明显白色浑浊，但无颗粒出现	+
明显浑浊并出现颗粒	+ +
更明显浑浊，并有絮状沉淀	+ + +
严重浑浊，并有大凝块	+ + + +

5. 注意　如下所述。

（1）本法敏感，能检出极微量蛋白质，无临床意义。

（2）判断结果应严格控制在 1min 内，否则随时间延长可导致反应强度升级。

（3）混浊尿应离心后取上清液做实验，强碱性尿应使用稀乙酸酸化尿液至 pH5.0 后再做实验。

（4）假阳性：见于受检者使用有机碘造影剂、大剂量青霉素等。尿中含尿酸或尿酸盐过多时，也可导致假阳性，但加热后消失。

（三）干化学试纸法

1. 原理　根据指示剂蛋白误差原理（protein error），即在 pH3.2 时指示剂溴酚蓝产生阴离子，与带阳离子的蛋白质如清蛋白结合，发生颜色反应，蛋白质浓度越高变色程度越大。

2. 试剂 试带条。

3. 器材 尿分析仪或目测。

4. 操作 按说明书要求进行，一般要求将试带浸于尿液中，1～2s后取出，15s后与标准比色板比较，观察结果，也可在尿分析仪上比色，仪器自动打印出结果。

（四）方法学评价

尿蛋白定性为过筛性实验，目前常用加热乙酸法、磺基水杨酸法和干化学试带法。

（1）加热乙酸法：为古老传统的经典方法，加热煮沸尿液使蛋白变性、凝固，然后加酸使尿pH值接近蛋白质等电点（pH4.7），有利于已变性蛋白下沉，同时可消除尿中某些磷酸盐因加热析出所致的混浊。本法能使所有蛋白质发生沉淀反应，结果准确，灵敏度为0.15g/L，影响因素少，但如加酸过少、过多，致尿pH值远离蛋白质等电点，也可使阳性程度减弱。如尿中盐浓度过低，也可致假阴性。因操作烦琐，不适于筛检。

（2）磺基水杨酸法：在略低于蛋白质等电点的pH值条件下，蛋白质带有正电荷的氨基与带负电荷的磺基水杨酸根相结合，形成不溶性蛋白质盐而沉淀。该法操作简便敏感，清蛋白、球蛋白、本周蛋白均可发生反应。但在用某些药物如青霉素钾盐及有机碘造影剂（胆影葡胺、泛影葡胺、碘酸），或在高浓度尿酸、草酸盐、黏蛋白等作用下均可呈假阳性反应，加热煮沸后沉淀可消失，有别于尿蛋白。现常被用作尿蛋白定性实验过筛方法，本法检测蛋白尿的敏感度为0.05～0.1g/L。

（3）干化学试带法：本法是利用指示剂的蛋白质误差原理（指示剂离子因与清蛋白携带电荷相反而结合，使反应显示的pH颜色变为较高pH颜色，这种pH颜色改变的幅度与清蛋白含量成正比）而建立的。该法有简便、快速等优点，适用于人群普查，还可以同时用肉眼观察和尿液分析仪检测，以减少误差。不同厂家、不同批号的试带显色有差异。缺点是指示剂只与清蛋白反应，与球蛋白反应很弱。

（五）参考值

定性实验：阴性。

（六）临床意义

1. 生理性蛋白尿 生理性蛋白尿或无症状性蛋白尿是指由于各种内外环境因素对机体的影响导致的尿蛋白含量增多，可分为功能性蛋白尿及体位性（直立性）蛋白尿。

（1）功能性蛋白尿（functional proteinuria）：指剧烈运动、发热、低温刺激、精神紧张、交感神经兴奋等时引起的暂时性、轻度性的蛋白尿。其形成机制可能是上述原因造成肾血管痉挛或充血使肾小球毛细血管壁的通透性增加。当诱发因素消失时，尿蛋白也迅速消失。功能性蛋白尿定性一般不超过（＋），定量小于0.5g/24h，多见于青少年期。

（2）体位性蛋白尿（postural proteinuria）：指由于直立体位或腰部前突时引起的蛋白尿，又称直立性蛋白尿（orthostatic proteinuria）。其特点为卧床时尿蛋白定性为阴性，起床活动若干时间后即可出现蛋白尿，尿蛋白定性可达（＋＋），甚至（＋＋＋），平卧后又转成阴性，常见于青少年，可随年龄增长而消失。此种蛋白尿生成机制可能与直立时前突的脊柱压迫肾静脉，或直立位时肾的位置向下移动，使肾静脉扭曲致肾脏处于瘀血状态，淋巴、血流受阻有关。

（3）摄食性蛋白尿：摄入蛋白质过多，也会出现暂时性蛋白尿。

2. 病理性蛋白尿 病理性蛋白尿，根据其发生机制可分为以下6类。

（1）肾小球性蛋白尿（glomerular proteinuria）：因受到炎症、毒素等损害，肾小球毛细血管壁通透性增加，滤出较多的血浆蛋白，超过了肾小管重吸收能力所形成的蛋白尿，称为肾小球性蛋白尿。形成蛋白尿的机制除肾小球滤过膜的物理性空间构型改变导致"孔径"增大外，还与肾小球滤过膜的各层，特别是唾液酸减少或消失致静电屏障作用减弱有关。蛋白电泳检查出的蛋白质中清蛋白约占70%～80%，β_2-微球蛋白可轻度增多。此型蛋白尿中尿蛋白含量常大于2g/24h，主要见于肾小球疾病如急性肾小球肾炎，某些继发性肾脏病变如糖尿病性肾病，免疫复合物病如红斑狼疮性肾病等。

（2）肾小管性蛋白尿（tubular proteinuria）：由于炎症或中毒引起的近曲小管对低分子量蛋白质的重吸收功能减退，出现以低分子量蛋白质为主的蛋白尿，称为肾小管性蛋白尿。通过尿蛋白电泳及免疫化学方法检查，发现尿中以 β_2 - 微球蛋白、溶菌酶等增多为主，清蛋白正常或轻度增多。单纯性肾小管性蛋白尿，尿蛋白含量较低，一般低于 1g/24h。此型蛋白尿常见于肾盂肾炎、间质性肾炎、肾小管性酸中毒、重金属中毒及肾移植术后等。尿中 β_2 - 微球蛋白与清蛋白的比值，有助于区别肾小球与肾小管性蛋白尿。

（3）混合性蛋白尿（mixed proteinuria）：肾脏病变如果同时累及肾小球和肾小管，产生的蛋白尿称混合性蛋白尿。在尿蛋白电泳的图谱中显示低分子量的 β_2 - 微球蛋白及中分子量的清蛋白同时增多，而大分子量的蛋白质较少。

（4）溢出性蛋白尿（overflow proteinuria）：主要指血液循环中出现大量低分子量（分子量小于 4.5 万）的蛋白质，如本周蛋白、血浆肌红蛋白（分子量为 1.4 万），超过肾小管重吸收的极限，在尿中大量出现时称为溢出性蛋白尿。如当肌红蛋白增多超过肾小管重吸收的极限，在尿中大量出现时称为肌红蛋白尿，可见于骨骼肌严重创伤及大面积心肌梗死等。

（5）组织性蛋白尿（histic proteinuria）：由肾小管代谢生成的和肾组织破坏分解的蛋白质，以及由于炎症或药物刺激泌尿系统分泌的蛋白质（黏蛋白、T - H 蛋白、分泌型 IgA）形成的蛋白尿，称为组织性蛋白尿。组织性蛋白尿常见于尿路感染。

（6）假性蛋白尿（accidental proteinuria）：假性蛋白尿也称为偶然性蛋白尿，当尿中混有大量血、脓、黏液等成分导致蛋白定性实验阳性时称为偶然性蛋白尿。主要见于泌尿道炎症、出血及在尿中混入阴道分泌物、男性精液等，一般并不伴有肾脏本身的损害。

三、尿糖定性检查

正常人尿液中可有微量葡萄糖，尿内排出量小于 2.8mmol/24h，用普通定性方法检查为阴性。糖定性实验呈阳性的尿液称为糖尿，一般是指葡萄糖尿（glucosuria），偶见乳糖尿、戊糖尿、半乳糖尿等。尿糖形成的原因和机制为：当血中葡萄糖浓度大于 8.8mmol/L 时，肾小球滤过的葡萄糖量超过肾小管重吸收能力即可出现糖尿。

尿中是否出现葡萄糖取决于 3 个因素：①血中的葡萄糖浓度；②每秒流经肾小球的血浆量；③近端肾小管上皮细胞重吸收葡萄糖的能力即肾糖阈。肾糖阈可随肾小球滤过率和肾小管葡萄糖重吸收率的变化而改变，当肾小球滤过率低时可导致肾糖阈提高，肾小管重吸收减少时可引起肾糖阈降低。葡萄糖尿除可因血糖浓度过高引起外，也可因肾小管重吸收能力降低引起，后者血糖可正常。

（一）班氏法

1. 原理　葡萄糖还原性醛基在热碱性条件下，将蓝色硫酸铜还原为氢氧化亚铜，进而生成棕红色的氧化亚铜沉淀。

2. 试剂　如下所述。

（1）甲液：枸橼酸钠 85g，无水碳酸钠 76.4g，蒸馏水 700mL，加热助溶。

（2）乙液：硫酸铜 13.4g，蒸馏水 100mL，加热助溶。

冷却后，将乙液缓慢加入甲液中，不断混匀，冷却至室温后补充蒸馏水至 1 000mL 即为班氏试剂。如溶液不透明则需要过滤，煮沸后出现沉淀或变色则不能使用。

其中硫酸铜提供铜离子；枸橼酸钠可与铜离子形成可溶性络合物，防止生成氢氧化铜沉淀；碳酸钠提供碱性环境。

3. 器材　酒精灯、13mm×100mm 试管、试管夹、滴管。

4. 方法　如下所述。

（1）取液：试管中加 1mL 班氏试剂。

（2）煮沸：边加热边摇动试管，检查班氏试剂是否变质，如变色则试剂变质不能使用。

（3）加尿：0.1mL 尿（2 滴）。

（4）再煮沸：1~2min。

（5）观察：冷却后观察沉淀颜色。

（6）判断：见表 8-6。

表 8-6 班氏尿糖定性实验结果判断

反应现象	结果报告
蓝色不变	-
蓝色中略显绿色，但无沉淀	±
绿色，伴少量黄绿色沉淀	+
较多黄绿色沉淀（黄色为主）	+ +
土黄色浑浊，有大量沉淀	+ + +
大量棕红色或砖红色沉淀	+ + + +

（7）注意：①标本必须新鲜，久置细菌能分解葡萄糖使结果偏低。②试剂与尿液比例为 10 ∶ 1。③尿中含有大量尿酸盐时，煮沸后可混浊并略带绿色，但冷却后沉淀物显灰蓝色不显黄色。④煮沸时应不断摇动试管，试管口不能对人。⑤非糖还原性物质也可呈阳性。⑥使用青霉素、维生素 C 等药物时，可出现假阳性反应。

（二）葡萄糖氧化酶试带法

1. 原理　尿液中的葡萄糖在试带中葡萄糖氧化酶的催化下，生成葡萄糖酸内酯和过氧化氢，在过氧化氢酶的作用下，使色原（邻甲苯胺等）脱氢，分子结构发生改变，色原显色。根据颜色深浅，可大致判断葡萄糖含量。

2. 试剂　试带条。

3. 器材　尿分析仪或目测。

4. 操作　按说明书要求进行，一般要求将试带浸于尿液中，1~2s 后取出，15s 后与标准比色板比较，观察结果，也可在尿分析仪上比色，仪器自动打印出结果。

（三）方法学评价

1. 班氏尿糖定性实验　此法稳定，敏感度为 5.5mmol/L，是测定葡萄糖的非特异实验。凡尿中存在其他糖（如果糖、乳糖、戊糖等）及其他还原物质（如肌酐、尿酸、维生素 C 等）均可呈阳性反应，现多已不用。

2. 葡萄糖氧化酶试带法　此法特异性高、灵敏性高、简便、快速，并可用于尿化学分析仪，可进行半定量分析，假阳性极少，但有假阴性。酶制品保存要适当。

3. 薄层层析法　此法是鉴别、确保尿糖种类的特异敏感的实验方法，但操作复杂，不适合临床使用，仅在必要时应用。

（四）参考值

定性实验：阴性。

（五）临床意义

1. 血糖增高性糖尿　如下所述。

（1）饮食性糖尿：可因短时间摄入大量糖类引起。因此为确诊有无糖尿，必须检查清晨空腹的尿液以排除饮食的影响。

（2）一过性糖尿：也称应激性糖尿。见于颅脑外伤、脑血管意外、情绪激动等情况下，血糖中枢受到刺激，导致肾上腺素、胰高血糖素大量释放，出现暂时性高血糖和糖尿。

（3）持续性糖尿：清晨空腹尿中尿糖呈持续阳性，最常见于因胰岛素绝对或相对不足所致糖尿病。此时空腹血糖水平已超过肾糖阈，24h 尿中排糖近于 100g 或更多，每日尿糖总量与病情轻重相平行，因而尿糖测定也是判断糖尿病治疗效果的重要指标之一。如并发肾小球动脉硬化症，则肾小球滤过率减少，肾糖阈升高，此时血糖虽已超过一般的肾糖阈值，但查尿糖仍可呈阴性。一些轻型糖尿病患者的空腹血糖含量正常，尿糖亦呈阴性，但进食后 2h 由于负载增加可见血糖升高，尿糖呈阳性。对于此型糖尿病患者，不仅需要同时进行空腹血糖及尿糖定量、进食后 2h 尿糖检查，还需进一步进行糖耐量实验，以明确糖尿病的诊断。

（4）其他血糖增高性糖尿：①甲状腺功能亢进：由于肠壁的血流加速和糖的吸收增快，因而在饭后血糖高出现糖尿。②肢端肥大症：可因生长激素分泌旺盛致血糖升高，出现糖尿。③嗜铬细胞瘤：可因肾上腺素及去甲肾上腺素大量分泌，致使磷酸化酶活性增加，促使肝糖原降解为葡萄糖，引起血糖升高出现糖尿。④库欣综合征：因皮质醇分泌增多，使糖原异生旺盛，抑制己糖磷酸激酶和对抗胰岛素作用，出现糖尿。

2. 血糖正常性糖尿　肾性糖尿属血糖正常性糖尿，因肾小管对葡萄糖的重吸收功能低下所致，见于范右尼综合征，患者出现糖尿但空腹血糖和糖耐量实验均正常。新生儿糖尿乃因肾小管功能还不完善。后天获得性肾性糖尿可见于慢性肾炎、肾病综合征。以上均需与真性糖尿鉴别，要点是肾性糖尿时空腹血糖及糖耐量实验结果均为正常。妊娠后期及哺乳期妇女，出现糖尿可能与肾小球滤过率增加有关。

3. 其他　尿中除葡萄糖外还可出现乳糖、半乳糖、果糖、戊糖等，除受进食影响外，也可能与遗传代谢紊乱有关。

（1）乳糖尿（lactosuria）：妊娠或哺乳期妇女尿中可能同时出现乳糖与葡萄糖，是因为缺乏乳糖酶。如摄入过多乳糖或牛奶也可诱发本病。

（2）半乳糖尿（galactosuria）：先天性半乳糖血症是一种常染色体隐性遗传性疾病，由于缺乏半乳糖 – 1 – 磷酸尿苷转化酶或半乳糖激酶，不能将食物内半乳糖转化为葡萄糖所致。患儿可出现肝大，肝功损害，生长发育停滞，智力减退、哺乳后不安、拒食、呕吐、腹泻、肾小管功能障碍蛋白尿等。

（3）果糖尿（fructosuria）：遗传代谢缺陷性患者可伴蛋白尿与氨基酸尿，偶见于大量进食蜂蜜或果糖者。糖尿病患者尿中有时也可查出果糖。

四、尿酮体定性检查

酮体为乙酰乙酸、β – 羟丁酸及丙酮的总称，为人体利用脂肪氧化产生的中间代谢产物。正常人产生的酮体很快被利用，在血中含量极微，约为 2.0 ~ 4.0mg/L。其中乙酰乙酸、β – 羟丁酸、丙酮约占 20%、78%、2%。尿中酮体（以丙酮计）约为 50mg/24h，定性测试为阴性。但在饥饿、各种原因引起的糖代谢障碍、脂肪分解增加及糖尿病酸中毒时，因产生酮体速度大于组织利用速度，可出现酮血症，继而发生酮尿（ketonuria，KET）。

（一）粉剂法

1. 原理　丙酮或乙酰乙酸在碱性溶液中与硝普钠和硫酸铵作用，生成异硝基或异硝基铵，后者与 $Fe(CN)_6^{3-}$ 生成紫红色复合物。

2. 试剂　硝普钠 0.5g，无水碳酸钠 10g，硫酸铵 10g。配制前分别将各种试剂烘干、称量并研磨混匀。密闭存于棕色瓶中，防止受潮。

3. 器材　玻片、塑料勺、滴管。

4. 方法　如下所述。

（1）取粉：取 1 小勺（约 1g）粉剂摊在玻片上。

（2）加尿：以浸润粉剂为准。

（3）观察：有无紫红色出现，见表8-7。

表8-7　尿酮体定性实验结果判断

反应现象	结果判断
5min 以上不出现紫色	*
逐渐呈现淡紫色	+
立即呈现淡紫色而后转为深紫色	+ +
立即呈现深紫色	+ + + ~ + + + +

（4）注意：尿酸盐可致橙色反应，肌酐可致假阳性。粉剂一定要研细否则出现颜色不均。本反应需在试剂与水接触产热时使氨放出。

（二）环状法

（1）取尿：2mL。

（2）加酸：0.2mL（3~4滴），避免肌酐引起假阳性。

（3）加液：饱和硝普钠0.2mL。

（4）混匀

（5）加氨：沿管壁。

（6）观察：环色，见表8-8。

表8-8　尿酮体定性实验结果判断

反应现象	结果判断
10min 后不显色	−
10min 内显淡紫红色环	+
两液接触后渐显紫红色环	+ +
两液接触后即见深紫红色环	+ + +

（7）注意：黄色环不能判断为阳性，是尿酸盐所致。

（三）方法学评价

以往采用硝普钠试管或粉剂检查法，现多被简易快速的干化学试带法取代。此法主要对丙酮及乙酰乙酸起反应，也可用酶法定量或进一步用气相色谱法分析。

（四）参考值

定性实验：阴性。

（五）临床意义

1. 糖尿病酮症酸中毒　由于糖利用减少，分解脂肪产生酮体，使酮体增加引起酮症。应与其他疾病（低血糖、心脑疾病乳酸中毒或高血糖高渗透性糖尿病昏迷）相区别。酮症酸中毒时尿酮体均呈阳性，而其他疾病时尿酮体一般不增高，但应注意糖尿病酮症者肾功能严重损伤而肾阈值增高时，尿酮体亦可减少，甚至完全消失。

2. 非糖尿病性酮症　感染性疾病如肺炎、伤寒、败血症、结核等发热期，严重腹泻、呕吐、饥饿、禁食过久、全身麻醉后等均可出现酮尿，此种情况相当常见。妊娠期妇女常因妊娠反应、呕吐、进食少，易发生酮症致酮尿。

3. 中毒　如氯仿、乙醚麻醉后、磷中毒等。

4. 服用双胍类降糖药　苯乙双胍等药物有抑制细胞呼吸的作用，可出现血糖下降，但酮尿阳性的现象。

五、尿胆色素定性检查

尿中胆色素包括胆红素（bilirubin）、尿胆原（urobilinogen）及尿胆素（urobilin），俗称尿三胆。由于送检的多为新鲜尿，尿胆原尚未氧化成尿胆素，临床上多查前两者，俗称尿二胆。

（一）尿胆红素定性检查（哈氏浓缩法）

1. 原理　用 $BaSO_4$ 吸附尿液中的胆红素并浓缩，胆红素与 $FeCl_3$ 反应，被氧化为胆绿素而显绿色。

2. 试剂　如下所述。

（1）0.41mol/L 氯化钡溶液：氯化钡（$BaCl_2 \cdot 2H_2O$）10.0g，溶于 100mL 蒸馏水中。

（2）Fouchet 试剂：100g/L 的 $FeCl_3$ 溶液 10mL，250g/L 三氯乙酸溶液 90mL，混合后备用。

3. 方法　如下所述。

（1）取尿：5mL 于中试管。

（2）加液：$BaCl_2$ 溶液 2.5mL（尿量的一半）。

（3）混匀。

（4）离心：在 3 000r/min 下离心 3~5min。

（5）弃液：弃上清液留下管底沉淀。

（6）氧化：在沉淀上滴加福氏试剂 2~3 滴。

（7）观察：沉淀是否变色。

（8）判断：见表 8-9。

表 8-9　胆红素定性实验结果判断

反应现象	结果判断	报告方式
长时间不显颜色	阴性	−
逐渐出现淡绿色	弱阳性	+
逐渐出现绿色	阳性	+ +
立即出现蓝绿色	强阳性	+ + +

（9）注意：①尿与 $BaCl_2$ 的比例。②尿中 SO_4^{2-}，PO_4^{3-} 不足，沉淀可减少。③氧化剂用量应适当，过多可使胆红素被氧化为胆绿素，再进一步氧化为胆黄素。④受检者使用阿司匹林等药物可出现假阳性。⑤标本需新鲜，否则胆红素易分解。

（二）尿胆原定性检查（改良欧立法）

1. 原理　尿胆原在酸性条件下与对二甲氨基苯甲醛反应，生成樱红色化合物。

2. 试剂　Ehrlich 试剂：对二甲氨基苯甲醛 2.0g，溶于 80mL 蒸馏水，再缓慢加入浓盐酸 20mL，混匀后储存于棕色瓶中备用。

3. 方法　如下所述。

（1）处理：去除尿中的胆红素。

（2）取尿：取 1mL 去除胆红素的尿液。

（3）加液：欧氏试剂 0.1mL。

（4）混匀。

（5）静置 10min。

（6）观察：在白色背景下，从管口向管底观察结果。

（7）判断：见表 8 - 10。

表 8 - 10 尿胆原定性实验结果判断

反应现象	结果判断	报告方式
不变色	阴性	-
放置 10min 后呈微红色	弱阳性	+
放置 10min 后呈樱红色	阳性	+ +
立即出现深红色	强阳性	+ + +

（8）注意：①新鲜尿：否则尿胆原氧化为尿胆素，出现假阴性，只有两者均阴性方可否定。②干扰物呈红色不溶于氯仿，可鉴别。

（三）尿胆红素定性检查

胆红素是红细胞破坏后的代谢产物，可分为未经肝处理的未结合胆红素和经肝与葡萄糖醛酸结合形成的结合胆红素。未结合胆红素不溶于水，在血中与蛋白质结合不能通过肾小球滤膜。结合胆红素分子量小，溶解度高，可通过肾小球滤膜，由尿排出。由于正常人血中结合胆红素含量很低，滤过量极少，因此尿中检不出胆红素，如血中结合胆红素增加，可通过肾小球滤膜使尿中结合胆红素量增加，尿胆红素实验呈阳性反应。

1. 方法学评价　尿内胆红素检查方法有氧化法与重氮法两种。氧化法是用氧化剂将胆红素氧化为胆绿素，呈绿色为阳性。Smith 碘法操作最简单，但敏感性低，Harrison 法操作稍繁，但敏感性高。以 2，4 - 二氯苯胺重氮盐偶联反应的干化学试剂带法操作简单，且可用于尿自动化分析仪，灵敏度为 7 ~ 14μmol/L，目前多用其做定性筛选实验。如果反应颜色不典型，应进一步分析鉴别。在尿液 pH 值较低时，某些物质或其代谢产生（如吡啶和依托度酸）可引起假阳性反应，或不典型颜色。1.42mmol/L 维生素 C 可引起假阴性反应。

2. 参考值　定性实验：阴性。

（四）尿胆原及尿胆素定性检查

尿胆原经空气氧化及光线照射后转变成黄色的尿胆素（粪胆素）。

1. 方法学评价　尿胆原检测已成尿试带的组成之一，用于疾病的尿筛选检查。尿胆原的测定采用 Ehrilich 醛反应，即尿胆原与对 - 二甲氨基苯甲醛反应后呈樱红色，既可用于定性检查也可用于定量检查。尿胆素的测定采用 Schleisinger 法，即将尿液中尿胆原氧化后加饱和的乙酸锌溶液，可观察到绿色荧光。在尿胆原为阴性时应用尿胆素检查进一步证实。检查尿胆原或尿胆素时均应除去胆红素，以免胆红素的色泽干扰。

2. 参考值　①尿胆原定性实验：阴性或弱阳性（1：20 稀释后阴性）；②尿胆素定性实验：阴性。

3. 临床意义　利用尿胆红素、尿胆原和血胆红素等检查可协助鉴别黄疸病因（表 8 - 11）。

表 8 - 11 不同类型黄疸的鉴别诊断

标本	指标	正常人	溶血性黄疸	肝细胞性黄疸	梗阻性黄疸
血清	总胆红素	正常	增高	增高	增高
	未结合胆红素	正常	增高	增高	正常/增高
	结合胆红素	正常	增高/正常	增高	增高
尿液	颜色	浅黄	深黄	深黄	深黄
	尿胆原	1：20 阴性	强阳性	阳性	阴性
	尿胆素	阴性	阳性	阳性	阴性
	尿胆红素	阴性	阴性	阳性	阳性
粪便	颜色	黄褐	深色	黄褐或变浅	变浅或白陶土色
	粪胆素	正常	增高	减低/正常	减低/消失

（1）溶血性黄疸：当体内有大量红细胞破坏时未结合胆红素增加，使血中胆红素含量增高，由于未结合胆红素不能通过肾脏滤过，故尿胆红素实验呈阴性。当其排入肠道后转变为粪胆原，因而肠道吸收粪胆原及由尿中排出尿胆原的量均亦相应增加，尿胆原实验呈明显阳性。溶血性黄疸可见于各种溶血性疾病、大面积烧伤等。

（2）肝细胞性黄疸：肝细胞损伤时其对胆红素的摄取、结合、排除功能均可能受损。由于肝细胞摄取血浆中未结合胆红素能力下降，使其在血中的浓度升高，生成的结合胆红素又可能由于肝细胞肿胀、毛细胆管受压，在肿胀与坏死的肝细胞间弥散，经血窦进入血循环，导致血中结合胆红素升高。因其可溶于水并经肾排出，使尿胆红素实验呈阳性。此外，经肠道吸收的粪胆原也因肝细胞受损不能转变为胆红素，而以尿胆原形式由尿中排出，故肝细胞黄疸时尿胆红素与尿胆原测试明显呈阳性。在急性病毒性肝炎时，尿胆红素阳性可早于临床黄疸。其他原因引起的肝细胞黄疸，如药物、毒物引起的中毒性肝炎也可出现类似的结果。

（3）梗阻性黄疸：胆汁淤积使肝胆管内压增高，导致毛细胆管破裂，结合胆红素不能排入肠道而逆流入血由尿中排出，尿胆红素测试呈阳性。由于胆汁排入肠道受阻，尿胆原亦减少。可见于各种原因引起的肝内、外完全或不完全梗阻，如胆石症、胆管癌、胰头癌等。

六、乳糜尿定性检查

经肠道吸收的脂肪皂化后成乳糜液，由于种种原因致淋巴引流不畅而未能进入血循环，逆流至泌尿系统淋巴管中，可致淋巴管内压升高、曲张、破裂，乳糜液流入尿中，使尿液呈不同程度的乳白色，严重者似乳状称乳糜尿。如在乳糜尿中混有血液时称为血性乳糜尿。尿中乳糜的程度与患者摄入脂肪量、淋巴管破裂程度及运动强度有关。乳糜尿中主要含卵磷脂、胆固醇、脂酸盐及少量纤维蛋白原、清蛋白等。如并发泌尿道感染，可出现乳糜脓尿。

1. 原理　乳糜尿含有大量脂肪颗粒，形成乳糜状混浊尿。脂肪可溶于乙醚中，脂肪小滴可通过染色识别。

2. 试剂　如下所述。

（1）乙醚（AR）。

（2）苏丹Ⅲ乙酸乙醇染色液：5%乙醇10mL，冰乙酸90mL，苏丹Ⅲ粉末1药匙。先将乙醇与冰乙酸混合，再倾入苏丹Ⅲ粉末，使之充分溶解。

（3）猩红染色液：先配70%乙醇和丙酮1：1溶液，后将猩红加入至饱和为止。

3. 样本　新鲜尿液。

4. 方法　如下所述。

（1）溶解脂肪：取尿液5～10mL，加入乙醚2～3mL，用力振摇，使脂肪溶于乙醚。

（2）静置离心：静置数分钟后，2 000r/min 离心5min。

（3）涂片染色：吸取乙醚与尿液界面层涂片，加苏丹Ⅲ乙酸乙醇染色液1滴。

（4）结果观察低倍镜下观察是否有红色脂肪小滴（必要时可高倍镜观察）。

（5）稀释：如为阳性，按1：20稀释后再同上操作。

5. 注意　如下所述。

（1）乳糜含量和患者摄入脂肪量、运动的强度和淋巴管破裂程度等因素有关。乳糜尿的浊度和颜色取决于乳糜量，乳糜尿可呈乳白色、乳酪样或色泽较浑浊。

（2）乳糜尿须与脓尿、大量盐类的混浊尿和脂肪尿相区别。

（3）在丝虫病时，常可在尿沉渣中找到微丝蚴。

6. 方法学评价　乳糜尿由脂肪微粒组成，外观呈白色。尿液中加入乙醚充分振荡后，与原尿相比，如乳浊程度明显减轻则可确诊，因所含脂肪性成分被乙醚溶解。乳糜尿与脓尿或严重的结晶尿的鉴别要点为：后二者离心沉淀后上清液呈澄清状，沉渣显微镜检查可见多数白细胞或无定形磷酸盐结晶（加热、加酸后溶解），而乳糜尿离心沉淀后外观不变。丝虫病引起乳糜尿者，偶在尿液沉渣中查到微丝蚴，在乳糜尿中加入苏丹Ⅲ染液置显微镜下观察，见大小不等的橘红色球形小体则为阳性。

7. 临床意义　如下所述。

（1）淋巴管阻塞，常见于丝虫病。丝虫在淋巴系统中引起炎症反复发作，大量纤维组织增生，使腹部淋巴管或胸导管广泛阻塞。由于肾的淋巴管最脆弱，故易于肾盂及输尿管处破裂，出现乳糜尿。如为丝虫病引起的，可在尿沉渣中于显微镜下见到微丝蚴。先天淋巴管畸形、腹骨结核、肿瘤压迫等也可以出现乳糜尿。

（2）胸腹创伤、手术伤及腹腔淋巴管或胸导管炎症也可出现乳糜尿，但少见。

（3）过度疲劳、妊娠及分娩后、糖尿病脂血症、肾盂肾炎、包虫病、疟疾等也偶见乳糜尿。

七、尿液 HCG 检查

人绒毛膜促性腺激素（human chorionic gonadotropin，HCG）是妇女受精卵移动到子宫腔内着床后形成胚胎，由胎盘滋养层细胞分泌产生，具有促性腺发育功能的一种糖蛋白激素。HCG 的主要功能就是刺激黄体，使雌激素和黄体酮持续分泌，以促进子宫蜕膜的形成，使胎盘生长成熟。HCG 由一条 α 多肽链，一条 β 多肽链组成。HCG 的 α 链与其他激素，如黄体生成素（LH）、促卵泡生成素（FSH）及促甲状腺素（TSH）的 α 链相似，而 β 多肽链基本是 HCG 所特有的，故用 β - HCG 的抗体来测定 HCG 有较高的特异性。HCG 主要存在于孕妇的血液、尿液、羊水、初乳和胎儿体内。当妊娠 1~2.5 周时，孕妇血清和尿中的 HCG 水平即可迅速升高，孕第 8 周达到高峰，至孕期第 4 个月始降至中等水平，并一直维持到妊娠末期。尿液 HCG 检查主要用于早期妊娠的诊断和滋养层细胞肿瘤的诊断和疗效观察。

（一）胶乳凝集抑制实验

1. 原理　将尿液与抗 HCG 血清混合，经过一段时间反应后，加入被 HCG 致敏的胶乳悬液。当尿中有 HCG 时，HCG 先与抗血清结合，不引起胶乳的凝集反应，仍呈均匀的乳状。反之，当尿中无 HCG 时，抗血清中的抗体与胶乳抗原发生反应，出现凝集。

2. 试剂　抗 HCG 血清，HCG 胶乳抗原。

3. 方法　如下所述。

（1）加尿：在玻片上滴加尿液 1 滴。

（2）加抗血清：滴加抗血清 1 滴。

（3）混匀：与尿液充分混匀。

（4）静置：1min。

（5）加胶乳抗原：滴加 1 滴充分混匀的胶乳抗原。

（6）混匀：摇动 3min。

（7）观察：在强光下观察有无肉眼可见的颗粒状凝集。

（8）对照：阴性对照、阳性对照。

（9）判断：阴性对照：凝集。阳性对照：不凝集。标本凝集为阴性，不凝集为阳性。

（10）注意：①标本新鲜、透明，浑浊尿应离心后取上清尿液检查。②抗原、抗体应是同一批号。③加液顺序不能错。④加液量一致。⑤试剂于 2~8℃保存，不能冷冻。

（二）胶体金实验

1. 原理　免疫胶体金法是将羊抗人 HCG 抗血清（多抗）、羊抗鼠 IgG 分别固定在特制的纤维素试带上并呈两条线上下排列，羊抗鼠 IgG 线在试带的上方为阴性对照，羊抗人 HCG 多抗在下方为测定。试带条中含均匀分布的胶体金标记鼠抗人 β - HCG 单克隆抗体和无关的金标记鼠 IgG。检测时将试带浸入被检尿液中（液面低于固定的两条抗体线）后迅速取出。尿液沿试带上行，尿中的 β - HCG 在上行过程中与胶体金标记单克隆抗体结合，待行至羊抗人 HCG 抗体检测线时，形成金标记的 β - HCG 单抗 - 尿 HCG - 羊抗人 HCG 抗体的双抗体夹心式复合物，而在试带上呈红色区带，为 HCG 阳性反应，试带上无关的金标记鼠 IgG 随尿液继续上行至羊抗鼠 IgG 处时与之形成紫红色的金标记的抗原抗体复合物为阴性对照。判断结果时，含 HCG 的尿液试带可显示上、下两条紫红色线条，阴性标本则只显出上边一条紫红色线（图 8-1）。

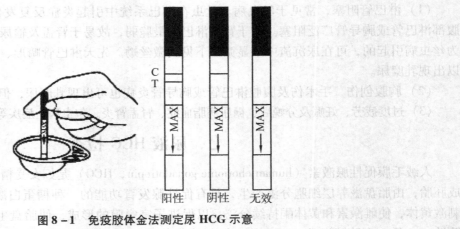

图 8-1　免疫胶体金法测定尿 HCG 示意

2. 方法（或按说明书）　如下所述。

（1）浸尿：将试纸浸入尿液 5s。

（2）取出：取出后平放。

（3）观察：5min 内观察结果。

3. 结果判断　如下所述。

（1）上下两条红线——阳性。

（2）仅上面一条红线——阴性。

（3）仅下面一条红线——失效。

（4）上下均无红线——失效。

（三）测定方法及评价

1. 胶乳凝集抑制实验（latex agglutination inhibition test，LAIT）和血凝抑制实验（hemag - glutination inhibition test，HAIT）　1960 年 Wide 及 Gemzell 开始采用胶乳凝集抑制实验技术测定尿中的 HCG，即将尿液与抗 HCG 血清混合后，加入已吸附抗原的胶乳，如尿液中含。HCG 较多，则胶乳先与抗 HCG 血清结合，当不再有多余的抗 HCG 血清与胶乳产生凝集而呈均匀的乳胶状时，为阳性。相反，不含 HCG 的尿液，不与抗血清作用，当加入吸附抗原的胶乳后，抗血清可与胶乳抗原反应，出现明显的特异性凝集颗粒，即为阴性。也可利用血细胞的血凝抑制实验检查 HCG，其原理与胶乳法一致，只是载体由胶乳改成羊红细胞。这两种实验方便简单，灵敏度为 100～500mU/mL，适合大批标本检查，但因特异性差，不能定量，已逐渐被单克隆抗体法取代。

2. 放射免疫实验（RIA）　利用放射标记的 HCG 与被检测尿中的 HCG 竞争性地结合抗 HCG 抗体，当被检尿中 HCG 增加时，结合物的放射性减低，与不同含量标准品对比可测尿中 HCG 的含量。RIA 使定量检测成为可能。由于 RIA 需一定设备，实验手续烦琐，且有核素污染问题，不适用于临床常规应用。

3. 酶联免疫吸附实验（ELISA）　该方法已广泛应用于临床，基本原理是运用夹心免疫酶分析技术，即采用 HCG 单克隆抗体包被于固相表面，样品中的 HCG 都将与支持物表面的抗体相结合。结合物与样品一起孵育后，冲洗，然后加入特异性酶标抗 β - HCG 亚基的单克隆抗体，最后加入酶作用的基质，即产生颜色。该法可目测，灵敏度为 20～50μU/mL，采用抗 β - HCG 单克隆抗体二点酶免疫法进行定量，灵敏度可达 2～10μU/mL。目前，免疫酶法进一步发展为更简便、适于患者自检的一步法，即免疫酶渗透实验。

4. 单克隆抗体胶体金实验　该方法快速简便、特异性强、灵敏度高（10～25IU/L），可半定量，在受精 7～10 天即可作出诊断。临床已广泛应用。试带中所用试剂为胶体金。胶体金是氯化金与还原剂反应形成的一种胶体颗粒。试带呈红色是由于胶体金颗粒大小呈红色到紫红色变化。

（四）参考值

定性实验：阴性。

（五）临床意义

HCG 的检查对早期妊娠诊断有重要意义，对与妊娠相关疾病、滋养细胞肿瘤等疾病的诊断、鉴别和病程观察有一定价值。

1. 诊断早期妊娠　孕后 35～50 天，HCG 可升至大于 2 500IU/L。孕后 60～70 天，可达 8 000～320 000IU/L。

2. 异常妊娠与胎盘功能的判断　①异位妊娠：如宫外孕时，本实验只有 60% 的阳性检出率，在子宫出血 3 天后，HCG 仍可为阳性，故 HCG 检查可作为异位妊娠与其他急腹症的鉴别。HCG 常为 312～625 IU/L。②流产诊断与治疗：不完全流产如子宫内尚有胎盘组织残存，HCG 检查仍可呈阳性；完全流产或死胎时 HCG 由阳性转阴性，因此可作为保胎或吸宫治疗的参考依据。③先兆流产：如尿中 HCG 仍维持高水平多不会发生流产。如 HCG 在 2 500IU/L 以下，并逐渐下降；则有流产或死胎的可能，当降至 600IU/L 则难免流产。在保胎治疗中，如 HCG 仍继续下降说明保胎无效，如 HCG 不断上升，说明保胎成功。

3. 滋养细胞肿瘤诊断与治疗监测　如下所述。

（1）葡萄胎、恶性葡萄胎、绒毛膜上皮癌及睾丸畸胎瘤等患者尿液中 HCG 显著升高，可达 10 万到数百万单位，可用稀释实验诊断。如妊娠 12 周以前 1∶500 稀释尿液呈阳性，妊娠 12 周以后 1∶200 稀释尿液呈阳性，对葡萄胎诊断有价值。1∶500 稀释尿液呈阳性对绒膜癌也有诊断价值，如男性尿中 HCG 升高，要考虑睾丸肿瘤如精原细胞癌、畸形及异位 HCG 瘤等。

（2）滋养层细胞肿瘤患者术后 3 周，尿液中 HCG 应小于 50IU/L，术后 8～12 周应呈阴性，如 HCG 不下降或不转阴性，提示可能有残留病变。

八、尿的其他检验

（一）血红蛋白尿检查

正常人血浆中含有 50mg/L 游离 Hb，尿中无游离 Hb。当有血管内溶血，血中游离 Hb 急剧上升，超过触珠蛋白的结合能力（正常情况下最大结合力为 1.5g/L 血浆）即可排入尿中，可通过尿游离 Hb 的实验（尿隐血实验）检出。

1. 方法学评价　血红蛋白尿检测采用的是与粪便隐血检查相同的化学法，如邻甲苯胺法、氨基比林法等，这两种方法除与 Hb 反应外，也与完整的红细胞反应（敏感度为红细胞达 5～10μl），故要注意尿沉渣中红细胞对结果的影响，现已被试带法取代。此外，尿路感染时某些细菌产生过氧化物酶可致假阳性，大剂量的维生素 C 或其他还原物质可导致假阴性。目前新发展起来的 Hb 单克隆抗体免疫检测法能克服以上缺点。

2. 参考值　定性实验：阴性。

3. 临床意义　如下所述。

（1）隐血阳性可见于各种引起血管内溶血的疾病，如 6-磷酸葡萄糖脱氢酶缺乏患者在食蚕豆或用药物伯氨喹、磺胺、非那西丁时引起的溶血。

（2）血型不合引起急性溶血、阵发性冷性或睡眠性血红蛋白尿症。

（3）重度烧伤、毒蕈中毒、毒蛇咬伤。

（4）自身免疫性溶血性贫血、系统性红斑狼疮等。

（二）肌红蛋白尿检查

肌红蛋白（Mb）是横纹肌、心肌细胞内的一种含亚铁血红素的蛋白质，其结构及特性与血红蛋白相似，但仅有一条肽链，分子量为 1.6 万～1.7 万。当有肌肉损伤时，肌红蛋白释放进入血循环，因分子量较小，易通过肾小球滤过，排入尿中。

1. 方法学评价　如下所述。

（1）化学法：因 Mb 分子中含血红素基团，也具有类似过氧化物酶样活性，故以往经常采用与血红蛋白相同的化学法检查。临床上已有多种隐血检查试剂及干化学试带，因此检查起来方便，灵敏度也较高。临床上常用来作为过筛实验。

（2）分光光度法：Mb 的氧化物在 578nm 处有吸收光谱；而 Hb 在 568nm 处有吸收光谱，借此可将二者区别，但不够敏感。

（3）单克隆抗体免疫法：最为敏感、特异的方法，既可作为确证实验又可进行尿液中 Mb 定量分析。尤其对急性心肌梗死的肌红蛋白尿液检查具有重要的临床价值。

2. 参考值　定性实验：阴性。

3. 临床意义　肌红蛋白尿多发生于有肌肉损伤时，例如：①阵发性肌红蛋白尿：肌肉痛性痉挛发作后 72h，尿中出现 Mb；②创伤：挤压综合征、子弹伤、烧伤、电击伤、手术创伤等；③组织局部缺血，如心肌梗死早期、动脉阻塞缺血；④砷化氢、一氧化碳中毒、巴比妥中毒、肌糖原积累等；⑤原发性（遗传性）肌疾病，如皮肤肌炎。

（三）本周蛋白尿检查

本周蛋白尿（Bence - Jones proteinuria，BJP）实质为免疫球蛋白轻链或其聚合体从尿中排出，特性为将尿液在 pH 4.5 ~ 5.5，56℃条件下加热出现白色混浊及凝固，100℃煮沸后混浊消失或明显减退，再冷却时又可重新凝固，又称凝溶蛋白。免疫球蛋白的轻链单体分子量为 2.3 万，二聚体分子量为 4.6 万。蛋白电泳时可在 α_2 至 γ - 球蛋白区带间的某个部位出现 M 区带，大多位于 γ 区带及 β - γ 区带之间。用已知抗 κ 和抗 λ 抗血清可进一步将其分型。BJP 可通过肾小球滤过膜滤出，若量超过近曲小管所能吸收的极限，则从尿中排出，在尿中排出率多于清蛋白。肾小管对 BJP 具有重吸收及异化作用，当 BJP 通过肾排泄时，可抑制肾小管对其他蛋白成分的重吸收，并可损害近曲、远曲小管，导致肾功能障碍及形成蛋白尿，同时有清蛋白及其他蛋白成分排出。

1. 方法学评价　加热凝固法一般需尿中 BJP 大于 0.3g/L，有时甚至高达 2g/L，且必须在合适的 pH 值下才能检出。如尿中存在其他蛋白如清蛋白、球蛋白时，加酸后可出现沉淀，煮沸时沉淀不再溶解，影响判断结果。当 BJP 浓度过高时加热至沸腾，沉淀也可不再溶解。目前多用对甲苯磺酸法过筛，灵敏度高。如尿中存在清蛋白不沉淀，球蛋白大于 5g/L 可出现假阳性。乙酸纤维膜或聚丙烯酰胺凝胶电泳对 BJP 的阳性检出率可达 97%，但如尿中含量较低，则需预先浓缩。

2. 临床意义　约 35% ~ 65% 多发性骨髓瘤的病例尿液中可出现 BJP，且多为 λ 型。早期 BJP 可呈间歇性排出，半数病例每日大于 4g，最多达 90g。在血性腹腔积液或其他体液中也可查出。约 15% 的巨球蛋白血症患者也可出现 BJP 尿。重链病中 μ 链病也可有 BJP 尿。此外，淀粉样变性恶性淋巴瘤、慢淋白血病、转移癌、慢性肾炎、肾盂肾炎、肾癌等患者尿中也偶见 BJP，其机制还不清楚，可能与尿中存在免疫球蛋白碎片有关。动态观察 BJP 有助于了解是否伴有肾功能不全。BJP 产生水平常可反映产生 BJP 的单克隆细胞数，因此测定 BJP 对观察骨髓瘤病程和判断化疗效果等都有一定意义。

（四）尿液 β_2 - 微球蛋白检查

血清 β_2 - 微球蛋白（β_2M）平均浓度为 1.8mg/L，β_2M 可自由通过肾小球滤过膜，在肾小管被重吸收，故尿中仅含滤量的 1%。可采用酶免疫或放射免疫法测定。

1. 参考值　血：β_2M <3mg/L，尿：β_2M <0.2mg/L。

2. 临床意义　如下所述。

（1）血或尿液中的 β_2M 可用于肾小球与肾小管损伤的鉴别。当肾小管损伤时，如急性肾小管炎症、坏死、药物及毒物（如庆大霉素、汞、镉、铬、金制剂等）引起肾小管损害，使得肾小管重吸收不良，尿中排出 β_2M 增高。肾小球病变早期，虽然肾小球通透性增加，β_2M 大量滤过，但因肾小管重吸收功能尚好，故血或尿中 β_2M 均不增高。肾小球病变晚期，滤过功能降低，血中 β_2M 可明显增加。

（2）单纯性膀胱炎时尿中的 β_2M 正常。

（3）肾移植后如有排异反应，影响肾小管功能，尿中 β_2M 含量增加。

（4）自身免疫病如红斑狼疮活动期，造血系统恶性肿瘤如慢性淋巴细胞性白血病时，因 β_2M 合成加快，血清 β_2M 增加，尿中 β_2M 含量也可增高。

（五）尿含铁血黄素定性检查

人体内约有 25% 的储存铁，以铁蛋白和含铁血黄素两种形式存在。尿含铁血黄素（urine hemosiderin）是一种暗黄色不稳定的铁蛋白质聚合物，呈颗粒状。当发生血管内溶血时，大部分血红蛋白随尿排出产生血红蛋白尿，其中一小部分游离血红蛋白被肾小管上皮细胞吸收并分解为含铁血黄素，当细胞脱落时随尿排出。

1. 测定方法及评价　当尿中有含铁血黄素时，其中的高铁离子（Fe^{3+}）与亚铁氰化钾作用，在酸性环境中，生成蓝色的亚铁氰化铁沉淀称 Prussian 蓝反应；而含铁血黄素的低铁离子（Fe^{2+}）在酸性环境中被高铁氰化钾氧化成 Fe^{3+} 参加反应。本法阳性是诊断血管内溶血的有用指标，但尿含铁血黄素定性检查阴性也不能完全排除血管内溶血，因为只有含铁血黄素颗粒直径在 $1\mu m$ 以上时，才能在显微镜下观察出来。

2. 质量控制　如下所述。

（1）留清晨第一次尿，将全部尿液自然沉淀，再取沉淀物离心，提高阳性检出率。

（2）所用盛尿容器，检验用试管、玻片、试剂均应防止铁剂污染，否则会出现假阳性。

（3）每次实验应做阴性对照：如亚铁氰化钾与盐酸混合即显深蓝色，表示试剂已被污染。

（4）要保持盐酸的浓度，实验时盐酸过少，易出现假阴性。

3. 参考值　定性实验：阴性。

4. 临床意义　急、慢性血管内溶血、阵发性睡眠性血红蛋白尿症可引起含铁血黄素尿。在溶血初期，由于血红蛋白尚未被肾小管上皮细胞吸收，未形成含铁血黄素排出，虽然有血红蛋白尿，但该实验可呈阴性，而隐血实验可呈阳性。但有时血红蛋白含量少，隐血实验呈阴性，但本实验呈阳性。

（六）尿液亚硝酸盐定性检查

当尿中有病原微生物增殖，并且尿液在膀胱中存留足够长时间的情况下，某些含有硝酸盐还原酶的感染病原菌可将尿中的硝酸盐（nitrate）还原为亚硝酸盐（nitrite，NIT）。最常见的细菌有：大肠杆菌属、克雷白杆菌属、变形杆菌、假单孢菌属等。此外，产气杆菌、铜绿假单胞菌、某些厌氧菌以及真菌也富含硝酸盐还原酶。因此，亚硝酸盐定性实验可作为泌尿系统感染的筛选指标之一。

1. 测定方法及评价　NIT 测定基本上都是利用 Griss 原理，即 NIT 先与对氨基苯磺酸或氨基苯磺酰胺反应形成重氮盐，再与 α-萘胺结合形成红色偶氮化合物。

（1）湿化学法：即将混合药物的干粉直接与尿液作用，观察颜色的变化。此法使用方便，检测快速。

（2）干化学法：目前临床广泛使用的多联干化学试带是根据 Griss 原理设计开发的，主要用于检测尿路因大肠杆菌感染产生的亚硝酸盐。使用含白细胞测定模块的多联干化学试带对泌尿系统感染的诊断筛查更有意义。NIT 反应敏感度为 $0.3 \sim 0.6mg/L$。此法也可用于仪器检测。

由于 Griss 反应取决于以下 3 个条件：感染的病原微生物的种类，尿液滞留时间，硝酸盐的存在。因此，NIT 测定对泌尿系统感染的阳性检出率并非 100%。

2. 参考值　定性实验：阴性。

3. 质量控制　如下所述。

（1）防止假阳性干扰：当标本被非感染性细菌污染时会呈假阳性。因此应用新鲜标本测定。

（2）控制假阴性：①最好使用晨尿，以便尿液在膀胱内有足够的存留时间使细菌完成还原作用。②患者服用利尿剂后，由于排尿次数增多会使结果呈假阴性。大剂量维生素 C 可抑制 Griss 反应而呈假阴性。③硝基呋喃可降低实验的敏感度，使用抗生素后可抑制细菌活动使反应转为阴性。④其他：高比重尿使反应的敏感度降低，当 NIT 含量小于 1mg/L 时结果会呈阴性。另外若饮食中摄入蔬菜、水果过少，也会呈阴性。

（3）结果分析本实验只针对具有硝酸盐还原酶的病原体，因此在分析结果时应结合镜检报告。仅有 NIT 阴性不能排除泌尿系统感染，反之 NIT 阳性也未必一定有泌尿系统感染，应进一步进行细菌学检查。

4. 临床意义　该指标可作为泌尿系统感染的过筛实验，但 NIT 阴性不能排除感染。

（七）尿卟啉定性检查

卟啉是构成血红蛋白、肌红蛋白及细胞色素等的重要成分，是血红素合成的中间体。正常人血和尿中含有很少量的卟啉类化合物。卟啉病患者卟啉代谢紊乱，其产物大量由尿和粪便排出。尿液中排出过多的卟啉即卟啉尿（porphyrinuria）。可用乙酸乙酯提取尿中卟啉，再转入盐酸溶液，盐酸溶液中卟啉在紫外线照射下显红色荧光。本法最低检出量为 200μg/L 尿。也可用溶剂抽提后，用分光光度法、薄层层析法、高效液相层析法等做定量测定。正常人阴性，阳性见于卟啉病。卟啉病是由于人体内一些酶缺陷，在血红蛋白合成过程中产生过多的卟啉或其前体的疾病。本病常为遗传性，后天性多因肝炎、肝硬化、化学药物和铅中毒引起。

（八）尿苯丙酮酸定性检查

苯丙酮酸是苯丙氨酸的代谢产物。苯丙酮酸尿（phenylketonuria，PKU）是氨基酸尿的一种，为常染色体隐性遗传疾病。发病机制是由于肝脏中缺乏 L-苯丙氨酸羟化酶，苯丙氨酸不能转化为酪氨酸，只能转变为苯丙酮酸，大量苯丙酮酸不能被肾小管重吸收而排入尿中。尿苯丙酮酸定性检查（三氯化铁实验）是尿液中的苯丙酮酸与三价铁离子作用产生蓝绿色反应。该法较敏感，操作简单，试剂便宜容易获得，缺点是尿中的干扰物质较多，与三氯化铁有显色反应，应注意观察。干扰显色而导致假阴性的是磷酸盐，可先用沉淀剂将磷酸盐转变成磷酸铵镁沉淀除去，如对羟基苯酮酸、胆红素、尿黑酸、丙酮酸、乙酰乙酸、对氨基水杨酸、氨基比林等。正常人阴性，苯丙酮酸尿患儿，出生后 5~15 天即可出现阳性，当排出量大于 0.5g/24h 时才能查出。

（李永钢）

第九章

粪便检验

第一节　一般性状检查

一、颜色

可根据观察所见报告，如黄色、褐色、灰白色、绿色、红色、柏油样等。

正常粪便因粪胆素而呈棕黄色，但可因饮食、药物或病理原因影响而改变粪便颜色。灰白色见于钡餐后、服硅酸铝、阻塞性黄疸、胆汁减少或缺乏。绿色见于食用含叶绿素的蔬菜后及含胆绿素时。红色见于下消化道出血、食用西红柿、西瓜等。柏油样便见于上消化道出血等。酱色常见于阿米巴痢疾，食用大量咖啡、巧克力等。米泔水样见于霍乱、副霍乱等。

二、性状

可报告为软、硬、糊状、泡沫样、稀汁样、血水样、血样、黏液血样、黏液脓样、有不消化食物等。

正常时为有形软便。

1. 球形硬便　便秘时可见。
2. 黏液稀便　见于肠壁受刺激或发炎时，如肠炎、痢疾和急性血吸虫病等。
3. 黏液脓性血便　多见于细菌性痢疾。
4. 酱色黏液便（可带脓）　多见于阿米巴痢疾。
5. 稀汁样便　可见于急性肠胃炎，大量时见于伪膜性肠炎及隐孢子虫感染等。
6. 米泔样便并有大量肠黏膜脱落　见于霍乱、副霍乱等。
7. 扁平带状便　可能因直肠或肛门狭窄所致。

三、寄生虫虫体

蛔虫、蛲虫、绦虫节片等较大虫体，肉眼即可分辨。钩虫虫体常需将粪便冲洗过筛后方可看到。服驱虫剂后排便时应检查有无虫体。驱绦虫后应仔细寻找有无虫头。

（李永钢）

第二节　粪便显微镜检查

一、直接涂片镜检

（1）洁净玻片上加等渗盐水 1～2 滴，选择粪便的不正常部分，或挑取不同部位的粪便做直接涂片检查。

（2）制成涂片后，应覆以盖片。涂片的厚度以透过玻片隐约可辨认本书上的字迹为宜。

（3）在涂片中如发现疑似包囊，则在该涂片上于盖玻片边缘近处加1滴碘液或其他染色液，在高倍下仔细鉴别，如仍不能确定时，可另取粪便做浓缩法检查。

（4）虫卵的报告方式：未找到者注明"未找到虫卵"，找到一种报告一种，找到几种报告几种，并在该虫卵后面注明数量若干，以低倍视野或高倍视野计算，建议逐步实施定量化报告。

（5）应注意将植物纤维及其细胞与寄生虫、人体细胞相鉴别，并应注意有无肌纤维、结缔组织、弹力纤维、淀粉颗粒、脂肪小滴球等。若大量出现，则提示消化不良或胰腺外分泌功能不全。

（6）细胞中应该注意红细胞、白细胞、嗜酸性粒细胞（直接涂片干后用瑞氏染色）、上皮细胞、巨噬细胞等。

（7）脂肪：粪便脂肪由结合脂肪酸、游离脂肪酸和中性脂肪组成。经苏丹Ⅲ染液（将1~2g苏丹Ⅲ溶于100mL 70%乙醇溶液）直接染色后镜检，脂肪呈较大的橘红色或红色球状颗粒，或呈小的橘红色颗粒。若显微镜下脂肪球个数>60/HP表明为脂肪泻。

（8）夏科-雷登（Charcot-Leyden）结晶：为无色或浅黄色两端尖而透明具有折光性的菱形结晶，大小不一。常见于肠道溃疡，尤以阿米巴感染粪便中最易检出。过敏性腹泻及钩虫病患者粪便亦常可见到。

（9）细菌约占粪便净重的1/3，正常菌群主要是大肠杆菌、厌氧菌和肠球菌，约占80%；而过路菌（如产气杆菌、变形杆菌、绿脓杆菌等）不超过10%；芽孢菌（如梭状菌）和酵母样菌为常住菌，但总量不超过10%。

正常菌群消失或比例失调可因大量应用抗生素所致，除涂片染色找细菌外，应采用不同培养基培养鉴定。

二、直接涂片镜检细胞的临床意义

1. 白细胞　正常粪便中不见或偶见。小肠炎症时，白细胞数量较少（<15个/HP），均匀混合于粪便中，且细胞已被部分消化难以辨认。结肠炎症如细菌性痢疾时，白细胞大量出现，可见白细胞呈灰白色，细胞质中充满细小颗粒，核不清楚，呈分叶状，细胞肿大，边缘已不完整或已破碎，出现成堆的脓细胞。若滴加冰乙酸，细胞质和核清晰可见。过敏性肠炎、肠道寄生虫病（阿米巴痢疾或钩虫病）时还可见较多的嗜酸性粒细胞，同时常伴有夏科-雷登结晶。

2. 红细胞　正常粪便中无红细胞。上消化道出血时，红细胞多因胃液及肠液而破坏，可通过隐血试验予以证实。下消化道炎症（如细菌性痢疾、阿米巴痢疾、溃疡性结肠炎）、外伤、肿瘤及其他出血性疾病时，可见到多少不等的红细胞。在阿米巴痢疾的粪便中以红细胞为主，成堆存在，并有破碎现象。在细菌性痢疾时红细胞少于白细胞，常分散存在，形态多正常。

3. 巨噬细胞　细胞较中性粒细胞大，核形态多不规则，细胞质常有伪足状突起，内常吞噬有颗粒或细胞碎屑等异物。粪便中出现提示为急性细菌性痢疾，也可见于急性出血性肠炎或偶见于溃疡性结肠炎。

4. 肠黏膜上皮细胞　整个小肠和大肠黏膜的上皮细胞均为柱状上皮细胞。在生理情况下，少量脱落的上皮细胞大多被破坏，故正常粪便中不易发现。当肠道发生炎症，如霍乱、副霍乱、坏死性肠炎等时，上皮细胞增多。假膜性肠炎时，粪便的黏膜块中可见到数量较多的肠黏膜柱状上皮细胞，多与白细胞共同存在。

5. 肿瘤细胞　乙状结肠癌、直肠癌患者的血性粪便涂片染色，可见到成堆的癌细胞，但形态多不典型，不足以为证。

三、虫卵及原虫直接检查法

粪便检查是诊断寄生虫病常用的病原学检测方法。要取得准确的结果，粪便必须新鲜，送检时间一般不宜超过24h。如检查肠内原虫滋养体，最好立即检查，或暂时保存在35~37℃条件下待查。盛粪便的容器须洁净、干燥，并防止污染；粪便不可混入尿液及其他体液等，以免影响检查结果。

（一）直接涂片法

适用于检查蠕虫卵、原虫的包囊和滋养体。方法简便，对临床可疑患者可连续数天采样检查，提高检出率，但结果阴性并不排除有寄生虫感染。

1. 试剂 如下所述。

（1）生理盐水：称取氯化钠 8.5g，溶于 1 000mL 蒸馏水中。

（2）碘液：有多种配方，较实用的介绍下列两种。

1）Lugol 碘液：碘化钾 10g，碘 5g，蒸馏水 100mL。先用约 25 ~ 50mL 水溶解碘化钾，再加入碘，待溶解后，加水稀释至 100mL，此时，再加入碘少许即难溶解，有助于溶液长期稳定，棕色瓶贮存，置于暗处可稳定 6 个月以上。工作液为贮存液按 1 ∶ 5 水稀释，贮存于棕色滴瓶，供日常应用，每 1 ~ 2 周更新 1 次。

2）D'Autoni 碘液：碘化钾 1.0g，碘 1.5g，蒸馏水 100mL。配制操作同 Lugol 碘液。

2. 操作 如下所述。

（1）用蜡笔或其他记号笔，在玻片的左缘写下标本号。

（2）置 1 滴等渗盐水于玻片左半侧的中央，置 1 滴碘液于玻片右半侧的中央。

（3）用木棍或火柴挑起粪便约 2mg，火柴头大小，加入等渗盐水滴中，并加入相似量粪便到碘液滴中。混合粪便与液滴以形成悬液。

（4）用盖玻片盖住液滴：操作时应首先持好盖玻片，使之与玻片成一角度，然后接触液滴边缘，并轻轻放下盖玻片到玻片上，以避免气泡产生。

（5）用低倍镜检查，如需要鉴定，在高倍镜下，以上下或横向移动方式检查。使全部盖玻片范围都能被检查到。当见到生物体或可疑物时，调至高倍镜以观察其更细微的形态。

3. 附注 如下所述。

（1）用 2mg 粪便制备的理想涂片应是均一的，既不要过厚以致粪渣遮住虫体，也不要过薄而存在空白区域。

（2）涂片的厚度以透过玻片隐约可辨认本书上的字迹为宜。

（3）应注意虫卵与粪便中的异物鉴别：虫卵都具有一定形状和大小；卵壳表面光滑整齐，具固定的色泽；卵内含卵细胞或幼虫。对可疑虫卵或罕见虫卵应请上级技师复核，或送参考实验室确认。

（4）气温越接近体温，滋养体的活动越明显。秋冬季检查原虫滋养体，为保持原虫的活力，应先将载玻片及生理盐水略加温，必要时可用保温台保持温度。应尽可能在 15min 内检查完毕。

（5）近年已有不少资料表明，人芽囊原虫（blastocystis hominis，曾称为人体酵母样菌，人体球囊菌）为人类肠道的致病性或机会致病性寄生原虫，如有查见应予报告，且注明镜下数量，以供临床积累资料，进一步评估其致病性。

（二）厚涂片透明法——加藤法（WHO 推荐法）

适用于各种蠕虫卵的检查。

1. 器材 如下所述。

（1）不锈钢、塑料或纸平板：不同国家生产的平板的规格不同。厚 1mm，孔径 9mm 的平板可通过 50mg 粪便；厚 1.5mm，孔径 6mm 的平板可通过 41.7mg 粪便；厚 0.5mm，孔径为 6.5mm 的平板可通过 20mg 粪便。在实验室内，平板的大小、厚度及孔径大小都应标准化，应坚持使用同一规格的平板以保证操作的可重复性及有关流行与感染强度方面资料的可比性。

（2）亲水性玻璃纸条：厚 40 ~ 50μm，大小 25mm × 30mm 或 25mm × 35mm。

2. 试剂 如下所述。

（1）甘油 – 孔雀绿溶液：3% 孔雀绿水溶液 1mL，甘油 100mL 和蒸馏水 100mL，彻底混匀。

（2）甘油 – 亚甲蓝溶液：3% 亚甲蓝水溶液 1mL，甘油 100mL 和蒸馏水 100mL，彻底混匀。

3. 操作　如下所述。

（1）置少量粪便标本在报纸或小纸片上，用滤网在粪便标本上加压，使部分粪便标本通过滤网积聚于网上。

（2）以刮片横刮滤网以收集筛过的粪便标本。

（3）在载玻片中央部位放置带孔平板，用刮片使孔内填满粪便标本，并用刮片边缘横刮板面以去除孔边过多的粪便（刮片和滤网用后可弃去，如经仔细清洗，也可再使用）。

（4）小心取下平板，使粪便标本成矮小圆柱状留在玻片上。

（5）以在甘油－孔雀绿或甘油－亚甲蓝溶液中浸过的玻璃纸条覆盖粪便。粪便标本较干时，玻璃纸条必须很湿；如为软便，则玻璃纸条水分可略少（如玻璃纸条表面有过多的甘油，可用卫生纸擦去）。在干燥的气候条件下，过多的甘油只能延缓而不能防止粪便标本的干燥。

（6）翻转玻片，在另一张玻片或在表面平滑、坚硬的物体上，朝向玻璃纸条挤压粪便标本，以使标本在玻片与玻璃纸条间均匀散开。澄清后，应能透过涂片读出本书上的字迹。

（7）轻轻从侧面滑动并移下上层玻片，避免与玻璃纸条分离或使之掀起。将玻片置于实验台上，玻璃纸条面朝上。此时，甘油使粪便标本清晰，水分随之蒸发。

（8）除检查钩虫卵外，标本玻片应置室温一至数小时，使标本清晰。为加速清晰及检查过程，也可将标本玻片置于40℃温箱置于或直射阳光下数分钟。

（9）本法制片中的蛔虫及鞭虫卵可在相当长时间内保存，钩虫卵在制片后30~60min就不能看到，血吸虫卵可保存数月。

（10）应以上下或横向移动方式检查涂片，并报告所发现的每种虫卵的计数。然后乘以适宜的数值得出每克粪便中虫卵的数目。如使用50mg平板，乘以20；使用41.7mg平板，乘以24；使用20mg平板，乘以50。

4. 附注　如下所述。

（1）玻璃纸条准备：将玻璃纸浸于甘油－孔雀绿溶液或甘油－亚甲蓝溶液中至少24h。

（2）使用此法需掌握粪膜的合适厚度和透明的时间，如粪膜厚透明时间短，虫卵难以发现；如透明时间过长则虫卵变形，也不易辨认。如检查钩虫卵时，透明时间宜在30min以内。

四、虫卵及包囊浓聚法

（一）沉淀法

原虫包囊和蠕虫卵的比密大，可沉积于水底，有助于提高检出率。但比密小的钩虫卵和某些原虫包囊则效果较差。

1. 重力沉淀法（自然沉淀法）　如下所述。

（1）操作

1）取粪便20~30g，置小搪瓷杯中，加适量水调成混悬液。

2）通过40~60目/英寸铜丝筛或2层纱布滤入500mL的锥形量杯中，再加清水冲洗筛网上的残渣，尽量使黏附在粪渣上的虫卵能被冲入量杯。

3）再加满水，静置25~30min（如收集原虫包囊则需静置6~8h）。

4）缓慢倾去上清液，重新加满水，以后每隔15~20min换水1次（查原虫包囊换水间隔为6h换1次），如此反复数次，至上清液清澈为止。

5）最后倾去上清液，取沉渣用显微镜检查。

（2）附注

1）本法主要用于蠕虫卵检查，蠕虫卵比密大于水，可沉于水底，使虫卵浓集。加之，经水洗后，视野清晰，易于检查。有些虫卵如钩虫卵，比密较轻，应用此法效果不佳。

2）本法缺点为费时，操作烦琐。

2. 离心沉淀法　本法省时，省力，适用于临床检验。

（1）取粪便 0.5 ~ 1.0g，放入小杯内加清水调匀。

（2）用双层纱布或铜丝筛滤去粗渣。

（3）将粪液置离心管中，以 1 500 ~ 2 000r/min，离心 2min，倾去上液，再加水调匀后离心沉淀，如此反复沉淀 2 ~ 3 次，直至上液澄清为止。

（4）最后倾去上清液，取沉渣用显微镜检查。

3. 甲醛 – 乙酸乙酯沉淀法（WHO 推荐方法）　如下所述。

（1）试剂

1）10% 甲醛。

2）生理盐水。

3）Lugol 碘液。

4）乙酸乙酯试剂。

（2）操作

1）用小木棍将 1.0 ~ 1.5g 粪便加到含 10mL 甲醛液的离心管内，并搅动形成悬液。

2）将悬液通过铜丝筛或 2 层湿纱布直接过滤到另一离心管或小烧杯中，然后弃掉纱布。

3）补足 10% 甲醛到 10mL。

4）加入 3.0mL 乙酸乙酯，塞上橡皮塞，混匀后，剧烈振荡 10s。

5）除去橡皮塞，将离心管放入离心机，以 1 500r/min 离心 2 ~ 3min。

6）取出离心管，内容物分为 4 层：最顶层是乙酸乙酯，黏附于管壁的脂性碎片层，甲醛层和沉淀物层。

7）以木棍做螺旋运动，轻轻地搅动脂性碎片层后，将上面 3 层液体 1 次吸出，再将试管倒置至少 5s 使管内液体流出。

8）用一次性玻璃吸管混匀沉淀物（有时需加 1 滴生理盐水），取 1 滴悬液制片检查，也可作碘液制片。

9）先以低倍镜检查。如需鉴别，用高倍镜作检查，观察整个盖玻片范围。

（3）附注

1）本法不仅浓集效果好，而且不损伤包囊和虫卵的形态，易于观察和鉴定。

2）对于含脂肪较多的粪便，本法效果优于硫酸锌浮聚法。但对布氏嗜碘阿米巴包囊，蓝氏贾第鞭毛虫包囊及微小膜壳绦虫卵等的检查效果较差。

（二）浮聚法

利用比密较大的液体，使原虫包囊或蠕虫卵上浮，集中于液体表面。

1. 饱和盐水浮聚法　此法用以检查钩虫卵效果最好，也可用于检查其他线虫卵和微小膜壳绦虫卵。但不适于检查吸虫卵和原虫包囊。

（1）试剂：饱和盐水配制：将食盐 400g 徐徐加入盛有 1 000mL 沸水的容器内，不断搅动，直至食盐不再溶解为止，冷却后，取上清液使用。

（2）操作

1）取拇指（蚕豆）大小粪便 1 块，放于大号青霉素瓶或小烧杯内，先加入少量饱和盐水，用玻棒将粪便充分混合。

2）加入饱和盐水至液面略高于瓶口，以不溢出为止。用洁净载玻片覆盖瓶口，静置 15min 后，平执载玻片向上提拿，翻转后镜检。

2. 硫酸锌离心浮聚法　此法适用于检查原虫包囊、球虫卵囊、线虫卵和微小膜壳绦虫卵。

（1）试剂：33% 硫酸锌溶液：称硫酸锌 330g，加水 670mL，混匀，溶解。

（2）操作

1）取粪便约 1g，加 10 ~ 15 倍的水，充分搅碎，按离心沉淀法过滤，反复离心 3 ~ 4 次（500g 离心

10min），至上液澄清为止。

2）最后倒去上清液，在沉渣中加入硫酸锌溶液，调匀后再加硫酸锌溶液至距管口约1cm处，以1 500r/min离心2min。

3）用金属环取表面的粪液置于载玻片上，加碘液1滴（查包囊），镜检。取标本时，用金属环轻轻接触液面即可，切勿搅动。离心后应立即取标本镜检，如放置时间超过1h以上，会因包囊或虫卵变形而影响观察效果。

常见蠕虫卵和原虫包囊的比密见表9-1。

表9-1 蠕虫卵和原虫包囊的比密

未受精蛔虫卵	1.210～1.230
肝片形吸虫卵	1.200
日本血吸虫卵	1.200
姜片吸虫卵	1.190
迈氏唇鞭毛虫包囊	1.180
华支睾吸虫卵	1.170～1.190
鞭虫卵	1.150
带绦虫卵	1.140
毛圆线虫卵	1.115～1.130
受精蛔虫卵	1.110～1.130
蛲虫卵	1.105～1.115
结肠内阿米巴包囊	1.070
微小内蜒阿米巴包囊	1.065～1.070
溶组织内阿米巴包囊	1.060～1.070
钩虫卵	1.055～1.080
微小膜壳绦虫卵	1.050
蓝氏贾第鞭毛虫包囊	1.040～1.060

五、寄生虫幼虫孵育法

本法适用于血吸虫病的病原检查。

（一）常规孵化法

1. 操作　如下所述。

（1）取新鲜标本约30g，放入广口容器内，加入少量清水，用长柄搅拌器将粪调匀成糊状。

（2）通过铜丝筛或2层纱布滤去粪渣，将滤液放入500mL锥形量杯或三角烧瓶内。

（3）加清水至容器口，静置20～30min，倾去上清液，将沉渣移入三角烧瓶内，加清水至接近瓶口，静置15min。

（4）如此操作共3次，待上层液体澄清即可，勿超过2h。

（5）也可用自动换水装置小心地洗至上液澄清，不冲去沉淀。

（6）放入25～30℃温箱或温室中，孵化2～6h，观察有无作一定方向运动的毛蚴。

（7）次晨复查，出具报告。

（8）孵化阴性应吸取沉渣涂片，注意有无寄生虫卵。

报告方式："毛蚴沉孵阳性"或"毛蚴沉孵阴性"。

2. 附注　如下所述。

（1）自来水中如含氯或氨浓度较高者应将水预先煮沸，或用大缸预先将水储存以去氯。也可在水中加硫代硫酸钠（120kg 水中加 50g/L 硫代硫酸钠 6mL）以除去水中的氯或氨。

（2）农村如使用河水者，应防止水中杂虫混入，对所换的水应先煮沸，冷却后使用。

（3）如水质混浊，可先用明矾澄清（100kg 水约用明矾 3g）。

（4）毛蚴孵出时间与温度有密切关系，>30℃仅需 1～3h，25～30℃需 4～6h，而 <25℃应过夜观察。如室温过高，为防止毛蚴逸出过早，可用 10g/L 盐水换洗，但最后换水孵化时，必须用淡水，不可含盐。

（二）尼龙袋集卵孵化法

1. 操作　如下所述。

（1）先将 120 目/英寸（孔径略大于血吸虫卵）的尼龙袋套于 260 目/英寸（孔径略小于血吸虫卵）的尼龙袋内（两袋的底部均不黏合，分别用金属夹夹住）。

（2）取粪便 30g，放入搪瓷杯内加水捣碎调匀，经 60 目/英寸铜丝筛滤入内层尼龙袋。

（3）然后将两个尼龙袋一起在清水桶内缓慢上下提动洗滤袋内粪液，或在自来水下缓慢冲洗，至袋内流出清水为止。

（4）将 120 目/英寸尼龙袋提出，弃去袋内粪渣，取下 260 目/英寸尼龙袋下端金属夹，将袋内粪渣全部洗入三角量杯内，静置 15min。

（5）倒去上清液，吸沉渣镜检。

（6）将沉渣倒入三角烧瓶内作血吸虫毛蚴孵化。

2. 附注　本法有费时短、虫卵丢失少，并可避免在自然沉淀过程中孵出的毛蚴被倒掉等优点，但需专用尼龙袋。

六、隐孢子虫卵囊染色检查法

目前，隐孢子虫卵囊染色检查最佳的方法为金胺 - 酚改良抗酸染色法，其次为金胺 - 酚染色法和改良抗酸染色法。对于新鲜粪便或经 10% 福尔马林固定保存（4℃ 1 个月内）的含卵囊粪便都可用下列方法染色，不经染色难以识别。

（一）金胺 - 酚染色法

1. 试剂　金胺 - 酚染色液：①第一液 1g/L 金胺 - 酚染色液，金胺 0.1g，酚 5.0g，蒸馏水 100mL；②第二液 3% 盐酸乙醇，盐酸 3mL，95% 乙醇 100mL；③第三液 5g/L 高锰酸钾溶液，高锰酸钾 0.5g，蒸馏水 100mL。

2. 操作　如下所述。

（1）制备粪便标本薄涂片，空气中干燥后，在甲醇中固定 2～3min。

（2）滴加第一液于晾干的粪膜上，10～15min 后水洗。

（3）滴加第二液，1min 后水洗。

（4）滴加第三液，1min 后水洗，待干。

（5）置荧光显微镜检查。

（6）低倍荧光镜下，可见卵囊为一圆形小亮点，发出乳白色荧光。高倍镜下卵囊呈乳白色或略带绿色，卵囊壁为一薄层，多数卵囊周围深染，中央淡染，呈环状，核深染结构偏位，有些卵囊全部为深染。但有些标本可出现非特异的荧光颗粒，应注意鉴别。

（二）改良抗酸染色法

1. 试剂　改良抗酸染色液：第一液酚复红染色液：碱性复红 4g，95% 乙醇 20mL，酚 8mL，蒸馏水 100mL；第二液 10% 硫酸溶液：纯硫酸 10mL，蒸馏水 90mL（边搅拌边将硫酸徐徐倾入水中）。第二液可用 5% 硫酸或 3% 盐酸乙醇；第三液 2g/L 孔雀绿溶液：取 20g/L 孔雀绿原液 1mL，与蒸馏水 9mL

混匀。

2. 操作　如下所述。

（1）制备粪便标本薄涂片，空气中干燥后，在甲醇中固定 2~3min。

（2）滴加第一液于晾干的粪膜上，1.5~10.0min 后水洗。

（3）滴加第二液，1~10min 后水洗。

（4）滴加第三液，1min 后水洗，待干。

（5）置显微镜下观察。

（6）经染色后，卵囊呈玫瑰红色，圆形或椭圆形，背景为绿色。

3. 附注　如下所述。

（1）如染色（1.5min）和脱色（2min）时间短，卵囊内子孢子边界不明显；如染色时间长（5~10min）脱色时间需相应延长，子孢子边界明显。卵囊内子孢子均染为玫瑰红色，子孢子呈月牙形，共4 个。其他非特异颗粒则染成蓝黑色，容易与卵囊区分。

（2）不具备荧光镜的实验室，亦可用本方法先染色，然后在光镜低、高倍下过筛检查。如发现小红点再用油镜观察，可提高检出速度和准确性。

（刘　淼）

第三节　粪便隐血试验

上消化道有少量出血时，红细胞被消化而分解破坏，由于显微镜下不能发现，故称为隐血。

一、免疫学检测法

（一）原理

粪便隐血的免疫检测法是一个高灵敏度的免疫测定法，已有胶乳凝集试验、EIA 法、胶体金法、免疫层析法、免疫–化学并用法等，此外还有半自动、全自动的仪器。该法采用抗人血红蛋白的单克隆抗体和多克隆抗体，特异地针对粪便样品中的人血红蛋白。因此，本试验不受动物血红蛋白的干扰，试验前不需禁食肉类。

（二）操作

根据不同试剂盒的说明书操作。

（三）附注

1. 敏感性和特异性　如下所述。

（1）敏感性：样品中血红蛋白浓度超过 0.2μg/mL，就可得到阳性结果。

（2）特异性：粪便隐血免疫一步检验法对人血红蛋白特异性很强，样品中鸡、牛、马、猪、羊等动物血液血红蛋白含量在 500μg/mL 以下时，不出现假阳性结果。

2. 试验局限性　如下所述。

（1）本法可以帮助医生早期发现胃肠道因病变的出血，然而，由于家族性息肉或直肠癌可能不出血，或出血在粪便中分布不均匀，或粪便处理不当（高温、潮湿、放置过久等）都可造成阴性结果。

（2）本法对正常人检验有时也会得到阳性结果，这是由于某种刺激胃肠道的药物造成粪便隐血所致。

（3）本检验法只能作为筛查或辅助诊断用，不能替代胃镜、直肠镜、内窥镜和 X 线检查。

（4）上消化道出血者本法阳性率低于化学法。

（四）临床意义

（1）消化道出血时，如溃疡病、恶性肿瘤、肠结核、伤寒、钩虫病等，本试验可为阳性。一般而言，上消化道出血时化学法比免疫法阳性率高；下消化道出血时免疫法比化学法灵敏度高。

（2）消化道恶性肿瘤时，一般粪便隐血可持续阳性，溃疡病时呈间断性阳性。本法对消化道恶性肿瘤的早期检出率约 30%～40%，进行期约为 60%～70%，如果连续检查 2 天，阳性率可提高10%～15%。

（3）作为大批量肠癌筛查仍以匹拉米洞为主。愈创木脂化学法更符合价廉、方便。

二、试带法

国内外生产以匹拉米洞、四甲基联苯胺为显色基质的隐血试验试带，使用方便，患者也可自留标本检测。

三、邻联甲苯胺法

（一）原理

血红蛋白中的亚铁血红素有类似过氧化物酶的活性，能催化 H_2O_2 作为电子受体使邻联甲苯胺氧化成邻甲偶氮苯而显蓝色。

（二）试剂

（1）10g/L 邻联甲苯胺（o - tolidine）溶液　取邻联甲苯胺 1g，溶于冰乙酸及无水乙醇各 50mL 的混合液中，置棕色瓶中，保存于4℃冰箱中，可用 8～12 周，若变为深褐色，应重新配制。

（2）3% 过氧化氢液。

（三）操作

（1）用竹签挑取少量粪便，涂在消毒棉签上或白瓷板上。

（2）滴加 10g/L 邻联甲苯胺冰乙酸溶液 2～3 滴于粪便上。

（3）滴加 3% 过氧化氢 2～3 滴。

（4）立即观察结果，在 2min 内显蓝色为阳性。

（四）结果判断

（1）阴性：加入试剂 2min 后仍不显色。

（2）阳性(＋)：加入试剂 10s 后，由浅蓝色渐变蓝色。

　　　　（2＋）：加入试剂后初显浅蓝褐色，逐渐呈明显蓝褐色。

　　　　（3＋）：加入试剂后立即呈现蓝褐色。

　　　　（4＋）：加入试剂后立即呈现蓝黑褐色。

（五）附注

（1）o - tolidine［3，3' - Dimethyl -（1，1' - biphenyl）4，4' - Diamine，$C_{14}H_{16}N_2$，MW212.3］，中文名称邻联甲苯胺，亦称邻甲联苯胺。另有，o - toluidine（2 - Aminotoluene，C_7H_9N，MW107.2），中文名称邻甲苯胺，可用于血糖测定，两者应予区别。

（2）粪便标本必须及时检查，以免灵敏度降低。

（3）3% 过氧化氢易变质失效，应进行阳性对照试验，将过氧化氢滴在血片上可产生大量泡沫。

（4）强调实验前三天内禁食动物血、肉、肝脏及富含叶绿素食物、铁剂、中药，以免假阳性反应。齿龈出血、鼻出血、月经血等均可导致阳性反应。

（5）用具应加热处理，如试管、玻片、滴管等，以破坏污染的过氧化物酶。

（6）也可选用中等敏感的愈创木脂（gum guaiacum）法，但必须选购质量优良的愈创木脂，配制成 20g/L 愈创木脂乙醇溶液，或用匹拉米酮溶液代替 10g/L 邻联甲苯胺乙醇溶液，操作同上。

（刘　淼）

第十章

体液检验

第一节　脑脊液检查

一、标本处理

（1）标本收集后应立即送检，一般不能超过 1h。将 CSF 分别收集于三个无菌试管（或小瓶）中，每管 1~2mL：第一管做细菌培养，必须留于无菌小试管中；第二管做化学或免疫学检查；第三管做一般性状检查和显微镜检查。

（2）收到标本后应立即检验。久置可致细胞破坏，影响细胞计数及分类检查；葡萄糖含量降低；病原菌破坏或溶解。

（3）细胞计数管应避免标本凝固，遇高蛋白标本时，可用 EDTA 盐抗凝。

二、一般性状检查

主要观察颜色与透明度，可记录为水样透明（白细胞 200/μl 或红细胞 400/μl 可致轻微混浊）、白雾状混浊、微黄混浊、绿黄混浊、灰白混浊等。脓性标本应立即直接涂片进行革兰染色检查细菌，并应及时接种相应培养基。

1. 红色　如标本为血性，为区别蛛网膜下隙出血或穿刺性损伤，应注意以下情况。

（1）将血性脑脊液试管离心沉淀（1 500r/min），如上层液体呈黄色，隐血试验阳性，多为蛛网膜下隙出血，且出血的时间已超过 4h，约 90% 患者为 12h 内发生出血。如上层液体澄清无色，红细胞均沉管底，多为穿刺损伤或因病变所致的新鲜出血。

（2）红细胞皱缩，不仅见于陈旧性出血，在穿刺外伤引起出血时也可见到。因脑脊液渗透压较血浆高所致。

2. 黄色　除陈旧性出血外，在脑脊髓肿瘤所致脑脊液滞留时，也可呈黄色。黄疸患者（血清胆红素 171~257μmol/L）的脑脊液也可呈黄色。但前者呈黄色透明的胶冻状。脑脊液蛋白 ≥1.50g/L，红细胞 >100×10⁹ 个/L 也可呈黄色。橘黄色见于血液降解及进食大量胡萝卜素。

3. 米汤样　由于白（脓）细胞增多，可见于各种化脓性细菌引起的脑膜炎。

4. 绿色　可见于绿脓假单胞菌、肺炎链球菌、甲型链球菌引起的脑膜炎、高胆红素血症和脓性脑脊液。

5. 褐或黑色　见于侵犯脑膜的中枢神经系统黑色素瘤。

三、蛋白定性试验

1. 原理　脑脊液中球蛋白与苯酚结合，可形成不溶性蛋白盐而下沉，产生白色浑浊或沉淀，即潘氏（Pandy）试验。

2. 试剂　5% 酚溶液：取纯酚 25mL，加蒸馏水至 500mL，用力振摇，置 37℃ 温箱内 1~2 天，待完全溶解后，置棕色瓶内室温保存。

3. 操作 取试剂 2～3mL，置于小试管内，用毛细滴管滴入脑脊液 1～2 滴，衬以黑背景，立即观察结果。

4. 结果判断 如下所述。

（1）阴性：清晰透明，不显雾状。

（2）极弱阳性（±）：微呈白雾状，在黑色背景下，才能看到。

（3）阳性(＋)：灰白色云雾状。

（2＋）：白色浑浊。

（3＋）：白色浓絮状沉淀。

（4＋）：白色凝块。

5. 临床意义 正常时多为阴性或极弱阳性。有脑组织和脑脊髓膜疾患时常呈阳性反应，如化脓性脑脊髓膜炎、结核性脑脊髓膜炎、梅毒性中枢神经系统疾病、脊髓灰质炎、流行性脑炎等。脑出血时多呈强阳性反应，如外伤性血液混入脑脊液中，亦可呈阳性反应。

四、有形成分检查

（一）细胞总数

1. 器材及试剂 如下所述。

（1）细胞计数板。

（2）红细胞稀释液（与血液红细胞计数稀释液相同）。

2. 操作 如下所述。

（1）对澄清的脑脊液可混匀后用滴管直接滴入计数池，计数 10 个大方格内红、白细胞数，其总和即为每微升的细胞数。再换算成每升脑脊液中的细胞数。如细胞较多，可计数一大格内的细胞×10，即得每微升脑脊液中细胞总数。如用"升"表示，则再乘以 10^6。

（2）混浊或带血的脑脊液可用血红蛋白吸管吸取混匀的脑脊液 20μl，加入含红细胞稀释液 0.38mL 的小试管内，混匀后滴入计数池内，用低倍镜计数 4 个大方格中的细胞总数，乘以 50，即为每微升脑脊液的细胞总数。

（二）白细胞计数

1. 非血性标本 小试管内放入冰乙酸 1～2 滴，转动试管，使内壁沾有冰乙酸后倾去之，然后滴加混匀的脑脊液 3～4 滴，数分钟后，混匀充入计数池，按细胞总数操作中的红、白细胞计数法计数。

2. 血性标本 将混匀的脑脊液用 1% 乙酸溶液稀释后进行计数。为剔除因出血而来的白细胞数，用下式进行校正。

脑脊液白细胞校正数 = 脑脊液白细胞测定值 － 出血增加的白细胞数

出血增加的白细胞数 = 外周血白细胞数×脑脊液红细胞数/外周血红细胞数

3. 参考区间 正常人脑脊液中无红细胞，仅有少量白细胞。白细胞计数：成人（0～8）×10^6/L；儿童（0～15）×10^6/L；新生儿：（0～30）×10^6/L。以淋巴细胞及大单核细胞为主，两者之比约为 7：3，偶见内皮细胞。

4. 附注 如下所述。

（1）计数应及时进行，以免脑脊液凝固，使结果不准确。

（2）细胞计数时，应注意新型隐球菌与白细胞的区别。前者不溶于乙酸，加优质墨汁后可见不着色的荚膜。

（3）计数池用后，应用 75% 乙醇消毒 60min。忌用酚消毒，因会损伤计数池的刻度。

（三）细胞分类

1. 直接分类法 白细胞计数后，将低倍镜换为高倍镜，直接在高倍镜下根据细胞核的形态分别计数单个核细胞（包括淋巴细胞及单核细胞）和多核细胞，应数 100 个白细胞，并以百分率表示。若白细胞少于 100 个应直接写出单核、多核细胞的具体数字。

2. 染色分类法　如直接分类不易区分细胞时，可将脑脊液离心沉淀，取沉淀物 2 滴，加正常血清 1 滴，推片制成均匀薄膜，置室温或 37℃ 温箱内待干，进行瑞氏染色后用油镜分类。如见有不能分类的细胞，应请示上级主管，并另行描述报告，如脑膜白血病或肿瘤细胞等。

3. 参考区间　脑脊液白细胞分类计数中，淋巴细胞成人 40%~80%，新生儿 5%~35%；单核细胞成人 15%~45%，新生儿 50%~90%；中性粒细胞成人 0~6%，新生儿 0~8%。

4. 临床意义　如下所述。

（1）中枢神经系统病变的脑脊液，细胞数可增多，其增多的程度及细胞的种类与病变的性质有关。

（2）中枢神经系统病毒感染、结核性或霉菌性脑脊髓膜炎时，细胞数可中度增加，常以淋巴细胞为主。

（3）细菌感染时（化脓性脑脊髓膜炎），细胞数显著增加，以中性粒细胞为主。

（4）脑寄生虫病时，可见较多的嗜酸性粒细胞。

（5）脑室或蛛网膜下隙出血时，脑脊液内可见多数红细胞。

五、细菌直接涂片检查

（一）革兰染色

临床怀疑流行性脑脊髓膜炎或化脓性脑脊髓膜炎时，应作细菌学涂片检查，未治疗细菌性脑脊髓膜炎患者革兰染色阳性率可达 60%~80%。操作如下。

（1）将脑脊液立即以 2 000r/min 离心 15min，取沉淀物涂片 2 张。

（2）涂片应在室温中，或置 37℃ 温箱中干燥，切勿以火焰烤干。

（3）已干燥涂片经火焰固定后，一张涂片用 0.5%~1% 亚甲蓝染色 30s，另一张作革兰染色。

（4）注意细胞内外的细菌形态，报告时应予以描述。

（二）抗酸染色

临床怀疑为结核性脑脊髓膜炎时，应作抗酸染色。单张涂片抗酸染色阳性率较低，但如将检查涂片增至 4 张，阳性率可达 80% 以上。

（三）湿片浓缩检查

可查见原虫，蠕虫感染等。

六、真菌检查——新型隐球菌检查

（1）取脑脊液，以 2 000r/min 离心 15min，以沉淀物作涂片，加优质经过滤的细墨汁 1 滴，混合，加盖玻片检查。

（2）先用低倍镜检查，如发现在黑色背景中有圆形透光小点，中间有一细胞大小的圆形物质，即转用高倍镜仔细观察结构，新型隐球菌直径 5~20μm，可见明显的厚荚膜，并有出芽的球形孢子。

（3）每次镜检应用空白墨水滴作为对照，以防墨汁污染。

（4）新型隐球菌患者约有 50% 阳性率。

报告方式：墨汁涂片找到"隐球菌属"。

七、脑脊液分光分析法检查

1. 原理　当红细胞混入脑脊液后，经过一定时间，红细胞破坏，可释放出血红蛋白，以氧合血红蛋白、高铁血红蛋白（MetHb）或胆红素等色素形式存在。它们的最大吸收峰值有差异，可用分光光度法鉴别。

2. 器材　可用波长能自动扫描的各类型分光光度计或国产 721 型分光光度计等。

3. 操作 如下所述。

（1）取得脑脊液后，立即以 3 000r/min 离心 5min。

（2）上清液在分光光度计上自动描记，波长选择 220～700nm。用蒸馏水调空白，然后按吸收曲线形态和吸光度数值加以分析，如病理标本致脑脊液色泽过深者，可用生理盐水稀释 3～5 倍后再扫描。

（3）如没有连续自动描记的分光光度计时，则可分别在 415nm、460nm、540nm、575nm、630nm 波长读取吸光度。

4. 结果判断 如下所述。

（1）正常脑脊液，仅可见 280nm 处的蛋白吸收峰，而无其他吸收峰出现。

（2）如在 415nm、460nm、540nm、575nm、630nm 有色素吸收峰为阳性。

（3）HbO_2 为主时，最大吸收峰在 415nm；出现少量 MetHb 后，最大吸收峰向 406nm 移动，同时 630nm 处出现 MetHb 另一特异吸收峰；若脑脊液中以 MetHb 为主时，最大吸收峰移至 406nm。

5. 附注 如下所述。

（1）临床上采取脑脊液标本时，应按先后两管收集法立即送检。这样将先后两管脑脊液的分光分析结果进行比较，将有助于损伤血性与病理血性脑脊液的鉴别。

（2）穿刺损伤的血性脑脊液标本如未及时检验，则可因红细胞在试管内破坏后释出血红蛋白，造成假阳性。

6. 临床意义 如下所述。

（1）新鲜出血时，氧合血红蛋白出现最早，经 2～3 天达最高值，以后逐渐减低。而胆红素则在 2～3 天后开始出现，并逐渐增高。如在蛛网膜下隙出血的脑脊液中，发病 2h 内即可发现氧合血红蛋白，3～4 天后出现胆红素吸收峰，其量逐渐增加，而氧合血红蛋白则有减少的倾向，至第 3 周，逐渐吸收消失。

（2）脑脊液中氧合血红蛋白的出现，可作为新鲜出血或再出血的指标；高铁血红蛋白的出现，为出血量增多或出血时间延长的标志；胆红素的出现可说明为陈旧性出血。

（刘　淼）

第二节　精液检查

一、标本收集

（1）在 3 个月内检查 2 次至数次，二次之间间隔应 >7 天，但不超过 3 周。

（2）采样前至少禁欲 3 天，但不超过 7 天。

（3）采样后 1h 内送到检验科。

（4）用清洁干燥广口塑料或玻璃小瓶收集精液，不宜采用避孕套内的精液。某些塑料容器具有杀精子作用，但是否合适应事先做试验。

（5）应将射精精液全部送验。

（6）传送时温度应在 20～40℃。

（7）容器必须注明患者姓名和（或）识别号（标本号或条码），标本采集日期和时间。

（8）和所有体液一样，精液也必须按照潜在生物危害物质处理，因为精液内可能含有肝炎病毒、人类免疫缺陷（病毒）和疱疹病毒等。

二、一般性状检查

一般性状检查包括记录精液量、颜色、透明度、黏稠度和是否液化。

1. 外观 正常精液呈灰白色或乳白色，不透明。棕色或红色提示出血。黄色可能服用某种药物。精子浓度低时精液略显透明。

正常精液是一种均匀黏稠的液体，射精后立即凝固，30min 后开始液化。若液化时间超过 60min 考虑为异常，应记录这种情况。正常精液可含有不液化的胶冻状颗粒。

2. 量 用刻度量筒或移液管测定。正常一次全部射精精液量约 2~5mL。精液量过多或过少是不育的原因之一。

3. 黏稠度 在精液全部液化后，用 Pasteur 滴管吸入精液，然后让精液依靠重力滴落，并观察拉丝长度。正常精液呈水样，形成不连续小滴。黏稠度异常时，形成丝状或线状液滴（长度大于 2cm）。也可使用玻璃棒或注射器测定黏稠度。

4. 酸碱度 用精密试带检查。正常人 pH 为 7.2~8.0，平均 7.8。

三、精子存活率

精子存活率（motility）用活精子比例来反映。

1. 伊红染色法 如下所述。

（1）试剂：5g/L 伊红 Y 染色液：伊红 Y 0.5g，加生理盐水至 100mL。

（2）操作

1）在载玻片上加新鲜精液和伊红溶液各 1 滴，混匀后，加上盖玻片，30s 后在高倍镜下观察，活精子不着色，死精子染成红色。

2）计数 200 个精子，计算未着色（活精子）的百分率。

2. 伊红 - 苯胺黑染色法 如下所述。

（1）试剂

1）10g/L 伊红 Y 染色液：伊红 1g，加蒸馏水至 100mL。

2）100g/L 苯胺黑染色液：苯胺黑 10g，加蒸馏水至 100mL。

（2）操作

1）取小试管，加新鲜精液和伊红溶液各 1 滴，混匀。

2）30s 后，加苯胺黑溶液 3 滴，混匀。

3）30s 后，在载玻片上，加精液 - 伊红 - 苯胺黑混合液 1 滴，制成涂片，待干。

4）油镜下观察，活精子为白色，死精子染成红色，背景呈黑色，计数 200 个精子，计算未着色活精子的百分率。

3. 精子低渗膨胀试验（HOS） 如下所述。

（1）试剂：膨胀液：枸橼酸钠 0.735g，果糖 1.351g，加蒸馏水至 100mL。分装，-20℃冷冻保存，使用前解冻，并充分混匀。

（2）操作

1）取小试管，加 1mL 膨胀液，37℃预温 5min。

2）加 0.1mL 液化精液，轻轻搅匀，在 37℃孵育至少 30min。

3）在相差显微镜下观察精子，膨胀精子为尾部形状发生变化的精子，即活精子（图10-1）。计数 200 个精子，计算膨胀精子的百分率。

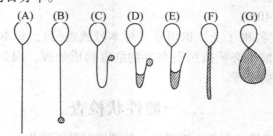

图 10-1 低渗情况人类精子典型变化
A. 无变化；B~G. 尾部变化的不同类型，画线部分代表尾部膨胀区

4. 参考区间 在排精 30 ~ 60min 内，约有 70% 以上精子应为活动精子。精子低渗膨胀试验应有 60% 以上精子出现尾部膨胀。

5. 附注 如下所述。

（1）如室温低于 10℃时，应将标本先放入 37℃温育 5 ~ 10min 后镜检。

（2）某些标本试验前就有尾部卷曲的精子，在 HOS 试验前，计算未处理标本中尾部卷曲精子的百分数，实际 HOS 试验结果百分率就等于测定值减去未处理标本中尾部卷曲精子百分率。

（3）HOS 也是精子尾部膜功能试验。

四、精子活力

WHO 推荐一种无须复杂设备而能进行简单精子活力（activity）分级的方法。

1. 操作 取 10μl 标本涂片，连续观察至少 5 个视野，对 200 个精子进行分级，首先计数 a 级和 b 级精子，随后在同一视野内计数 c 级和 d 级精子。

2. 结果判断 根据下述标准把精子活力分为 a、b、c、d 四级。

a 级：快速前向运动：37℃时速度≥25μm/s，或 20℃速度≥20μm/s（25μm 大约相当于精子 5 个头部的长度，或半个尾部的长度）。

b 级：慢速或呆滞的前向运动。

c 级：非前向运动（<5μm/s）。

d 级：不动。

3. 参考区间 正常精液采集后 60min 内，a 级 + b 级精子达 50% 以上。

五、精子计数

1. 试剂 精子稀释液：碳酸氢钠 5g，40% 甲醛溶液 1mL，蒸馏水 100mL，待完全溶解过滤后使用。

2. 操作 如下所述。

（1）于小试管内加精子稀释液 0.38mL，吸液化精液 20μl，加入稀释液内摇匀。

（2）充分摇匀后，滴入改良 Neubauer 血细胞计数池内，静置 1 ~ 2min，待精子下沉后，以精子头部作为基准进行计数。

（3）如每个中央中方格内精子少于 10 个，应计数所有 25 个中方格内的精子数。

（4）如每个中央中方格内精子在 10 ~ 40 个，应计数 10 个中方格内的精子数。

（5）如每个中央中方格内精子多于 40 个，应计数 5 个中方格内的精子数。

3. 结果判断

$$精子数 = \frac{计数结果}{计数中方格数} \times 25 \times \frac{1}{计数池高度} \times 20 \times 10^3/mL$$

$$= \frac{计数结果}{计数中方格数} \times \frac{1}{计数池高度} \times 5 \times 10^5/mL$$

4. 参考区间 正常男性≥20×10^6/mL。

5. 附注 如下所述。

（1）收集精液前避免性生活 3 ~ 7 天。收集精液标本后应在 1h 内检验，冬季应注意保温。

（2）出现一次异常结果，应隔 1 周后复查，反复查 2 ~ 3 次方能得出比较正确的结果。

（3）如低倍镜、高倍镜检查均无精子，应将精液离心沉淀后再涂片检查，如两次均无精子，报告"无精子"。

六、精子形态观察

1. 试剂 改良巴氏染色液、Shorr 染色液、Diff - Quik 快速染色液：商品化染色液一般质量均佳，但实验室也可自行配制。

2. 操作 如下所述。

（1）在载玻片上滴 1 滴精液，约 5 ~ 20μl，采用压拉涂片法或推片法制片。

（2）待干后，巴氏染色法用等量 95% 乙醇和乙醚混合液固定 5 ~ 15min；Shorr 染色法用 75% 乙醇固定 1min；Diff - Quik 快速染色法用甲醇固定 15s。

（3）作改良巴氏、Shorr 或 Diff - Quik 染色，然后在油镜下观察。

（4）精子头部顶体染成淡蓝色，顶体后区域染成深蓝色，中段染成淡红色，尾部染成蓝色或淡红色，细胞质小滴位于头部后面或中段周围，巴氏染色染成绿色。

3. 结果判断 评估精子正常形态时应采用严格标准，只有头、颈、中段和尾部都正常的精子才正常。精子头的形状必须是椭圆形，巴氏染色精子头部长 4.0 ~ 5.0μm，宽 2.5 ~ 3.5μm，长宽之比应在 1.50 ~ 1.75，顶体的界限清晰，约占头部的 40% ~ 70%。中段细，宽度 <1μm，约为头部长度的 1.5 倍，且在轴线上紧贴头部，细胞质小滴应小于正常头部大小的一半。尾部应是直的、均一的，比中段细，非卷曲，其长约为 45μm。

所有形态学处于临界状态的精子均列为异常。异常精子可有：①头部缺陷：大头、小头、锥形头、梨形头、圆头、无定形头、有空泡头、顶体过小头、双头等；②颈段和中段缺陷：颈部弯曲、中段非对称地接在头部、粗的或不规则中段、异常细的中段等；③尾部缺陷：短尾、多尾、发卡形尾、尾部断裂、尾部弯曲、尾部宽度不规则、尾部卷曲等。

4. 参考区间 正常人精液中正常形态者 ≥30%（异常精子应少于 20%，如超过 20% 为不正常）。WHO 参考范围见表 10 -1。

七、精子凝集

精子凝集是活动精子以各种方式，如头对头，尾对尾或头对尾等彼此粘在一起。以分级方式报告，从"-"（没有凝集）~"++"（所有可动的精子凝集到一起）。凝集的存在，提示可能为免疫因素引起不育。

八、非精子细胞

精液含有的非精子细胞成分，称为"圆细胞"，这些细胞包括泌尿生殖道上皮细胞、前列腺细胞、生精细胞和白细胞。正常人精液中：圆细胞 $<5 \times 10^6/\text{mL}$。

正常精液中白细胞，主要是中性粒细胞，数量不应超过 $1 \times 10^6/\text{mL}$。过多提示感染，为白细胞精子症。

九、其他成分

精液中可以有结晶体、卵磷脂小体、淀粉样体、脂滴、脱落上皮细胞等。

十、参考区间

见表 10 -1。

表 10 -1 WHO 精液检查参考区间

检查项目	1987 年	1992 年	1999 年	2010 年
射精量（mL）	≥2	≥2	≥2	1.5（1.4~1.7）
pH	7.2 ~ 8.0	7.2 ~ 8.0	≥7.2	≥7.2
精子计数（10^6/mL）	≥20	≥20	≥20	15（12~16）
总精子数/射精（10^6/次）	≥40	≥40	≥40	39（33~36）
精子形态（% 正常）	≥50	≥30	≥15 *（严格正常标准）	4（3~4）
精子存活率（%）精子活力	≥75	≥75	≥50	58（55~63）

注：如低体积精子数目的精液样本的 pH 低于 7.0，可能存在生殖道梗阻或先天性双侧输精管缺如。同时也可能是导致精囊发育不良的一个表现。

十一、临床意义

（1）正常精液呈灰白色，久未排精者可呈淡黄色；离体 30min 后，完全液化。根据精液检查结果，临床上常用于诊断男子不育症及观察输精管结扎术后的效果。

（2）正常精子活力一般在 a 级≥25%。如活力 a 级＜25%；a 级＋b 级＜50% 可成为男性不育的原因。

（3）精索静脉曲张症患者精液中常出现形态不正常的精子。

（4）血液中有毒性代谢产物、接触铅等污染物、应用大剂量放射线及细胞毒药物等可使精子形态异常。

（刘　淼）

第三节　前列腺液检查

一、标本收集

临床医师做前列腺按摩术后，采集标本于清洁玻片上，立即送检。

二、检查内容

记录液体颜色、是否混有血液、有无脓块等。湿片镜检，高倍镜下观察白细胞、红细胞、卵磷脂小体，其次为上皮细胞、精子、淀粉样体等。革兰染色后检查细菌。

三、报告方式

1. 卵磷脂小体　报告在高倍视野中分布数量。
2. 白细胞、红细胞　报告方式与尿液相同。
3. 精子、上皮细胞　如找到应报告。

四、参考区间

正常人卵磷脂小体为多量或满视野；白细胞＜10 个/HP；红细胞＜5 个/HP。

五、临床意义

前列腺炎时，白细胞增多，可找到细菌，卵磷脂小体常减少。前列腺癌时，可有血性液体，镜检见多量红细胞，细胞学检查可见癌细胞。前列腺患滴虫感染者亦可找到滴虫。

（刘　淼）

第四节　阴道分泌物检查

阴道分泌物是女性生殖系统分泌的液体，其中主要是由阴道分泌的液体。

一、清洁度

取阴道分泌物，用生理盐水涂片，高倍镜检查，根据所含白细胞（或脓细胞）、上皮细胞、杆菌、球菌的多少，分成 Ⅰ～Ⅳ度，判定结果见表 10－2。

表 10 -2　阴道涂片清洁度判定表

清洁度	杆菌	球菌	上皮细胞	脓细胞或白细胞个数
Ⅰ	多	–	满视野	0 ~ 5 个/高倍视野
Ⅱ	中	少	1/2 视野	5 ~ 15 个/高倍视野
Ⅲ	少	多	少	15 ~ 30 个/高倍视野
Ⅳ	–	大量	–	>30 个/高倍视野

临床意义：清洁度在Ⅰ ~ Ⅱ度内视为正常，Ⅲ、Ⅳ度为异常，多数为阴道炎，可发现阴道霉菌、阴道滴虫等病原体。

单纯不清洁度增高而不见滴虫、霉菌者，可见于细菌性阴道炎。

二、滴虫检查

阴道滴虫呈梨形，比白细胞大 2 倍，顶端有鞭毛 4 根，在 25 ~ 42℃温度下可活动。因此，在寒冷天，标本要采取保温措施。滴虫活动的最适 pH 为 5.5 ~ 6.0。

三、霉菌检查

在湿片高倍镜下见卵圆形孢子，革兰染色油镜下可见革兰阳性孢子或假菌丝与出芽细胞相连接，成链状及分枝状。找到阴道霉菌是霉菌性阴道炎的诊断项目。

四、线索细胞及胺试验

是加德纳菌、动弯杆菌属（mobiluncus）等阴道病的实验室诊断依据。

1. 线索细胞（clue cell）　为阴道鳞状上皮细胞黏附大量加德纳菌及其他短小杆菌后形成。生理盐水涂片高倍镜下可见该细胞边缘呈锯齿状，细胞已有溶解，核模糊不清，其上覆盖有大量加德纳菌及厌氧菌，使其表面毛糙，出现斑点和大量的细小颗粒。涂片革兰染色后，显示黏附于脱落上皮细胞内的细菌为革兰阴性或染色不定的球杆菌，其中，柯氏动弯杆菌（M. curtisii）是一短小的（平均约 1.5μm）革兰染色不定菌，羞怯动弯杆菌（M. mulieris）是一长的（平均约 3.0μm）革兰染色阴性菌，阴道加德纳菌（Gardnerella vaginalis）是一种微需氧的、多形性的革兰染色不定杆菌。线索细胞是诊断细菌性阴道病的重要指标。

2. pH 值　pH 试纸法检查。细菌性阴道病 pH > 4.5。

3. 胺试验　阴道分泌物加 2.5mol/L KOH 溶液时出现鱼腥样气味。细菌性阴道病呈阳性。

（刘　淼）

第五节　痰液检查

痰液是肺泡、支气管和气管的分泌物。痰液检查对某些呼吸系统疾病如肺结核、肺吸虫、肺肿瘤、支气管哮喘、支气管扩张及慢性支气管炎等的诊断、疗效观察和预后判断有一定价值。

一、标本收集

痰液标本收集法因检验目的不同而异，但所用容器须加盖，痰液勿污染容器外（用不吸水容器盛留）。

（1）痰液的一般检查应收集新鲜痰，患者起床后刷牙，漱口（用 3% H_2O_2 及清水漱 3 次），用力咳出气管深处真正呼吸道分泌物，而勿混入唾液及鼻咽分泌物。

（2）细胞学检查用上午 9 点至 10 点深咳的痰液及时送检（清晨第一口痰在呼吸道停留时久，细胞变性结构不清），应尽量送含血的病理性痰液。

（3）浓缩法找抗酸杆菌应留 24h 痰（量不少于 5mL），细菌检验应避免口腔、鼻咽分泌物污染。

（4）幼儿痰液收集困难时，可用消毒棉拭子刺激喉部引起咳嗽反射，用棉拭子采取标本。

（5）观察每日痰排出量和分层时，须将痰放入广口瓶内。

（6）检验完毕后的标本及容器应煮沸 30～40min 消毒，痰纸盒可烧毁，不能煮沸的容器可用 5% 苯酚或 2% 来苏儿溶液消毒后才能用水冲洗。

二、检查方法

（一）一般性状检查

1. 痰量 正常人无痰或仅有少量泡沫痰。在呼吸系统疾病时，痰量可增多，超过 50～100mL。大量增加见于支气管扩张、肺结核、肺内有慢性炎症、肺空洞性病变。肺脓肿或脓胸的支气管溃破时，痰液呈脓性改变。

2. 颜色 有白色、黄色、铁锈色、绿色、黑色等。

3. 性状 黏液性、黏液脓性、脓性、浆液性、血性痰、泡沫痰等。

4. 血液 记录血丝、血块、血痰混合（注意颜色鲜红或暗红）。

5. 有无异常物质 将痰置于培养皿内，衬以黑色背景，用两只竹签挑动，使其展开成薄层后，观察有无支气管管型、库什曼（Curschmann）螺旋体、栓子、肺结石、肺组织坏死的碎片或干酪块等。

6. 临床意义 通常呈无色或灰白色。化脓感染时，可呈黄绿色；明显绿色见于绿脓杆菌感染；大叶性肺炎时可呈铁锈色；阿米巴肺脓肿时呈咖啡色；呼吸系统有病变时痰可呈黏液性、浆液性、脓性、黏液脓性、浆液脓性、血性等。

（二）显微镜检查

选择脓样、干酪样或带脓样血液部分，取 1 小块置玻片上，直接与生理盐水混合，涂成薄片，加盖片后轻压之，用低倍镜及高倍镜检查。注意有无红细胞、白细胞、上皮细胞、弹力纤维、库什曼螺旋体、夏科 - 雷登结晶、胆红素结晶、硫黄样颗粒（放线菌块）、真菌孢子、心力衰竭细胞、载炭细胞、癌细胞等。

（三）寄生虫检查

痰中可能查见肺吸虫卵、溶组织内阿米巴滋养体、棘球蚴的原头蚴、粪类圆线虫幼虫、蛔蚴、钩蚴、尘螨等；卡氏肺孢子虫的包囊也可出现于痰中，但检出率很低。

1. 肺吸虫卵检查 可先用直接涂片法检查，如为阴性，改为浓集法集卵，以提高检出率。

直接涂片法：在洁净载玻片上先加 1～2 滴生理盐水，挑取痰液少许。最好选带铁锈色的痰，涂成痰膜，加盖片镜检。如未发现肺吸虫卵，但见有夏科 - 雷登结晶，提示可能是肺吸虫患者，多次涂片检查为阴性者，可改用浓集法。

浓集法：收集 24h 痰液，置于玻璃杯中，加入等量 10% NaOH 溶液，用玻棒搅匀后，放入 37℃ 温箱内，数小时后痰液消化成稀液状。分装于数个离心管内，以 1 500r/min 离心 5～10min，弃去上清液，取沉渣数滴涂片检查。

2. 溶组织内阿米巴大滋养体检查 取新鲜痰液作涂片。天冷时应注意镜台上载玻片保温。高倍镜观察，如为阿米巴滋养体，可见其伸出伪足并作定向运动。

3. 其他 蠕虫幼虫及螨类等宜用浓集法检查。

（四）嗜酸性粒细胞检查

取痰液做直接涂片，干燥后用瑞氏或伊红－亚甲蓝染色液染色，油镜下计数100个白细胞，报告嗜酸性粒细胞百分数。

（五）细菌检查

取痰液涂成薄片，干燥后行革兰染色，查找肺炎链球菌、螺旋体、梭形杆菌、霉菌等；用抗酸染色找抗酸杆菌。

（六）其他检查

分泌型 IgA、乳酸脱氢酶、唾液酸等。正常人痰中分泌型 IgA 为（2.03±0.21）g/L，在慢性支气管炎急性发作时可降低，治疗后可回升。

慢性支气管炎患者痰中乳酸脱氢酶、唾液酸比正常人高1.5倍或更多，治疗后明显减少，因此可反映临床疗效。

（王原媛）

第三篇

生物化学检验

第三篇

第十一章

蛋白质测定

第一节　血清总蛋白测定

血浆等体液中的蛋白质种类众多，按化学结构可分为仅由氨基酸残基以肽键相连而成的单纯蛋白质和结合有多糖基、脂质、核酸、无机离子等的结合蛋白。由于至今尚无一种可对体液中各种类型蛋白质总量准确测定的常规方法技术，因此，临床检验对体液中总蛋白质（total protein，TP）测定时需假设：①所有体液蛋白均是单纯蛋白质，故其含氮量平均为 16%、糖、脂和无机离子等均不计在内；②各种体液蛋白与化学试剂的反应性（成色、沉淀）均一致。基于以上 2 个假设，体液中总蛋白的测定方法一般利用下列 5 种单纯蛋白质特有的结构或性质。

1. 重复的肽键结构　利用肽键在碱性溶液中可与铜离子发生双缩脲反应，生成紫红色络合物的双缩脲法，为临床检验应用的主要方法。

2. 酪氨酸和色氨酸残基对酚试剂反应或紫外光吸收　如蛋白质中酪氨酸和色氨酸残基可还原磷钨酸 - 磷钼酸试剂起蓝色反应的酚试剂法，芳香族氨基酸残基在 280nm 处有吸收峰的紫外分光光度法。

3. 与色素结合的能力　如在酸性环境下，蛋白质分子可解离出带有正电荷的 NH_3^+，它可与氨基黑、丽春红、考马斯亮蓝、邻苯三酚红钼等染料的阴离子结合，产生颜色反应的染料结合法。

4. 蛋白质沉淀后浊度或光折射的改变　如加入磺基水杨酸、三氯乙酸等蛋白沉淀剂后，蛋白质可产生细小的变性沉淀，混悬液的浊度或光折射的改变与蛋白质的浓度成正比的比浊法。

5. 单纯蛋白质平均含氮量恒定　蛋白质经强酸高温消化后转化成铵盐，加碱使铵盐生成氨，经蒸馏分离，用酸滴定氨，以耗酸量推算氨及氨中含氮量，根据蛋白质平均含氮量为 16% 计算蛋白浓度的凯氏定氮法。该法结果准确性好，精密度高，灵敏度高，是公认的参考方法。但操作复杂烦琐，不适合临床常规检测，多用于蛋白质定量标准品的定值。

上述前 4 类方法技术测定血清等体液中总蛋白时，都需要使用定标品。正常人混合血清经凯氏定氮法准确定值后，是各种常规血清总蛋白测定方法的最佳标准液。牛或人血清白蛋白配制的标准液适用于双缩脲法测定的校准，因为白蛋白为单纯蛋白质并有高纯度的商品试剂，其含氮量恒定，可用凯氏定氮法准确定值；并且其分子中肽键数已知，发生双缩脲反应的成色反应稳定。建议使用凯氏定氮法定值的正常人（具有正常的白/球蛋白比例）血清或混合血清作为染料结合法的定标。对于沉淀法的定标，因为磺基水杨酸对白蛋白产生的浊度比对球蛋白产生的浊度要大 2.5 倍，故牛或人血清白蛋白标准液都不适用于磺基水杨酸沉淀法，但可用于三氯乙酸沉淀法定标。

一、检测方法

（一）双缩脲法

2 个尿素（脲）分子缩合后生成的双缩脲（$H_2N—OC—NH—CO—NH_2$），在碱性溶液中可与 Cu^{2+} 络合生成紫红色反应物，称双缩脲反应。所有蛋白质中都含有肽键，含有 2 个以上肽键（—CONH—）的肽、蛋白质分子中的肽键在碱性溶液中亦可与 Cu^{2+} 发生类似双缩脲反应，生成紫红色的络合物。紫红色络合物在 540nm 的吸光度与肽键数量呈正比关系，据此可计算总蛋白质含量。产生双缩脲反应的试剂称双缩脲试剂。

1. 手工检测　如下所述。

（1）试剂

1）6.0mol/L NaOH 溶液：使用新开瓶的优质氢氧化钠，以减少碳酸盐的污染。称取 240g NaOH 溶于约 800mL 新鲜制备的蒸馏水或刚煮沸冷却的去离子水中，再加水定容至 1L。置聚乙烯塑料瓶中，密塞（不能用玻璃塞）室温中保存。

2）双缩脲试剂：称取 3.00g 未风化、没有丢失结晶水的 $CuSO_4 \cdot 5H_2O$，溶解于 500mL 新制备的蒸馏水或刚煮沸冷却的去离子水中，加酒石酸钠钾（$KNaC_4H_4O_6 \cdot 4H_2O$）9.00g 和 KI 5.0g。待完全溶解后，加入 6.0mol/L NaOH 溶液 100mL，用蒸馏水定容至 1L，置聚乙烯塑料瓶中，密塞（不能用玻璃塞）放室温中保存，至少可稳定 6 个月。该试剂在波长 540nm 的吸光度必须在 0.095～0.105，否则要重新配制。

3）双缩脲空白试剂：不含硫酸铜，其他成分和双缩脲试剂相同。

4）蛋白标准液：可用正常人混合血清，经凯氏定氮法测定总蛋白浓度。最方便的是购买有批准文号的优质市售试剂盒。

（2）操作：按表 11-1 操作。

表 11-1　总蛋白双缩脲常规法测定操作步骤

加入物	测定管	标准管	空白管
待检血清（mL）	0.1		
蛋白标准液（mL）		0.1	
蒸馏水（mL）			0.1
双缩脲试剂（mL）	5.0	5.0	5.0

混匀，37℃反应 10 分钟，分光光度计波长 540nm、比色杯光径 1.0cm 用空白管调零，读取标准管和各测定管的吸光度。

（3）结果计算

血清总蛋白（g/L）＝测定管吸光度/标准管吸光度×蛋白标准液浓度

2. 自动化分析仪检测　不同厂家试剂盒及自动生化分析仪的参数设置可能不同，应坚持选用有正式批文；可量值溯源至参考物质 NIST SRM927c 的质量可靠的产品，严格按说明书及本科室的 SOP 文件操作。下面以某试剂盒的有关上机参数设置为例。

（1）试剂：单试剂（双缩脲试剂）。

（2）操作：测定模式：单试剂终点法；反应模式：吸光度增加型；定标方式：两点定标；反应温度：37℃；主波长：546nm；次波长：700nm；试剂：300μl；血清/标准液 6μl；混合后读取吸光度为 A_1；反应时间：600s 后读取吸光度为 A_2。

（3）结果计算：如下所述。

血清总蛋白（g/L）＝（测定管 $A_2 - A_1$）/（标准管 $A_2 - A_1$）×蛋白标准液浓度

3. 注意事项　如下所述。

（1）方法学特点：该法对各种蛋白质呈色基本相同、显色稳定，特异性、准确度和精密度好，试剂单一方法简便。本法灵敏度较低（最低检测限 2g/L，线性范围 10～150g/L），但可满足血清总蛋白定量要求，而对蛋白质含量低的脑脊液、胸腹水和尿液等其他体液总蛋白定量时不宜采用。以血浆为标本时，因血浆中含有大量的纤维蛋白原，不宜用血清的参考区间。当血清存在脂浊（或静脉输注右旋糖酐使测定管混浊）、溶血（血红蛋白 >650mg/dl）、严重黄疸（胆红素在 540nm 有弱吸光度）时，对本法有干扰。检测此类血清标本，应设血清 0.1mL 加双缩脲空白试剂 5.0mL 的标本空白管，用双缩脲空白试剂调零，检测标本空白管吸光度。以测定管吸光度减去标本空白管吸光度后的净吸光度，作为计算总蛋白浓度的测定管吸光度。若标本空白管吸光度过高，仍会影响测定的准确度。

（2）双缩脲试剂中各成分的作用：①碱性酒石酸钠钾的作用是与 Cu_2^+ 形成复合物，并维持复合物的溶解性，保证与肽键充分反应；②碘化物是抗氧化剂，避免 Cu_2^+ 被氧化；③Cu_2^+ 在碱性环境中与酒石酸钠钾形成的复合物可与肽键的羰基氧和酰氨基氮生成紫红色络合物。

（3）报告单位：因血清中各种蛋白质的相对分子质量不同，所以血清总蛋白质浓度只能用 g/L 表示，不能用 mol/L。

（4）吸光度的大小与试剂的组分、pH、反应温度有关：若能保证上述条件在稳定的标准化状态，可以不必每次做标准管，而依据比吸光度法计算蛋白质浓度；或者配制系列浓度蛋白标准液，绘制标准曲线，根据标准曲线方程计算样本的蛋白质浓度。

（5）酚酞、磺溴酞钠在碱性溶液中呈色，影响双缩脲的测定结果，但人血清中不存在这些物质，可不考虑。此外，含有 2 个以上肽键的肽、蛋白质分子中的肽键才能发生双缩脲反应，并且随着肽键增加呈色由粉红色到红紫色。但血清等体液中二肽及三肽等寡肽极微量，对总蛋白量的影响也可忽略不计。

（6）采血状态对结果的影响：应在安静状态下仰卧位采血，因直立体位总蛋白浓度可有 10% 升高，特别是进行性水肿患者更明显；剧烈运动后立即采血总蛋白最多可升高 12%；采血时止血带压迫静脉时间超过 3 分钟，总蛋白也可上升 10%，应避免。

（7）标本稳定性：密闭血清标本室温保存 1 周、2~4℃ 保存 1 个月不影响测定结果。冷冻标本室温解融后必须充分混匀再测定。

（二）双缩脲比吸光度法

1. 原理　严格按照 Doumas 方法所规定的配方配制双缩脲试剂、控制反应条件和校准分光光度计的情况下，蛋白质肽键的双缩脲反应呈色强度稳定，可以根据蛋白质双缩脲络合物的比吸光度，直接计算血清总蛋白浓度。

2. 试剂　同双缩脲法。

3. 操作　按表 11-2 操作。

表 11-2　总蛋白双缩脲常规法测定操作步骤

加入物	测定管	试剂空白管	标本空白管
待检血清（μl）	100		100
蒸馏水（μl）		100	
双缩脲试剂（mL）	5.0	5.0	
双缩脲空白白试剂（mL）	5.0		

各管迅速充分混匀后，置（25±1）℃ 水浴中保温 30 分钟。立即用经过校准的高级分光光度计，在波长 540nm，1.0cm 光径比色杯，读取各管吸光度。读"测定管"及"试剂空白管"吸光度时，用蒸馏水调零；读"标本空白管"吸光度时，用双缩脲空白试剂调零。

4. 结果计算　如下所述。

校正吸光度（A_c）= A_t -（A_r + A_s）

式中 A_t 为测定管吸光度，A_r 为试剂空白管吸光度，A_s 为标本空白管吸光度。

如测定所用的分光光度计波长准确，带宽≤2nm、比色杯光径为准确的 1.0cm 时，血清总蛋白含量可根据比吸光度用下式直接计算：

血清总蛋白（g/L）=（A_c/0.298）×（5.1/0.1）=（A_c/0.298）×51

式中 0.298 为蛋白质双缩脲络合物的比吸光系数，即按 Doumas 双缩脲试剂标准配方，在上述规定的反应及测定条件下，蛋白质浓度为 1.0g/L 时的吸光度。

检查比色杯的实际光径可按下述方法进行。

（1）每升含43.00g硫酸钴铵六水合物〔（NH₄）2Co（SO₄）₂·6H₂O〕的水溶液，在比色杯光径1.0cm、波长510nm时，吸光度应为0.556。

（2）每升含0.050g重铬酸钾的水溶液（加数滴浓硫酸）在比色杯光径1.0cm、波长350nm时，吸光度应为0.535。

如测出的吸光度与上述不符，表示比色杯光径非1.0cm，计算结果时需进行校正。校正系数$F = A_s/A_m$。A_s为钴盐的吸光度（0.556）或重铬酸钾的吸光度（0.535），A_m为实测的吸光度。F还可取两种溶液校正系数的均值。用下式计算：

血清总蛋白（g/L）=（$A_c/0.298$）×51×F

5. 注意事项　因基本原理同"双缩脲常规法"，请参见该法注意事项。

由于本法的定量基础为比吸光度，因此，除准确配制试剂，严格控制反应条件外，对分光光度计的性能，包括波长、带宽，以及比色杯的光径、清洁等，必须保证在良好状态，并定期校正。否则会严重影响测定结果准确性。

二、参考区间

成人血清总蛋白浓度（双缩脲常规法）：65～85g/L。

上述参考区间引自WS/T 404.2——2012《临床常用生化检验项目参考区间》。

三、临床意义

（一）血清总蛋白浓度增高（>85g/L）

（1）血浆中水丢失而浓缩，总蛋白浓度相对增高呕吐、腹泻、高热大汗等急性失水时，可升高达100～150g/L；使用脱水、利尿药，以及休克、慢性肾上腺皮质功能减退患者，亦可出现血浆浓缩。

（2）血清蛋白质合成增加：多见于多发性骨髓瘤、巨球蛋白血症患者，此时主要是球蛋白增加，总蛋白可>100g/L。

（二）血清总蛋白浓度降低（<65g/L）

1. 血浆中水分增加而被稀释　如各种原因所致水潴留，总蛋白浓度相对降低。

2. 营养不良和消耗增加　长期食物中蛋白不足或慢性肠道疾病所致的吸收不良，体内蛋白质合成原料缺乏；严重结核病、甲状腺功能亢进、长期发热和恶性肿瘤等均可致血浆蛋白大量消耗。

3. 合成障碍　主要是严重肝功能损伤致蛋白质合成减少，以白蛋白下降最显著。

4. 血浆蛋白大量丢失　肾病综合征时大量蛋白特别是白蛋白从尿中丢失；严重烧伤时大量血浆渗出；大出血、溃疡性结肠炎等均可使蛋白丢失。

（王原媛）

第二节　人血白蛋白测定

白蛋白（albumin，Alb）亦称清蛋白，为含580个氨基酸残基的单链单纯蛋白质，分子量66.3kD，分子中含17个二硫键，在pH 7.4体液中为每分子可以带有200个以上负电荷的负离子。Alb由肝实质细胞合成分泌，是血浆中含量最多的蛋白质，占血浆总蛋白的57%～68%，血浆半衰期15～19天。Alb为体内重要营养蛋白，并参与维持血浆胶体渗透压、酸碱平衡等内环境稳定，也是血浆中多种物质的主要转运蛋白。曾用硫酸铵盐析法沉淀球蛋白，再用上述总蛋白测定方法测定上清液中的蛋白质量，视作Alb量，但操作繁杂、特异性及重复性差，已不使用。目前临床实验室测定Alb的方法有电泳法、免疫法和染料结合法，以染料结合法和免疫法常用。染料结合法是利用Alb可与溴甲酚绿、溴甲酚紫等阴离子染料快速结合显色的特性，直接测定血清Alb。免疫法则是利用制备的抗人Alb单或多克隆抗体，以各种定量免疫学方法测定血清 Alb 浓度。

一、检测方法

（一）溴甲酚绿法

人 Alb 等电点（pI）为 4~5.8，在 pH4.2 的缓冲液中将带正电荷，在非离子型表面活性剂存在时，可与阴离子染料溴甲酚绿（BCG）快速结合，生成在 628nm 处有吸收峰的蓝绿色复合物，复合物的吸光度与 Alb 量呈正比关系，据此可计算样本中 Alb 含量。

1. 手工检测　如下所述。

（1）试剂

1）BCG 试剂：分别准确称取 0.105g BCG（或 0.108g BCG 钠盐）、8.85g 琥珀酸和 0.100g 叠氮钠，溶于约 950mL 蒸馏水中，加入 4mL 30% 聚氧化乙烯月桂醚（Brij-35）。待完全混溶后，用 6mol/L 氢氧化钠溶液调节 pH 至 4.15~4.25，再用蒸馏水定容至 1L，贮存于聚乙烯塑料瓶中，密塞。室温中至少可稳定 6 个月。

配成的 BCG 试剂用分光光度计波长 628nm，蒸馏水调零，测定的吸光度应在 0.150 左右方可使用。

2）BCG 空白试剂：除不加入 BCG 外，其余完全同 BCG 试剂配制方法。

3）40g/L 白蛋白标准液：也可用定值参考血清作白蛋白标准，均需冰箱保存。

如用商品试剂盒，应选用可溯源至人血清蛋白参考物质 CRM 470、有批准文号的产品。

（2）操作：按表 11-3 操作。

表 11-3　白蛋白 BCG 法手工测定操作步骤

加入物（mL）	测定管	标准管	空白管
待测血清	0.02		
白蛋白标准液		0.02	
蒸馏水			0.02
BCG 试剂	5.0	5.0	5.0

保证每管在加入 BCG 试剂立即混匀后，（30±3）秒即在分光光度计上 628nm 波长处，空白管调零读取吸光度。

（3）结果计算

人血白蛋白（g/L）=（测定管吸光度/标准管吸光度）×白蛋白标准液浓度

2. 自动化分析仪检测　不同厂家试剂盒及自动生化分析仪的参数设置可能不同，应坚持选用有正式批文、可溯源至参考物质 CRM 470 的质量可靠的产品，严格按说明书操作。下面以某试剂盒的有关上机参数设置为例。

（1）试剂：单试剂（BCG 试剂），白蛋白标准液（40.0g/L）。

（2）操作：测定模式：单试剂终点法；反应模式：吸光度增加型；定标方式：两点定标；反应温度：37℃；主波长：600nm；次波长：700nm；试剂：300μl；血清/标准液 3μl；混合后读取吸光度为 A_1；反应时间 30 秒后读取吸光度为 A_2。

（3）结果计算

人血白蛋白（g/L）=（测定管 $A_2 - A_1$）/（标准管 $A_2 - A_1$）×蛋白标准液浓度

3. 注意事项　如下所述。

（1）分析性能：本法测定 Alb 的最低检测限为 2g/L，线性范围为 2~60g/L，批内变异系数 ≤4.0%，批间变异系数 ≤6.5%，相对偏差 <±10%。

（2）试剂要求

1）BCG 为酸碱指示剂，其变色域为 pH3.8（黄色）~ pH5.4（蓝绿色）。因此保证试剂中缓冲体系的准确 pH 及足够缓冲容量，以控制反应体系 pH 是本法的关键。配制 BCG 试剂的缓冲液，也可用枸橡酸盐或乳酸盐缓冲液，但因琥珀酸缓冲液校正曲线通过原点，并且线性范围较宽，灵敏度好，故推荐采用。

2）BCG 试剂中的聚氧化乙烯月桂醚（Brij – 35）为非离子型表面活性剂，可促进 Alb 和 BCG 快速完全反应。亦可用其他非离子型表面活性剂替代，如吐温 – 20（Tween – 20）、吐温 – 80（Tween – 80），终浓度为 2mL/L，灵敏度和线性范围与使用 Brij – 35 相同。

（3）方法学特点：在本法反应条件下，BCG 不仅和 Alb 反应显色，也可和血清中其他一些蛋白质特别是 α_1 – 球蛋白、转铁蛋白和触珠蛋白反应显色。但 BCG 和 Alb 显色反应迅速，而与其他蛋白的显色反应缓慢，需 1 小时才完全完成。若血清与 BCG 试剂混合后 30 秒即进行测定，则主要反映 Alb 所致的快速显色反应。因此，应严格控制反应 30 秒即进行比色，以减少"慢反应"蛋白的干扰，特别是标准品为纯人 Alb 时。若以定值人血清为定标品，可有效减少血清中"慢反应"蛋白的基质效应。

（4）干扰因素：溶血（血红蛋白 < 10g/L）和胆红素（< 1 026μmol/L）对本法无明显干扰，但对脂血浑浊标本需加做标本空白管。即以测定管等量样本血清加入 BCG 空白试剂，同样以 BCG 空白试剂调零，读取标本空白管吸光度，用测定管吸光度减去标本空白管吸光度的净吸光度，计算血清 Alb 浓度。

（5）以 60g/L 白蛋白标准液按手工测定法操作，比色杯光径为 1.0cm，在 628nm 测定的吸光度应为 0.811 + 0.035。如达不到此值，表示灵敏度较差，应检查试剂及仪器有无问题。

（二）溴甲酚紫法

溴甲酚紫（BCP）和溴甲酚绿均为阴离子染料，故可用溴甲酚绿类似方法测定血清 Alb。BCP 在 pH4.9 ~ 5.2 的醋酸缓冲液中呈黄色，同样在有非离子型表面活性剂存在时，可与人 Alb 快速结合后生成 603nm 处有吸收峰的绿色复合物。其吸光度与 Alb 浓度成正比，与同样处理的 Alb 定标品比较，可计算样品血清 Alb 浓度。

溴甲酚紫法除以 BCP 替代 BCG，缓冲液为 pH 为 4.9 ~ 5.2 的醋酸缓冲液，一般在加入 BCP 试剂后 1 ~ 2 分钟时读取吸光度外，其检测方法、方法性能及注意事项同溴甲酚绿法，并且两法的相关性高。由于该法反应体系的 pH 接近 α – 球蛋白和 β – 球蛋白的等电点，能一定程度减少这两种球蛋白的正电荷形成，抑制它们与阴离子染料 BCP 的非特异性反应，所以认为对测定白蛋白有相对较高的特异性。但 BCP 与动物血清 Alb 的反应性较差，因此本法要求 Alb 标准品及质控血清均应使用人源性的。目前已有供自动生化分析仪用的该法试剂盒问世。

（三）免疫比浊法

1. 原理　人 Alb 具完全抗原性，可制备多克隆或单克隆抗体。将抗人 Alb 抗体加入样本血清中，可通过抗原，抗体反应与血清中 Alb 特异性结合，形成 Alb – 抗 Alb 抗体复合物微粒，导致浊度增加。在一定的条件下，如合适的抗原、抗体浓度，一定的免疫复合物微粒直径/入射光波长比值等，浊度的增加与免疫复合物微粒数相关，因此可定量得到样本中 Alb 的浓度。

目前临床检验中以免疫比浊法测定血清（浆）中 Alb 及其他蛋白质大都是在仪器上完成。对浊度改变的检测均是基于液体中有悬浮微粒时，可发生入射光的光散射。根据对散射光的检测角度，可分为散射浊度法和透射浊度法 2 类方法。散射浊度法是在入射光 5° ~ 95° 方向检测散射光强度定量悬浮微粒浓度，其灵敏度高，但干扰因素较多，并需特殊的散射光检测仪器，如特定蛋白测定仪。散射浊度法还可分为终点散射浊度法和速率散射浊度法，后者的灵敏性更高。而透射浊度法则是在入射光 0° 方向，即直射角度上检测散射光强度定量悬浮微粒浓度，其准确性较高，并且在自动生化分析仪上即可完成，较多使用。

不同厂家试剂盒及上机参数设置可能不同，应坚持选用有正式批文、可溯源至人血清蛋白参考物 CRM 470 的质量可靠产品，严格按说明书及本科室的 SOP 文件操作。下面以 Alb 透射浊度法某试剂盒为例。

2. 试剂 如下所述。

（1）50mmol/L Tris 缓冲液（pH8.0）：含 4.2％聚乙二醇（PEG）、2.0mmol/L 乙二胺四乙酸（ED-TA）及防腐剂。

（2）多克隆羊抗人白蛋白抗体：以 100mmol/L Tris（pH7.2）缓冲液配制成所需滴度，含防腐剂。

（3）抗原过剩稀释液：50mmol/L 磷酸盐缓冲液（pH7.0）含 150mmol/L NaCl 及防腐剂。

（4）标准液：经溯源至 CRM 470 参考物定值的 5 种不同浓度白蛋白标准液。

3. 操作 在适用于该试剂盒的某型号自动生化分析仪上基本参数设置如下。

测定类型：2 点终点法；反应时间/测定点：10/（10～34）；定标方式：多点定标；波长（副/主）：700/340nm；反应方向：上升；试剂 1：100μl；试剂 2：20μl。样本量：2.0μl。

不同实验室具体反应条件会因所用仪器和试剂而异，在保证方法可靠的前提下，应按仪器和试剂说明书设定测定条件，进行定标品、质控样品和样品分析。

4. 结果计算 根据待测样本浊度以系列浓度白蛋白标准品绘制的曲线（多为 Logit - log 曲线）及拟合的方程式，自动计算出样本中白蛋白浓度。

5. 注意事项 如下所述。

（1）方法学特点：定量免疫比浊法测定中，根据免疫复合物微粒径选择适宜入射光波长，对方法的检测性能十分重要。透射浊度法时，免疫复合物微粒径在 35～100nm 时，选择 290～410nm 波长入射光最佳，上述介绍方法即是基于人白蛋白 - 抗体复合物粒径约 40nm 而选用 340nm 波长入射光。定量免疫比浊法现常采用的微粒增强免疫浊度法，则是将抗体吸附或交联于一定粒径的乳胶或聚苯乙烯等微粒上，较均一地增加免疫复合物粒径，从而增强其正向折射光，提高检测灵敏度，特别是对分子量较小的抗原更适用。

（2）本法试剂 1 含聚乙二醇，并保证反应体系有合适的 pH 和电解质，是常用的促进免疫复合物形成和稳定的方法。即便如此，抗原 - 抗体结合反应仍遵守典型的 Heidelberger 曲线，即当抗体量恒定时，抗原与抗体结合形成免疫复合物的反应与散射信号响应值的上升存在 3 相：①抗体过剩期又称前带，信号响应值上升缓慢并且与抗原量无良好相关性；②平衡期又称等价带，此期信号响应值上升与抗原量存在良好相关性；③抗原过剩期又称后带，当抗体被大量消耗或绝对抗原过多，信号响应值上升至一极限值时，已形成的抗原 - 抗体复合物会发生解离而迅速下降。因此只有在平衡期检测才能保证结果可靠，故应使用多点非线性定标，可自动拟合合适的曲线，并对样本多点检测，保证结果可靠的仪器。

（3）干扰因素：样本浑浊、灰尘污染、存在微小凝血块等微粒对免疫浊度法干扰大，必须注意避免。试剂有任何可见的混浊，即应弃去不用。

6. 其他检测方法 血清 Alb 定量免疫学检测方法还有散射浊度法、酶联免疫吸附法等。前法需特殊仪器，后法操作较烦琐其检测性能较差，透射浊度法可在已普及的自动生化分析仪上即可完成，广泛应用。但由于血清 Alb 浓度较高，前述成本较低的染料结合法已可完全满足要求，故 Alb 定量免疫学检测主要用于含量较低的尿和脑脊液测定。

二、参考区间

成人血清 Alb 浓度（溴甲酚绿法）：40～55g/L。摩尔浓度按 g/L×15.2＝μmol/L 换算。

此外，根据测定的血清总蛋白及 Alb 浓度，可按血清球蛋白＝血清总蛋白－白蛋白，计算出血清球蛋白（globulin，Glb）和白蛋白/球蛋白比值（A/G）：成人血清球蛋白浓度为 20～40g/L，A/G 为（1.2～2.4）：1。

三、临床意义

人血清 Alb 异常的临床意义，通常应结合血清总蛋白（TP）、球蛋白（Glb）和 A/G 比值进行分析。

急性 Alb 降低伴 TP 降低但 A/G 正常，见于大出血、严重烫伤时血浆大量丢失或短期内大量补液；

慢性 Alb 降低伴 TP 降低但 A/G 正常，见于长期营养不良蛋白质合成不足；慢性 Alb 降低但 TP 正常或略减少，而球蛋白升高、A/G 降低甚至倒置，提示肝纤维化导致肝实质细胞 Alb 生成受损、肝间质细胞球蛋白表达上调；慢性 Alb 及 TP 降低，球蛋白正常而 A/G 降低，提示为血浆 Alb 大量丢失所致，如肾病综合征等致 Alb 从尿丢失，妊娠特别是晚期，由于对 Alb 需求增加，又伴有血容量增高，亦可见上述改变，但分娩后可迅速恢复正常。由于 Alb 为维持血浆胶体渗透压的主要成分，当 Alb < 20g/L 时，常发生水肿。罕见的先天性白蛋白缺乏症患者，血清中几乎没有白蛋白，但患者不出现水肿。

Alb 伴 TP 升高但 A/G 正常，见于脱水等导致血浆浓缩。尚未发现单纯导致 Alb 升高的疾病。

球蛋白浓度降低主要是合成减少。长期大剂量使用肾上腺皮质激素和其他免疫抑制剂，会导致球蛋白合成减少。低 γ-球蛋白血症或无 γ-球蛋白血症者，血清中 γ-球蛋白极度低下或无，先天性患者仅见于男性婴儿，而后天获得性患者可见于男、女两性，此类患者缺乏体液免疫功能，极易发生难以控制的感染。正常婴儿出生后至 3 岁，肝脏和免疫系统尚未发育完全，可出现生理性球蛋白浓度较低。

单纯球蛋白浓度增高多以 γ-球蛋白为主。见于感染性疾病、自身免疫性疾病及多发性骨髓瘤，后者 γ-球蛋白可达 20~50g/L，并在电泳时形成 M 蛋白区带。

（王原媛）

第三节　血清蛋白电泳

血浆蛋白质种类繁多，怎样分类是复杂的问题，可以从不同角度对其进行归纳分类。如将血浆蛋白质简单分为清蛋白和球蛋白两大类，按化学结构分为单纯蛋白质和结合蛋白，根据功能进行分类等。至今较实用的仍是通过电泳获得的条带，对血浆蛋白质概貌谱分类。蛋白电泳（protein electrophoresis）指利用溶液中带电粒子在直流电场作用下向所带电荷相反电极方向移动，所带电荷越大、直径越小或越接近球形则移动越快，从而对蛋白不同组分进行分离鉴定的技术。

两性电解质蛋白质在一定的 pH 溶液中所带正、负电荷数恰好相等，即分子的净电荷等于零，此时该蛋白质在电场中不会移动，溶液的这一 pH，称为该蛋白质的等电点。若溶液 pH < pI，则蛋白质带正电荷，在电场中向负极移动；若溶液 pH > pI，则蛋白质带负电荷，就向正极移动。不同蛋白质的迁移率主要受所带电荷大小、分子量和形状影响。按有无支持介质可将电泳分为自由电泳和支持物电泳，后者较多应用。血清蛋白电泳多用表面带电荷较少的惰性支持介质，如滤纸、醋酸纤维素膜、琼脂糖凝胶，该类介质虽然分辨率较低，但较少电渗。滤纸吸附效应较强，易使蛋白区带形成小的拖尾，且滤纸不透明不能用光密度计扫描，血清蛋白纸电泳已经淘汰。醋酸纤维素膜对蛋白质吸附小故拖尾现象轻，区带界限清晰，通常较短分离时间即可将血清蛋白分为 5 条清晰区带，并且能透明，可用光密度计扫描，染色后则可长期保存，但醋酸纤维素膜吸水性差，电阻较大，电泳时产热明显，导致膜中水分易蒸发及蛋白质变性破坏，影响电泳结果，需注意选择合适电压。琼脂是一种多糖，经处理去除其中的果胶，即为琼脂糖，琼脂糖链受氢键及其他力的作用而互相盘绕形成绳状琼脂糖束，构成大网孔型凝胶，具备分子筛功效，故分辨率好，可将血清蛋白分离出 8~11 条区带，而且琼脂糖中 SO_4^{2-} 较少，电渗影响弱，使分离效果显著提高，血清琼脂糖凝胶电泳是临床常用的血清蛋白电泳检测技术。毛细管电泳或称高效毛细管电泳是指以毛细管为分离柱，由于毛细管置于冷却系统中有效地冷却降温，故可加以直流高压作为驱动力，使样品在高压电场中快速泳动，达到高效分离的一类新型电泳技术，具有高效、快速、高分辨率等优点。

其他支持介质如聚丙烯酰胺凝胶，因不同浓度和交联度可形成不同孔径的三维网状结构，兼有电泳支持体及分子筛的功能，提高了分辨率，在适当条件下可分出 30 多条区带，但未在临床常规使用。下面将介绍血清蛋白醋酸纤维素膜电泳方法、琼脂糖凝胶电泳方法和毛细管区带电泳方法。

一、检测方法

（一）血清蛋白醋酸纤维素膜（CAM）电泳

1. 原理　血清蛋白质等电点（pI）大都 <7.3，因此，在 pH8.6 缓冲液中，几乎所有血清蛋白质均为带负电荷的质点，在电场中向正极泳动。由于血清中各种蛋白质 pI 不同，所带电荷量有差异，加之相对分子质量不同，形状有差异，故在同一电场中迁移率不同，经过一定时间后，得以分离形成可分辨的区带。由于 CAM 对蛋白质吸附小，区带清晰，分离时间短，并且对染料不吸附，无背景干扰，染色后可较长期保存，亦可透明化用光密度计直接扫描，为血清蛋白电泳最常使用的支持介质，血清蛋白CAM 电泳通常可获得 5 条清晰区带。

2. 仪器　如下所述。

（1）电泳仪：电压 0～600V、电流 0～300mA 的晶体管整流稳压稳流直流电源。

（2）电泳槽：选用适合 CAM 电泳的铂丝电极的水平电泳槽，电泳槽的膜面空间与 CAM 面积应为$5cm^3/cm^2$。

（3）血清加样器：微量吸管（10μl，分度 0.5μl）或专用电泳血清加样器。

（4）分光光度计及自动光密度计：选用质量可靠的产品。

3. 材料　醋酸纤维素薄膜 2cm×8cm 规格，质地均匀、孔细、吸水性高、染料吸附少，分离效果好的产品。

4. 试剂　如下所述。

（1）巴比妥缓冲液（pH8.6，离子强度 0.06）准确称取巴比妥 2.21g，巴比妥钠 12.36g 于 500mL 蒸馏水中加热溶解，待冷至室温后，用蒸馏水定容至 1L。

（2）染色液

1）丽春红 S 染色液：称取 0.4g 丽春红 S 及 6.0g 三氯醋酸，用蒸馏水溶解，并定容至 100mL。

2）氨基黑 10B 染色液：称取 0.1g 氨基黑 10B，溶于 20mL 无水乙醇中，再加冰醋酸 5mL，甘油 0.5mL，混匀。另取 2.5g 磺基水杨酸，溶于 74.5mL 蒸馏水中。再将二液混合摇匀。

（3）漂洗液

1）3%（V/V）醋酸溶液：适用于丽春红 S 染色漂洗。

2）甲醇 45mL、冰醋酸 5mL 和蒸馏水 50mL 混匀。适用于氨基黑 10B 染色的漂洗。

（4）洗脱液：0.1mol/L 氢氧化钠溶液，适用于丽春红 S 染色洗脱；0.4mol/L 氢氧化钠溶液，适用于氨基黑 10B 染色洗脱。

（5）透明液：称取 21g 柠檬酸（$C_6H_5O_7Na_3 \cdot 2H^2O$）和 150g N－甲基－2－吡咯烷酮，以蒸馏水溶解并定容至 500mL。如不需保存亦可用十氢萘或液状石蜡为透明液。

5. 操作　如下所述。

（1）将电泳槽置于水平平台上，电泳槽两侧内加入等量巴比妥缓冲液，使两侧槽内的缓冲液在同一水平面，液面与支架距离 2～2.5cm。

（2）取 CAM（2cm×8cm）。一张，在毛面的一端（负极侧）1.5cm 处，用铅笔轻画一横线作点样标记，编号后，将 CAM 毛面向下漂浮于盛有巴比妥缓冲液的平皿中，待其自然浸润下沉并充分浸透后（约 20 分钟）取出。夹于洁净滤纸中间，吸去多余的缓冲液。

（3）将 CAM 毛面向上，画线端朝向负极贴于电泳槽的支架上轻轻拉直，用微量吸管吸取样本血清在横线处沿横线加 3～5μl。样品应与膜的边缘保持一定距离，以免电泳图谱中蛋白区带变形。待血清渗入膜后，反转 CAM，使光面朝上，画线端朝向负极平直地贴于电泳槽支架上，用双层滤纸或 4 层纱布将膜的两端与缓冲液连通（桥联），平衡 5 分钟。

（4）接通电源：将电泳槽与电泳仪的正、负极连接，注意 CAM 上画线端一定接负极。调节电压为 90～150V、电流 0.4～0.6mA/cm 膜长，夏季通电 45 分钟，冬季通电 60 分钟，待电泳区带展开 25～35mm，即可关闭电源结束电泳。上述电泳参数设置，不同电泳仪和室温要求不同，应摸索建立。

（5）染色：取下 CAM 直接浸于丽春红 S 或氨基黑 10B 染色液中，轻轻晃动染色 5~10 分钟（以清蛋白带染透为止）。薄膜条较多时，需使用较大的器具盛染液，避免薄膜条紧贴或重叠，影响染色效果。

（6）漂洗：准备 3~4 个漂洗皿，装入漂洗液。从染色液中取出染好色的 CAM 并尽量沥去染色液，依次投入漂洗皿漂洗，直至背景无色为止。

（7）定量：包括洗脱后比色定量及光密度扫描法 2 种定量方法。

1）洗脱比色定量法：将漂洗净的膜吸干，剪下各染色蛋白区带，并在膜的无蛋白质区带部分，剪取与清蛋白区带同宽度膜条，作为空白对照，分别放入已编号的试管内洗脱。氨基黑 10B 染色用 0.4moL/L 氢氧化钠洗脱，清蛋白管内加 6mL（计算时吸光度乘以 2），其余各加 3mL，置 37℃ 水箱 20 分钟，不时振摇，使染料完全浸出至洗脱液中。用分光光度计在 620nm 处以空白管液调零，读取各管吸光度。丽春红 S 染色，浸出液用 0.1mol/L 氢氧化钠，加入量同上。10 分钟后，向清蛋白管内加 40%（V/V）醋酸 0.6mL（计算时吸光度乘以 2），其余各加 0.3mL，以中和部分氢氧化钠使色泽加深。必要时离心沉淀，取上清液，用分光光度计 520nm 处以空白管液调零，读取各管吸光度。

2）光密度扫描法

a. 透明：对需保存 CAM，吸去膜上的漂洗液（防止透明液被稀释影响透明效果），将薄膜浸入 N－甲基－2－吡咯烷酮－柠檬酸透明液中 2~3 分钟（可适当延长一些时间），取出以滚动方式平贴于洁净无划痕的载物玻璃片（切勿产生气泡），将此玻璃片竖立片刻，尽量沥去透明液后，置已恒温至 90~100℃ 烘箱内烘烤 10~15 分钟，取出冷至室温。用此法透明的各条蛋白区带鲜明，薄膜平整，可供直接扫描和保存。对不保存的 CAM，可将漂洗过的薄膜烘干后，用十氢萘或液状石蜡浸透，夹于两块优质薄玻片间供扫描用。此法透明的薄膜不能久藏，且易发生皱褶。

b. 扫描定量：将已透明的薄膜放入全自动光密度计内，进行扫描分析。

6. 结果计算　通常血清蛋白 CAM 电泳可获得从正极端起依次为白蛋白、α_1－球蛋白、α_2－球蛋白、β－球蛋白和 β－球蛋白的 5 条区带。扫描法时，全自动光密度计可自动报告各组分蛋白占总蛋白的百分比。洗脱比色定量法可按下式计算：

各区带蛋白（%）＝$A_X/A_T \times 100\%$

式中，A_X 表示各区带蛋白测定的吸光度；A_T 表示各区带蛋白吸光度总和。

根据同时测定的血清总蛋白浓度，可按下式计算出各区带蛋白的浓度：

各区带蛋白（g/L）＝各区带蛋白（%）×血清总蛋白（g/L）。

7. 参考区间　用百分率报告各组分的相对量时，任何组分的增减，即便其他组分绝对含量虽然正常，也会出现相应的减增，所以最好同时报告相对比值和绝对浓度。由于各实验室采用的电泳条件不同，再加之不同地区人群间可能存在生物学变异，参考区间存在差异，故各实验室应建立自己测定体系的参考区间，表 11－4 列出的参考区间引自《全国临床检验操作规程》（第 3 版），仅供参考。

表 11－4　血清蛋白醋酸纤维素膜电泳参考区间

蛋白质组分	丽春红 S 染色扫描		氨基黑 10B 染色扫描		氨基黑 10B 染色洗脱比色
	g/L	%总蛋白	g/L	%总蛋白	%总蛋白
白蛋白	35~52	57~68	43.7~53.9	53.0~73.2	58.6~73.8
α_1－球蛋白	1.0~4.0	1.0~5.7	0.4~2.6	1.0~3.0	2.5~5.9
α_2－球蛋白	4.0~8.0	4.9~11.2	2.5~5.3	3.3~7.3	4.5~8.7
β－球蛋白	5.0~10.0	7.0~13.0	4.0~8.2	6.7~9.9	7.1~13.5
γ－球蛋白	6.0~13.0	9.8~18.2	7.6~18.6	11.9~23.5	13.1~21.5

8. 注意事项　如下所述。

（1）染料选择：使用光密度计扫描定量一般用丽春红 S 染色，因其可与各组分蛋白浓度基本呈正比例结合，结果较准确。用洗脱比色法定量时，用丽春红 S 或氨基黑 10B 均可，但选用氨基黑 10B 时，因其对白蛋白亲和力更高，特别是白蛋白浓度高时，可因白蛋白染色过深，导致白蛋白结果偏高而球蛋白偏低；或者白蛋白区带染色不透，出现小空泡甚至蛋白膜脱落在染色液中，严重影响结果的准确性。因此血清总蛋白＞80g/L时，用氨基黑10B染色应将血清对半稀释再加样。

（2）缓冲液要求：由于缓冲液的pH及离子强度对电泳结果影响大，除保证严格按规定配制外，每次电泳时应交换正负电极，以使电泳槽两侧缓冲液的正、负离子相互交换，维持缓冲液的pH和离子强度不至于发生较大改变。即便如此，因每次电泳的薄膜数量可能不等，所以缓冲液使用10次后仍应更换。

（3）液面高度要求：电泳槽缓冲液的液面要保持一定高度，过低可能会增加γ-球蛋白的电渗现象（向阴极移动）。同时电泳槽两侧的液面应保持同一水平面，否则，会通过薄膜产生虹吸现象，严重影响蛋白分子的迁移率。

（4）电泳失败的判断及原因分析

1）电泳图谱不整齐：加样不均匀、样品触及薄膜边缘、薄膜未完全浸透或温度过高致使膜局部干燥或水分蒸发、缓冲液变质；电泳时薄膜放置不正确，使电流方向不平行。

2）蛋白各组分分离不佳：点样过多、电流过低、薄膜质量差等。

3）染色后清蛋白中间着色浅：染色时间不足或染色液陈旧所致；若因蛋白含量高引起，可稀释血清或延长染色时间。一般以延长2分钟为宜，若时间过长，球蛋白百分比上升，A/G比值会下降。

4）薄膜透明不完全：烘箱温度未达到90℃以上就将膜放入、透明液陈旧和浸泡时间不足等。

5）透明膜上有气泡：玻片上有油脂，使薄膜部分脱开或贴膜时滚动不佳。

（5）检测仪器：已有全自动电泳系统上市，电泳支持物为琼脂糖或CAM，可自动完成电泳、烘干、染色、漂洗，最后自动扫描光密度，打印出图形及定量报告。由于从电泳到光密度扫描均在电脑程序控制下自动完成，可有效减少操作误差。只要严格使用配套试剂及器材，严格按规定操作，重复性高。但这类仪器适用于标本量多的单位使用，若样本量少，经济上很不合算。

（二）血清蛋白琼脂糖凝胶电泳

1. 原理　血清蛋白质等电点（pI）大都＜7.3，因此，在pH8.6缓冲液中，几乎所有血清蛋白质均为带负电荷的质点，在电场中向正极泳动。由于血清中各种蛋白质pI不同，所带电荷量有差异，加之相对分子质量不同，形状有差异，故在同一电场中迁移率不同，经过一定时间后，得以分离形成可分辨的区带。使用琼脂糖凝胶的优点是电泳速度快，血清样品无须处理即可直接加样进行检测；琼脂糖凝胶兼具分子筛功效，分辨率好；电泳区带易染色，干燥后背景几乎无色，便于光密度扫描检测。

2. 仪器　如下所述。

（1）琼脂糖凝胶电泳仪：选用质量可靠的国产或进口仪器。

（2）血清加样器：微量吸管（10μl，分度0.5μl）或专用电泳加样器。

（3）点样支架：选用质量可靠的产品或配套产品。

（4）点样梳：选用质量可靠的产品或配套产品。

（5）琼脂糖凝胶电泳专用滤纸。

（6）全自动光密度计：选用质量可靠的产品。

3. 试剂　购买合格的商品化试剂盒，以某仪器配套的试剂盒为例，包括：①琼脂糖凝胶胶片；②缓冲液；③点样梳；④薄滤纸；⑤染液；⑥脱色液；⑦湿盒。

4. 操作　按仪器操作和试剂说明书进行，该试剂在适用于该试剂盒的某型号自动化琼脂糖凝胶电泳仪上操作如下。

（1）点样：点样梳每孔加血清10μl。点样完毕后，应让样品在梳齿内扩散5分钟。若不能立即电泳，需将点样梳梳齿向上置于湿盒内。

（2）架设缓冲条：打开电泳舱盖并升起点样支架，取出两根缓冲条嵌于支架的正负两极。缓冲条的海绵部分应紧贴在电极铂金丝上。

（3）铺设凝胶胶片。

（4）取出胶片，正面向上：用薄滤纸轻轻覆盖琼脂糖凝胶表面，吸取多余的缓冲液，并迅速移走滤纸。

（5）在电泳板框的下 1/3 处滴加约 $200\mu l$ 蒸馏水。将胶片放置于电泳平台框标内，确定胶片背面无气泡，并轻轻放下点样支架。

（6）上样：去除点样梳的外围支架，梳齿向下插入点样支架的相应位置。关闭电泳舱盖，进行电泳。

（7）染色：放入染色液中约 10 分钟。

（8）脱色：将染色完毕的胶片放入脱色液中。脱色至胶片背景恰好无色。

（9）干燥：将脱色后的凝胶片置于冷风下吹干。

（10）扫描电泳结果：将已透明的胶片放入全自动光密度计内，进行扫描分析。

5. 结果计算　通常血清蛋白琼脂糖电泳可获得从正极端起依次为白蛋白、α_1-球蛋白、α_2-球蛋白、β-球蛋白和 γ-球蛋白的 5 条区带。扫描法时，全自动光密度计可自动报告各组分蛋白占血清总蛋白的百分比。

根据同时测定的血清总蛋白浓度，可按下式计算出各区带蛋白的浓度：

各区带蛋白（g/L）＝各区带蛋白（%）×血清总蛋白（g/L）。

6. 参考区间　成人血清蛋白琼脂糖凝胶电泳参考区间。

白蛋白：59.8% ~ 72.4%。

α_1-球蛋白：1.0% ~ 3.2%。

α_2-球蛋白：7.4% ~ 12.6%。

β-球蛋白：7.5% ~ 12.9%。

γ-球蛋白：8.0% ~ 15.8%。

以上参考区间引自试剂说明书。

7. 注意事项电泳失败的判断及原因分析　如下所述。

（1）电泳图谱不整齐：加样不均匀、样品触及胶片边缘、胶片未完全浸透或温度过高致使膜局部干燥或水分蒸发、缓冲液变质；电泳时胶片放置不正确，使电流方向不平行。

（2）蛋白各组分分离不佳：点样过多、电流过低、胶片质量差等。

（3）染色后清蛋白中间着色浅：染色时间不足或染色液陈旧所致；若因蛋白含量过高引起，可稀释血清或延长染色时间。一般以延长 2 分钟为宜，若时间过长，球蛋白百分比上升，A/G 比值会下降。

（4）胶片透明不完全：洗脱液陈旧和浸泡时间不足等。

（三）血清蛋白毛细管区带电泳

1. 原理　毛细管电泳的理论基础建立在电双层的概念之下。在与电解液接触的直立电极上加电压，带相反电荷的离子积聚在电极表面，电荷载体的这种布置即称为电双层。毛细管区带电泳是毛细管电泳 7 种经典分离方式之一，其原理是将待分析溶液引入毛细管进样一端，施加直流电压后，各组分按各自的电泳流和电渗流的矢量和，流向毛细管出口端，按阳离子、中性粒子和阴离子及其电荷大小的顺序，以不同的速度移动通过检测器而分离。但中性组分彼此不能分离。

2. 仪器　如下所述。

（1）毛细管电泳仪：选用质量可靠的国产或进口仪器。

（2）血清加样器：微量吸管或专用电泳加样器。

（3）缓冲液：选用质量可靠的产品或配套产品。

（4）清洗液：选用质量可靠的产品或配套产品。

（5）稀释杯：选用质量可靠的产品或配套产品。

（6）过滤器：选用质量可靠的产品或配套产品。

3. 操作　按仪器操作和试剂说明书进行，该试剂在适用于该试剂盒的某型号毛细管电泳仪上操作如下。

采用 8 条毛细管通道并行运作，快速电泳分离的全自动、多任务处理的毛细管电泳系统。从连续进样到最后电泳结果传输全过程包括：标本识别、稀释、毛细管清洁、标本进样、电泳、检测、结果处理等全部自动完成，其中操作人员仅需分离血清上机，其余步骤均由仪器自动完成。

4. 结果计算　系统自动将毛细管电泳仪测定的 6 条区带百分比转换成 5 条区带的百分比（β_1 – 球蛋白和 β_2 – 球蛋白百分比将合并为 β – 球蛋白百分比）。其余结果计算方式同血清蛋白琼脂糖电泳方法。

5. 参考区间成人血清蛋白毛细管区带电泳参考区间如下。

白蛋白：55.8% ~ 66.1%。

α_1 – 球蛋白：2.9% ~ 4.9%。

α_2 – 球蛋白：7.1% ~ 11.8%。

β – 球蛋白：8.4% ~ 13.1%。

β_1 – 球蛋白：4.7% ~ 7.2%。

β_2 – 球蛋白：3.2% ~ 6.5%。

γ – 球蛋白：11.1% ~ 18.8%。

以上参考区间引自试剂说明书。

二、临床意义

血清蛋白电泳的原理是按不同蛋白的迁移率进行分离鉴定，每一区带都是电泳体系中具有相同或相近迁移率的蛋白质混合物，CAM 电泳通常仅形成 5 条区带。而多数较高诊断意义的蛋白质在血清中都是微量存在，其浓度改变一般不会对其所在区带产生明显影响。因此，仅表 11 – 5 中列出的疾病时，CAM 电泳结果可出现较明显改变，有一定临床意义。

表 11 – 5　几种疾病时人血白蛋白醋酸纤维素膜电泳典型改变

病名	区带1				
	白蛋白	1 – 球蛋白	2 – 球蛋白	– 球蛋白	– 球蛋白
肾病	↓↓	↑	↑↑	↑	↓
弥漫性肝损害	↓↓	↑	↓	↓	↓
肝硬化	↓↓	↓	↑	均↑，并融合形成 β – γ 桥	
原发性肝癌	↓↓	AFP2			↑
多发性骨髓瘤3			α2 带 γ 带间出现 M 蛋白区带		
慢性炎症	↓	↑	↑		↑
妊娠	↓	↑			↓
无丙种球蛋白血症				↓↓	
双白蛋白血症4	双峰				

注：（1）表中"↑"表示轻度增加，"↑↑"表示显著增加，"↓"表示轻度减少，"↓↓"表示显著减少，无箭头表示没有明显改变。

（2）甲胎蛋白（AFP）显著升高的肝癌患者，可在白蛋白与 α_1 – 球蛋白区带间，出现一条清晰的 AFP 新区带。

（3）多发性骨髓瘤患者因浆细胞异常增殖，产生大量单克隆蛋白（monoclonal protein）即 M 蛋白，为免疫球蛋白（Ig）或其轻链或重链，电泳出现一条深染区带，称 M 蛋白带，多出现在 γ 或 β 区，偶见于 α_2 区。

（4）双白蛋白血症为较少见的常染色体遗传性白蛋白异常，以持续白蛋白区出现双峰为特征。此外，在接受大剂量 β – 内酰胺类抗生素治疗患者中，也可出现双白蛋白峰，但停药后逐渐消失，仅为一过性，借以区别。

（王原媛）

第四节 血清前白蛋白测定

前白蛋白（prealbumin，PA）又称前清蛋白，分子量约 55kD，血浆半衰期为 1.9 天，为肝脏细胞合成的糖蛋白，因电泳时迁移在白蛋白之前而得名。PA 的生理功能为组织修补材料和运载蛋白。PA 可结合大约 10% 的 T_4 和 T_3，对 T_3 亲和力更大；此外，脂溶性维生素 A 以视黄醇形式存在于血浆中，先与视黄醇结合蛋白形成复合物，再与 PA 以非共价键形成视黄醇 - RBP - PA 复合物运输，该复合物一方面可避免视黄醇氧化，另一方面可防止小分子的视黄醇 - RBP 复合物从肾丢失。

血清 PA 可用电泳和免疫学方法测定。电泳法操作较繁杂耗时，准确性和重复性差，不适合常规临床检验。测定 PA 的免疫学方法包括免疫电泳、放射免疫、酶联免疫吸附试验、化学或电化学发光免疫法、荧光免疫法和免疫浊度法等。目前临床检验测定 PA 多用免疫浊度法。

抗人 PA 抗体加入样本血清中，通过抗原 - 抗体反应与血清中 PA 特异性结合，形成 PA - 抗 PA 抗体复合物微粒，导致浊度增加。在一定的条件下，如合适的抗原、抗体浓度，一定的免疫复合物微粒径/入射光波长比值等，浊度的增加与免疫复合物微粒数即 PA 数相关，得以定量 PA 浓度。免疫浊度法对浊度改变的检测包括散射浊度法和透射浊度法 2 类方法。透射浊度法在多数自动生化分析仪上即可完成，较多使用。

一、检测方法

（一）手工检测

1. 试剂 选用有正式批文、量值可溯源至人血清蛋白质参考物 CRM 470 的质量可靠产品。下面以 PA 透射浊度法某试剂盒为例。

（1）pH7.2 的磷酸盐缓冲液（12.7mmol/L）：含 NaCl 0.13mol/L，聚乙二醇（PEG）60g/L 及防腐剂。

（2）抗人 PA 抗体工作液。

（3）PA 定值血清（冻干品）：使用前按说明书加指定量的缓冲液复溶。

2. 操作 按表 11 - 6 进行。

表 11 - 6 PA 测定手工操作步骤

加入物	测定管	标准管	空白管
样本血清（μl）	20	–	–
PA 标准液（μl）	–	20	–
缓冲液（μl）	–	–	20
PA 抗体工作液（mL）	1.0	1.0	1.0

注：混匀，37℃反应 10 分钟，波长 340nm 以空白管调零，读取各管吸光度。

3. 结果计算 如下所述。

血清 PA（mh/L）=（测定管吸光度/标准管吸光度）×PA 标准液浓度（mg）

（二）自动化分析仪检测

1. 试剂 同"（一）手工检测"。

2. 操作 不同实验室具体反应条件会因所用仪器和试剂而异，在保证方法可靠的前提下，应按仪器和试剂说明书设定测定条件，进行定标品、质控样品和样品分析。

3. 结果计算 自动生化分析仪可根据系列浓度标准品自动制作的 Logit - log 曲线，计算出待测样本的血清 PA 浓度。

4. 注意事项　如下所述。

（1）方法学特点：本法的人血清 PA 最低检测限为 15mg/L，可报告范围为 30 ~ 800mg/L，批内及批间 CV 均≤2.0%。超过报告范围上限的样本需用生理盐水对半稀释血清后，重新测定，结果乘以稀释倍数。黄疸、中度溶血及类风湿因子 <100IU/mL 标本对本法无显著干扰，但脂浊及高三酰甘油血清对本法有负干扰。

（2）影响因素：有关透射浊度法的一些共同影响因素，参阅本章第二节人血白蛋白测定中免疫比浊法的注意事项。

（3）参考区间应用：以其他定量免疫学方法，包括散射免疫浊度法测定的结果与本法存在差异，应建立使用方法的本实验室参考区间。

（4）标本稳定性：血清标本如不能及时测定，应置 2 ~ 8℃ 冰箱保存，可稳定 2 天。

二、参考区间

成人血清 PA 浓度（透射浊度法）为 250 ~ 400mg/L（4.55 ~ 7.28μmol/L），儿童约为成人水平的一半，青春期急剧增加达成人水平。2 种单位间可按 mg/L×0.018 2 = μmol/L 换算。

三、临床意义

由于 PA 半衰期仅 1.9 天，短于其他肝脏表达释放的血浆蛋白，为反映营养状态及肝功能的敏感指标，也是一种敏感的负性急性时相反应蛋白。

（1）评价营养不良：PA 在 200 ~ 400mg/L 为正常，100 ~ 150mg/L 轻度营养不良，50 ~ 100mg/L 中度营养不良，<50mg/L 严重营养不良。

（2）评价肝功能不全：肝功能损伤时 PA 降低，比 Alb 和转铁蛋白更敏感，对早期肝炎及重症肝炎有特殊诊断价值。

（3）负性急性时相反应蛋白：在急性炎症、恶性肿瘤、创伤等急需合成蛋白质的情况下，血清 PA 均迅速下降。

（4）PA 浓度增高可见于霍奇金病。

（王原媛）

第十二章

糖代谢测定

第一节 血液葡萄糖测定

血液葡萄糖（glucose，Glu）测定在评估机体糖代谢状态、诊断糖代谢紊乱相关疾病，指导临床医师制定并适时调整治疗方案等方面具有重要价值。血液葡萄糖简称血糖，血糖测定包括空腹血糖和随机血糖测定。酶学方法是测定血糖的主要方法，主要包括己糖激酶法、葡萄糖氧化酶法和葡萄糖脱氢酶法。酶学方法特异度和敏感度较高，适用于全自动生化分析仪。

一、检测方法

（一）己糖激酶法

葡萄糖和三磷酸腺苷（ATP）在己糖激酶（HK）的催化作用下发生磷酸化反应，生成葡萄糖 - 6 - 磷酸（G - 6 - P）和二磷酸腺苷（ADP）。G - 6 - P 在葡萄糖 - 6 - 磷酸脱氢酶（G - 6 - PD）催化下脱氢，氧化生成 6 - 磷酸葡萄糖酸（6 - PG），同时使烟酰胺腺嘌呤二核苷酸磷酸（NADP$^+$）或烟酰胺腺嘌呤二核苷酸（NAD$^+$）分别还原成还原型烟酰胺腺嘌呤二核苷酸磷酸（NADPH）或还原型烟酰胺腺嘌呤二核苷酸（NADH）。反应式如下：

$$葡萄糖 + ATP \xrightarrow{HK} G - 6 - P + ADP$$

$$G - 6 - P + NAD（P）^+ \xrightarrow{G - 6 - PD} 6 - PG + NAD（P）H + H^+$$

反应式中 NADPH 或 NADH 生成的速率与样本中葡萄糖浓度成正比，NADPH 或 NADH 均在波长 340nm 有吸收峰，可用紫外可见分光光度计监测 340nm 处吸光度升高速率，计算血葡萄糖浓度。

1. 手工检测 如下所述。

（1）试剂

1）酶混合试剂

反应混合液：pH7.5；

三乙醇胺盐酸缓冲液（pH7.5）：50mmol/L；

MgSO$_4$：2mmol/L；

ATP：2mmol/L；

NADP：2mmol/L；

HK：≥1 500U/L；

G - 6 - PD：2 500U/L。

2）葡萄糖标准液：5mmol/L。

（2）操作：速率法测定：将预温的混合试剂和样本混合，37℃反应，吸入自动分析仪，比色杯光径 1.0cm，在 340nm 处连续读取吸光度值，监测吸光度升高速率（△A/min）。

1）终点法测定：按表 12 - 1 操作。

2）表12-1中各管充分混匀，在37℃水浴，放置10分钟后，紫外可见分光光度计波长340nm，比色杯光径1.0cm，用蒸馏水调零，分别读取各管吸光度（A_U、A_C、A_S 和 A_B）。

表12-1 葡萄糖己糖激酶法测定操作步骤

加入物（mL）	测定管（U）	校准管（C）	标准管（S）	空白管（B）
血清	0.02	0.02		–
葡萄糖标准液	–	–	0.02	
生理盐水	–	2.0	–	0.02
酶混合试剂	2.0		2.0	2.0

（3）结果计算

1）速率法

血葡萄糖（mmol/L）= $\triangle A/min \times (1/6.22) \times (1.02/0.02)$ = $\triangle A/min \times 8.2$

2）终点法

血葡萄糖（mmol/L）= $(A_U - A_C - A_B) / (A_S - A_B)$ ×葡萄糖标准液浓度

2. 自动化分析仪检测 如下所述。

（1）试剂：主要活性成分包括：ATP、Mg^{2+}、$NADP^+$ 或 NAD^+、HK、G-6-PD、缓冲液、防腐剂、葡萄糖定标品等。

（2）操作：参照各分析仪配套的用户指南及具体分析说明。不同实验室具体反应条件会因所使用的仪器和试剂而异，在保证方法可靠的前提下，应按仪器和试剂说明书设定测定条件，进行定标品、质控品和样品分析。

1）定标：定标品可溯源至放射性核素稀释质谱法（ID-MS）或美国国家标准与技术研究院（NIST）标准参考物质（SRM）965。每个实验室应根据工作实际情况建立合适的定标频率。如下情况发生时应进行定标：①试剂批次改变；②质量控制方案要求时或质控值显著变化；③对分析仪进行了重要的维护保养，或更换了关键部件。

2）质量控制：每个实验室应当建立合适的室内质控品的检测频率和质控评价规则。每次定标后或每天检验标本时，均应做室内质控品的测定，只有质控品在控，方可检测标本。

3）样本上机检测。

（3）结果计算：全自动分析仪自动计算各样本的葡萄糖浓度。

单位换算公式：mg/dl ×0.055 5 = mmol/L。

3. 注意事项 己糖激酶法是推荐的葡萄糖测定参考方法。虽然第1步反应非特异性，但第2步有较高的特异性，使总反应的特异性相对高于葡萄糖氧化酶法；试剂成本略高。轻度的溶血、黄疸、脂血症、维生素C、肝素及EDTA等对此方法干扰较小或无干扰。但是严重溶血的样本，由于红细胞中释放出较多的有机磷酸酯和一些酶，可干扰样本中葡萄糖浓度和NAD（P）H之间的成正比计算关系，从而影响测定结果。在非常罕见的丙种球蛋白血症的病例，特别是IgM型（Waldenstrom巨球蛋白血症）中，血液葡萄糖的测定结果可能不可靠。

全血葡萄糖浓度比血浆或血清低12%~15%。取血后如全血放置室温，血细胞中的糖酵解会使葡萄糖浓度降低，因此标本采集后应尽快分离血浆或血清；用氟化钠-草酸盐抗凝可抑制糖酵解，稳定全血中的葡萄糖，但有文献报道用氟化钠-草酸盐抗凝的血标本，室温放置在1小时内仍有少量葡萄糖会酵解，之后葡萄糖水平可在至少72小时内保持相对稳定。

（二）葡萄糖氧化酶法

β-D-葡萄糖在葡萄糖氧化酶（GOD）的催化作用下氧化生成D-葡萄糖酸，并产生过氧化氢（H_2O_2），在过氧化物酶（POD）的催化作用下，H_2O_2氧化色原性氧受体（如联大茴香胺、4-氨基安替比林、联邻甲苯胺等），生成有色化合物，紫外可见分光光度计505nm处读取吸光度值。反应式如下：

$$\beta-D-葡萄糖 + 2H_2O + O_2 \xrightarrow{\text{GOD}} 葡萄糖酸 + 2H_2O_2$$

$$H_2O_2 + 色原性氧受体 \xrightarrow{\text{POD}} 有色化合物 + H2O$$

1. 手工检测　如下所述。

（1）试剂：主要成分如下

1）0.1mol/L磷酸盐缓冲液（pH7.0）。

2）酶试剂：GOD 1 200U，POD 1 200U，4-氨基安替比林10mg，加上述磷酸盐缓冲液至80mL，调节至pH7.0，再加磷酸盐缓冲液至100mL，2~8℃保存，可稳定3个月。

3）酚溶液：重蒸馏酚100mg溶于100mL蒸馏水中，避光保存，2~8℃保存，可稳定1个月。

4）酶酚混合试剂：酶试剂及酚溶液等量混合，避光保存。

5）12mmol/L苯甲酸溶液。

6）葡萄糖标准液5mmol/L。

（2）操作：按表12-2操作。

表12-2　葡萄糖氧化酶法测定操作步骤

加入物（mL）	测定管（U）	标准管（S）	空白管（B）
血清	0.02	—	—
葡萄糖标准液	—	0.02	—
蒸馏水	—	—	0.02
酶酚混合试剂	3.0	3.0	3.0

混匀，置37℃水浴中，保温15分钟，紫外可见分光光度计波长505nm，比色杯直径1.0cm，以空白管调零，分别读取标准管和测定管的吸光度。

（3）结果计算

血葡萄糖（mmol/L）=（测定管吸光度/标准管吸光度）×葡萄糖标准液浓度

2. 自动化分析仪检测　如下所述。

（1）试剂：试剂主要活性成分包括：GOD、POD、色原性氧受体或铁氰化物、缓冲液、葡萄糖标品等。

（2）操作：参照各分析仪器配套的用户指南及具体分析说明。不同实验室具体反应条件会因所使用的仪器和试剂而异，在保证方法可靠的前提下，应按仪器和实际说明书设定测定条件，进行定标品、质控品和样品分析。

1）定标：定标品可溯源至放射性核素稀释质谱法（ID-MS）或美国国家标准与技术研究院（NIST）标准参考物质（SRM）965。如下情况发生时应进行定标：①试剂批次改变；②质量控制方案要求时或质控值显著变化；③对分析仪进行了重要的维护保养，或更换了关键部件。

2）质量控制：每个实验室应当建立合适的检测室内质控品的频率和质控评价规则。每次定标后或每天检验标本时，均应做室内质控品的测定，只有质控品在控，方可检测标本。

3）标本上机检测。

（3）结果计算：全自动分析仪自动计算各样本的葡萄糖浓度。

单位换算公式：mg/dl×0.055 5 = mmol/L

3. 注意事项　如下所述。

（1）方法学特点：葡萄糖氧化酶法第1步反应有较高的特异性；第2步反应易受干扰，此方法的特异性低于己糖激酶法。该法仅对β-D-葡萄糖高度特异，而葡萄糖α和β构型各占36%和64%，要使葡萄糖完全反应，必须使α-葡萄糖变旋为β-构型。某些商品试剂中含有葡萄糖变旋酶或通过延长孵育时间，促进α-D-葡萄糖转变为β-D-葡萄糖。

（2）干扰因素：尿素、胆红素、血红蛋白和谷胱甘肽；高浓度的尿酸、维生素C、胆红素、肌酐、

L-半胱氨酸、左旋二苯丙胺酸、多巴胺、甲基多巴、柠檬酸等可与色原性受体竞争 H_2O_2，产生竞争抑制作用，可抑制呈色反应。在非常罕见的丙种球蛋白血症的病例，特别是 IgM 型（Waldenstrom 巨球蛋白血症）中，血液葡萄糖的测定结果可能不可靠。

（三）葡萄糖脱氢酶法

β-D-葡萄糖在葡萄糖脱氢酶（GDH）的催化作用下，氧化生成 D-葡萄糖酸内酯，同时使 NAD+ 还原成 NADH。反应式如下：

$$β-D-葡萄糖 + NAD^+ \xrightarrow{\text{GDH}} D-葡萄糖酸内酯 + NADH$$

可用紫外可见分光光度计监测 340nm 处吸光度升高速率，计算血葡萄糖浓度。

上述反应中生成的 NADH 在硫辛酰胺脱氢酶（DLD）的催化下，使噻唑兰（MTT）还原呈蓝色，紫外可见分光光度计 490nm 处读取吸光度值。反应式如下：

$$MTT + NADH \xrightarrow{\text{DLD}} MTTH（蓝色）+ NAD^+$$

1. 手工检测　如下所述。

（1）试剂：试剂主要成分如下。

1）磷酸盐缓冲液（pH7.6）：120mmol/L 磷酸盐、150mmol/L 氯化钠和 1.0g/L 叠氮钠，用磷酸或氢氧化钠调节至 pH7.6（25℃），4℃保存。

2）酶混合液：GDH≥4 500U/L，变旋酶≥90U/L，NAD 2.2mmol/L，4℃保存，可稳定 12 周。若试剂吸光度大于 0.4（波长 340nm，光径 1.0cm，用蒸馏水调零）时，提示酶混合液要重新配制。

3）葡萄糖标准液 5mmol/L。

（2）操作：按表 12-3 操作。

表 12-3　葡萄糖脱氢酶法测定操作步骤

加入物	测定管（U）	标准管（S）	空白管（B）
血清、血浆、尿液（μl）	10	–	–
葡萄糖标准液（μl）	–	10	–
蒸馏水（l）	–	–	10
酶酚混合试剂（mL）	2	2	2

充分混匀，置 20℃室温 10 分钟或 37℃水浴 7 分钟，紫外可见分光光度计波长 340nm，比色杯直径 1.0cm，以空白管调零，读取测定管和标准管吸光度。

（3）结果计算

血葡萄糖（mmol/L）=（测定管吸光度/标准管吸光度）×葡萄糖标准液浓度

2. 自动化分析仪检测　如下所述。

（1）试剂：主要成分包括：GDH、NAD+、MTT、DLD、葡萄糖定标品、缓冲液等。

（2）操作：参照各分析仪器配套的用户指南及具体分析说明。不同实验室具体反应条件会因所使用的仪器和试剂而异，在保证方法可靠的前提下，应按仪器和实际说明书设定测定条件，进行定标品、质控品和样品分析。

1）定标：定标品可溯源至放射性核素稀释质谱法（ID-MS）或美国国家标准与技术研究院（NIST）标准参考物质（SRM）965。每个实验室应根据实际工作情况建立合适的定标频率。如下情况发生时应进行定标：①试剂批次改变时定标；②质量控制方案要求时或质控值显著变化；③对分析仪进行了重要的维护保养，或更换了关键部件。

2）质量控制：每个实验室应当建立合适的检测室内质控品的频率和质控评价规则。每次定标后或每天检验标本时，均应做室内质控品的测定，只有质控品在控，方可检测标本。

3）样本上机检测。

（3）结果计算：全自动分析仪自动计算各样本的葡萄糖浓度。

单位换算公式：mg/dl×0.055 5 = mmol/L

3. 注意事项　葡萄糖脱氢酶法对葡萄糖的特异性较高，其测定结果与 HK 法具有良好的一致性。因反应过程无须氧的参与，因此不受氧分压的影响。一般浓度的抗凝剂或防腐剂，如肝素、EDTA、柠檬酸盐、草酸盐、氟化物、碘乙酸等不干扰测定。一定浓度的胆红素、血红蛋白、维生素 C、谷胱甘肽、尿酸、尿素、肌酐等不干扰测定。

二、参考区间

成人空腹血浆（清）葡萄糖：3.9～6.1mmol/L（70～110mg/dl）。

三、临床意义

血糖升高主要见于：①生理性血糖升高：饭后 1～2 小时，摄入高糖食物，情绪激动或剧烈运动会导致生理性血糖升高；②糖尿病：空腹血糖 ≥7.0mmol/L，或口服糖耐量试验中 2 小时血糖 ≥11.1mmol/L，或随机血糖 ≥11.1mmol/L 同时有糖尿病症状（其中任何一项有异常均应于另一日重复测定），三项中有一项超过即可诊断为糖尿病，血糖是糖尿病诊断的重要指标；③内分泌疾病：嗜铬细胞瘤、甲状腺功能亢进症、皮质醇增多症、生长激素释放增多等空腹血糖水平亦升高；④胰腺病变：急性或慢性胰腺炎、胰腺肿瘤、胰腺大部分切除术后等；⑤严重的肝脏病变：肝功能障碍使葡萄糖向肝糖原转化能力下降，餐后血糖升高；⑥应激性高血糖：颅脑损伤、脑卒中、心肌梗死等；⑦药物影响：激素、噻嗪类利尿药、口服避孕药等；⑧其他病理性血糖升高：妊娠呕吐、脱水、缺氧、窒息、麻醉等。

血糖降低主要见于：①生理性低血糖：饥饿及剧烈运动后；②胰岛素分泌过多：如胰岛 β 细胞增生或肿瘤、胰岛素瘤、口服降糖药等；③升高血糖的激素分泌不足：如胰高血糖素、肾上腺素、生长激素等。

（王原媛）

第二节　口服葡萄糖耐量试验

口服葡萄糖耐量试验（oral glucose tolerance test，OGTT）是在口服一定量葡萄糖后 2 小时内做系列血糖测定，可用于评价个体的血糖调节能力，判断有无糖代谢异常，是诊断糖尿病的指标之一，有助于早期发现空腹血糖轻度增高但未达到糖尿病诊断标准的糖耐量异常患者。

（一）原理

正常人在服用一定量葡萄糖后，血液葡萄糖浓度升高（一般不超过 8.9mmol/L 或 160mg/dl），刺激胰岛素分泌增多，使血液葡萄糖浓度短时间内恢复至空腹水平，此现象称为耐糖现象。若因内分泌失调等因素引起糖代谢异常时，口服一定量葡萄糖后，血液葡萄糖浓度可急剧升高或升高不明显，而且短时间内不能恢复至空腹血葡萄糖浓度水平，称为糖耐量异常。

（二）操作

WHO 推荐的标准化 OGTT，如下所述。

（1）试验前 3 天，受试者每日食物中含糖量不低于 150g，且维持正常活动，停用影响试验的药物（如胰岛素）。

（2）空腹 10～16 小时后，坐位抽取静脉血，测定血葡萄糖浓度（称空腹血浆葡萄糖，FPG）。

（3）将 75g 无水葡萄糖（或 82.5g 含 1 分子水的葡萄糖）溶于 250～300mL 水中，5 分钟之内饮完。妊娠妇女用量为 100g；儿童按 1.75g/kg 体重计算口服葡萄糖用量，总量不超过 75g。

（4）服糖后，每隔 30 分钟取血 1 次，测定血浆葡萄糖浓度共 4 次，历时 2 小时（必要时可延长血标本的收集时间，可长达服糖后 6 小时）。其中，2 小时血浆葡萄糖浓度（2h PG）是临床诊断的关键。

（5）根据各次测得的血葡萄糖浓度与对应时间作图，绘制糖耐量曲线。

（三）参考区间

成人（酶法）：FPG < 6.1mmol/L；服糖后 0.5 ~ 1 小时血糖升高达峰值，但 < 11.1mmol/L；2h PG < 7.8mmol/L。

以上参考区间引自《临床生物化学检验》第 5 版。

（四）结果计算

1. 正常糖耐量　FPG < 6.1mmol/L，且 2h PG < 7.8mmol/L。
2. 空腹血糖受损（IFG）　FPG ≥ 6.1mmol/L，但 < 7.0mmol/L，2h PG < 7.8mmol/L。
3. 糖耐量减低（IGT）　FPG < 7.0mmol/L，同时 2h PG ≥ 7.8mmol/L，但 < 11.1mmol/L。
4. 糖尿病（DM）　FPG ≥ 7.0mmol/L，且 2h PG ≥ 11.1mmol/L。

（五）注意事项

1. 试验前准备　整个试验过程中不可吸烟、喝咖啡、喝茶或进食。
2. 影响因素　对于糖尿病的诊断，OGTT 比空腹血糖测定更灵敏，但易受样本采集时间、身高、体重、年龄、妊娠和精神紧张等多因素影响，重复性较差，除第一次 OGTT 结果明显异常外，一般需多次测定。
3. 临床应用　临床上大多数糖尿病患者会出现空腹血糖增高，且血糖测定步骤简单，准确性较高，因此首先推荐空腹血糖测定用于糖尿病的诊断。但我国流行病学研究结果提示仅查空腹血糖，糖尿病的漏诊率较高（40%），所以建议只要是已达到糖调节受损（IGR）的人群，即空腹血糖受损（IIFG）或糖耐量受损（IGT）的患者均应行 OGTT 检查，以降低糖尿病的漏诊率。但 OGTT 检查不能用于监测血糖控制的效果。
4. 静脉葡萄糖耐量试验　对于不能承受大剂量口服葡萄糖、胃切除后及其他可致口服葡萄糖吸收不良的患者，为排除葡萄糖吸收因素的影响，可按 WHO 的方法进行静脉葡萄糖耐量试验。

（六）临床意义

（1）OGTT 是诊断糖尿病的指标之一，其中 FPG 和 2h PG 是诊断的主要依据。糖尿病患者 FPG 往往超过正常，服糖后血糖更高，恢复至空腹血糖水平的时间延长。

（2）有无法解释的肾病、神经病变或视网膜病变，其随机血糖 < 7.8mmol/L，可用 OGTT 了解糖代谢状况。

（3）其他内分泌疾病如垂体功能亢进症、甲状腺功能亢进、肾上腺皮质功能亢进等均可导致糖耐量异常，且各有不同的特征性 OGTT 试验曲线。

（4）急性肝炎患者服用葡萄糖后在 0.5 ~ 1.5 小时之间血糖会急剧增高，可超过正常。

（许金鹏）

第三节　糖化血红蛋白测定

成人的血红蛋白（Hb）通常由 HbA（97%）、HbA_2（2.5%）和 HbF（0.5%）组成。HbA 又可分为非糖化血红蛋白，即天然血红蛋白 HbA。（94%）和糖化血红蛋白 HbA_1（6%）。根据糖化位点和反应参与物的不同，HbA_1 可进一步分为 HbA_{1a}、HbA_{1b} 和 HbA_{1c} 等亚组分。其中血红蛋白 A_{1c}（hemoglobin A_{1c}，HbA_{1c}）占 HbA_1 的 80%，化学结构为具有特定六肽结构的血红蛋白分子。其形成过程是血红蛋白 β 链 N 末端缬氨酸与葡萄糖的醛基首先发生快速加成反应形成不稳定的中间产物醛亚胺（西佛氏碱），继而经过 Amadori 转位，分子重排缓慢形成稳定不可逆的酮胺化合物，即 HbA_{1c}。HbA_{1c} 浓度相对恒定，故临床常用 HbA_{1c} 代表总的糖化血红蛋白水平，能直接反映机体血糖水平，是临床监控糖尿病患者血糖控制水平的较好的检测指标。

糖化血红蛋白（glycated hemoglobin，GHb）测定方法多达 60 余种，主要分为两大类：①基于电荷差异的检测方法，包括离子交换层析、高效液相色谱分析（HPLC）和电泳法等；②基于结构差异的检测方法，包括亲和层析法和免疫法等。21 世纪后，新酶法问世，果糖基缬氨酸氧化酶可作用于糖化的缬氨酸，产生过氧化氢与色原反应，从而测定 HbA_{1c}。临床上多采用免疫比浊法和 HPLC 法。其中 HPLC 法，是国际临床化学联合会（IFCC）推荐的测定糖化血红蛋白的参考方法。

一、检测方法

（一）HPLC 法

用偏酸性的缓冲液处理 Bio – Rex70 阳离子交换树脂，使之带负电荷，与带正电荷的 Hb 有亲和力。HbA 与 HbA_1 均带正电荷，但 HbA_1 的两个 β 链的 N 末端正电荷被糖基清除，正电荷较 HbA 少，造成二者对树脂的附着力不同。用 pH6.7 的磷酸盐缓冲液可首先将带正电荷较少、吸附力较弱的 HbA_1 洗脱下来，用紫外可见分光光度计测定洗脱液中的 HbA_1 占总 Hb 的百分数。

HPLC 法是基于高效液相层析法原理，使用阳离子交换柱通过与不同带电离子作用来将血红蛋白组分分离。利用 3 种不同盐浓度所形成的梯度洗脱液使得包括 HbA_{1c} 在内的血红蛋白中的多种成分很快被分离成 6 个部分，并用检测器对分离后的各种血红蛋白组分的吸光度进行检测。分析结束后，以百分率表示各种血红蛋白组分结果。

1. 手工检测　如下所述。

（1）试剂

1）0.2mol/L 磷酸氢二钠溶液：称取无水 Na_2HPO_4 28.396g，溶于蒸馏水并加至 1L（即试剂 1）。

2）0.2mol/L 磷酸二氢钠溶液：称取 $NaH_2PO_4 \cdot 2H_2O$ 31.206g，溶于蒸馏水并加至 1L（即试剂 2）。

3）溶血剂：pH 4.62，取 25mL 试剂 2，加 0.2mL Triton X – 100，加蒸馏水至 100mL。

4）洗脱剂 I（磷酸盐缓冲液，pH6.7）：取 100mL 试剂 1，150mL 试剂 2，于 1 000mL 容量瓶内，加蒸馏水至 1L。

5）洗脱剂 II（磷酸盐缓冲液，pH6.4）：取 300mL 试剂 1，700mL 试剂 2，加蒸馏水 300mL，混匀即成。

6）Bio – Rex 70 阳离子交换树脂：200～400 目，钠型，分析纯级。

（2）操作

1）树脂处理：称取 Bio – Rex70 阳离子交换树脂10g，加 0.1mol/L NaOH 溶液 30mL，搅匀，置室温 30 分钟，其间搅拌 2～3 次。然后，加浓盐酸数滴，调至 pH6.7，弃去上清液，用约 50mL 蒸馏水洗 1 次，用洗脱剂 II 洗 2 次，再用洗脱剂 I 洗 4 次即可。

2）装柱：将上述处理过的树脂加洗脱剂 I，搅匀，用毛细滴管吸取树脂，加入塑料微柱内，使树脂床高度达到 30～40mm 即可，树脂床填充应均匀，无气泡无断层即可。

3）溶血液的制备：将 EDTA 抗凝血或毛细管血 20μl，加于 2mL 生理盐水中，摇匀，离心，吸弃上清液，仅留下红细胞，加溶血剂 0.3mL，摇匀，置 37℃水浴中 15 分钟，以除去不稳定的 HbA_1。

4）柱的准备：将微柱颠倒摇动，使树脂混悬，然后去掉上下盖，将柱插入 15mm×150mm 的大试管中，让柱内缓冲液完全流出。

5）上样：用微量加样器取 100μl 溶血液，加于微柱内树脂床上，待溶血液完全进入树脂床后，将柱移入另一支 15mm×150mm 的空试管中。

6）层析洗脱：取 3mL 洗脱剂 I，缓缓加于树脂床上，注意勿冲动树脂，收集流出物，此即为 HbA_1（测定管）。

7）对照管：取上述溶血液 50μl，加蒸馏水 7.5mL，摇匀，此即为总 Hb 管。

8）比色：用紫外可见分光光度计，波长 415nm，比色杯光径 10mm，以蒸馏水作空白，测定各管吸光度。

9）微柱的清洗和保存：用过的柱先加洗脱剂 II 3mL，使 Hb 全部洗下，再用洗脱剂 I 洗 3 次，每次

3mL，最后加洗脱剂Ⅰ 3mL，加上下盖，保存备用。

（3）结果计算

HbA_1（%）＝［测定管 A／（对照管 A×5）］×100%

2. 自动化分析仪检测　如下所述。

（1）试剂：试剂主要成分参阅手工试剂。各商品试剂组分及浓度存在一定差异。

（2）操作：不同实验室具体反应条件会因所使用的仪器和试剂而异，在保证方法可靠的前提下，应按仪器和实际说明书设定测定条件，进行定标品、质控品和样品分析。

（3）参考区间：成人糖化血红蛋白：

HbA_1（%）5.0% ～ 8.0%；

HbA_{1c}（%）3.6% ～ 6.0%。

3. 注意事项　如下所述。

（1）环境要求：层析时环境温度对结果有较大影响，规定的标准温度为22℃，需要严格控制温度。

（2）标本类型及稳定性：抗凝剂 EDTA 和氟化物不影响测定结果，肝素可使结果增高。标本置于室温超过24小时，可使结果增高，于4℃冰箱可稳定5天。

（3）干扰因素：溶血性贫血患者由于红细胞寿命短，HbA_{1c} 可降低。HbF、HbH 及 Hb Bart S 可与 HbA_1 一起洗脱下来，使结果假阳性；有 HbC 和 HbS 的患者，结果可偏低。

（二）亲和层析法

1. 原理　用于分离糖化和非糖化 Hb 的亲和层析凝胶柱，是交联间一氨基苯硼酸的琼脂糖珠。硼酸与结合在 Hb 分子上葡萄糖的顺位二醇基反应，形成可逆的五环化合物，使样本中的糖化 Hb 选择性地结合于柱上，而非糖化的 Hb 则被洗脱。再用山梨醇解离五环化合物以洗脱糖化 Hb，在波长 41 nm 处分别测定解析液的吸光度，计算糖化血红蛋白的百分率。

2. 试剂　如下所述。

（1）洗涤缓冲剂（wash buffer，WB）：含 250mmol/L 醋酸铵，50mmol/L 氯化镁，200mg/L 叠氮钠，调节至 pH8.0，贮于室温。

（2）洗脱缓冲剂（elution buffer，EB）：含 200mmol/L 山梨醇，100mmol/L Tris，200mg/L 叠氮钠，调节至 pH8.5，贮于室温。

（3）0.1mol/L 及 1mol/L 盐酸溶液。

3. 操作　如下所述。

（1）标本：静脉采血，EDTA 或肝素抗凝，充分混匀，置4℃可保存1周。

（2）溶血液制备：将抗凝全血离心，吸去血浆、白细胞及血小板层。吸 100μl 压积红细胞至小试管中，加 2mL 蒸馏水充分混匀，静置5分钟后，重新混匀，离心，上清液应清亮。

（3）层析柱准备：层析柱装 0.5mL 固相凝胶，保存于4℃，防止直射阳光。如凝胶变为紫红色应弃去。测定前取出置室温，拔去顶塞，倾去柱中液体，再除去底帽，将层析柱插入试管中，加 2mL 洗涤缓冲剂（WB），让洗涤液自然流出并弃去。当液体水平面在凝胶面上成盘状时即停止。

（4）非结合部分（NB）的洗脱：将上述经平衡洗涤过的层析柱插入 15mm×150mm 标为"NB"的试管中。加 50μl 清亮的溶血液至盘状液面的顶部，让其流出。加 0.5mL WB 液，让其流出。此步应确保样品完全进入凝胶。加 5mL WB 液，让其流出。以上洗脱液总体积为 5.55mL，混合。

（5）结合或糖化部分（B）的洗脱：将上述层析柱转入标为"B"的试管中。加 3mL EB 液，让其流出，混匀。

（6）比色：紫外可见分光光度计，波长 415nm，以蒸馏水调"0"点，分别测定 NB 及 B 管的吸光度。

（7）层析柱的再生：用过的层析柱应尽快再生。加 0.1mol/L HCl 5mL，让其流出并弃去；再加 1mol/L HCl 3mL，让其流出并弃去；最后加 1mol/L HCl 3mL，塞上顶塞，并盖上层析柱尖端的底帽。在层析柱上标注用过的次数，放置4℃冰箱暗处保存。一般用5次后即弃去。

详细操作应严格按照试剂盒说明书要求。

4. 结果计算　如下所述。

HbA_1（%）＝$3.0A_B$／（$5.55A_{NB}＋3.0A_B$）×100%

5. 参考区间　成人糖化血红蛋白：5.0%~8.0%。

6. 注意事项　如下所述。

（1）方法学特点：环境温度对本法影响很小。不受异常血红蛋白的影响。不稳定的 HbA_1 的干扰可以忽略不计。

（2）标本类型及稳定性：抗凝剂选择 EDTA 和肝素均可，于4℃冰箱可保存一周。

（三）免疫比浊法

1. 原理　利用 TTAB（tetradecyltrimethylammonium bromide，四癸基三甲铵溴化物）作为溶血剂，用来消除白细胞物质的干扰（TTAB 不溶解白细胞）。血液样本不需要去除不稳定 HbA1 的预处理，用浊度抑制免疫学方法测定。

先加入抗体缓冲液，样本中的糖化血红蛋白（HbA1C）和其抗体反应形成可溶性的抗原－抗体复合物，因为在 HbA1C 分子上只有一个特异性的 HbA1c 抗体结合位点，不能形成凝集反应。然后，加入多聚半抗原缓冲液，多聚半抗原和反应液中过剩的抗 HbA1c 抗体结合，生成不溶性的抗体－多聚半抗原复合物，再用比浊法测定。

同时在另一通道测定 Hb 浓度，溶血液中的血红蛋白转变成具有特征性吸收光谱的血红蛋白衍生物，用重铬酸盐作标准参照物，进行比色测定 Hb 浓度。

根据 Hb 含量和 HbA1c 含量，计算出 HbA1c 的百分比。

2. 试剂　如下所述。

（1）HbA1c 测定试剂

1）R1 试剂：0.025mol/L MES（2 – morpholinoethanesulfonic acid，2 – 吗啉乙基磺酸）缓冲液；0.015mol/L Tris 缓冲液（pH6.2）；HbA1c 抗体（绵羊血清，≥0.5mg/mL）和稳定剂。

2）R2 试剂：0.025mol/L MES 缓冲液；0.015mol/L Tris 缓冲液（pH6.2）；HbA1c 多聚半抗原（≥8μg/mL）和稳定剂。

3）标准液：人血和绵羊血制备的溶血液，9g/LTTAB 和稳定剂。

（2）Hb 测定试剂：0.02mol/L 磷酸盐缓冲液（pH7.4）和稳定剂。

（3）溶血试剂：9g/L TTAB 溶液。

（4）质控物：正常值或异常值两种。

（5）0.9% NaCl。

3. 操作　如下所述。

（1）于小试管中，加溶血试剂 1mL，加入人 EDTA 或肝素抗凝血 10μl，轻轻旋涡混匀，避免形成气泡，待溶血液的颜色由红色变为棕绿色后（大约 1~2 分钟）即可使用。此溶血液于 15~25℃可稳定 4 小时，2~8℃可稳定 24 小时。

（2）根据不同型号生化分析仪及配套试剂设定参数，测定 HbA1c 浓度和测定 Hb 浓度。详细操作程序，必须根据仪器和配套试剂盒的说明书。

4. 结果计算　如下所述。

（1）IFCC 计算方案：HbA1c（%）＝（HbA1c/Hb）×100%

（2）DCCT/NGSP 计算方案（糖尿病控制和并发症试验/美国糖化血红蛋白标准化方案）：HbA1c（%）＝87.6×（HbA1c/Hb）＋2.27

5. 参考区间　成人 HbA1，如下所述。

IFCC 计算方案：2.8%~3.8%。

DCCT/NGSP 计算方案：4.8%~6.0%。

6. 注意事项　如下所述。

（1）定标：当更换试剂批号、更换比色杯和质控结果失控时需要重新定标。

（2）不需用溶血试剂预处理。

（3）干扰因素：胆红素浓度 $<855\mu mol/L$，三酰甘油 $<9.12mmol/L$，类风湿因子 $<750U/mL$，抗坏血酸 $<2.84mmol/L$ 时对本法无干扰。

（四）酶法

1. 原理　用直接酶法测定样本中 HbA1c 的百分比，而不需另外检测总血红蛋白，处理后的样本与氧化还原剂反应，去除小分子和高分子干扰物质，变性后的全血样本在蛋白酶作用下分解出氨基酸，其中包括糖化血红蛋白 β 链上的缬氨酸，糖化的缬氨酸作为果糖缬氨酸氧化酶（FVO）的底物，被特异地清除 N-末端缬氨酸，并且产生 H_2O_2，在过氧化物酶的作用下氧化色原底物而呈色，进行比色法测定。

2. 试剂　试剂主要成分包括：CHES 缓冲剂、还原剂、蛋白酶、FVO 酶、辣根过氧化物酶、底物等。

3. 操作　如下所述。

（1）EDTA 抗凝全血，$2\sim8℃$ 保存可稳定 $24\sim36$ 小时，使用前混匀；将 $20\mu l$ 全血与 $250\mu l$ 溶血剂混合，避免产生泡沫，室温孵育 $15\sim20$ 分钟，其间轻轻混匀几次，当其变为澄清的深红色液体时，证明全血已完全溶解，处理后的样本要于当天检测，室温可稳定 4 小时。

（2）参数如下

1）温度：37℃。

2）主波长：700nm。

3）反应模式：二点终点法。

不同实验室具体反应条件会因所使用的仪器和试剂而异，在保证方法可靠的前提下，应按仪器和试剂说明书设定测定条件，进行定标品、质控样品和样品分析。

4. 结果计算　如下所述。

HbA1c（％）＝（△A 测定／△A 标准）×标准液浓度

5. 参考区间　成人 HbA1c：3.6％～6.0％（此参考区间引自《临床生物化学检验》第 5 版）。

6. 注意事项　三酰甘油 $<7.6mmol/L$，总胆红素 $<450\mu mol/L$，血红蛋白 $<200g/L$，葡萄糖 $<75.2mol/L$ 时对本法无显著干扰，高 HbF（$>10\%$）可能致测定结果不准确。

二、临床意义

（1）HbA_{1c} 与红细胞寿命和平均血糖水平相关，是评价糖尿病患者长期血糖控制较理想的指标，可反映过去 $2\sim3$ 个月的平均血糖水平，不受每天血糖波动的影响。

（2）与微血管和大血管并发症的发生关系密切。HbA_{1c} 水平升高，糖尿病视网膜病变、肾脏病变、神经病变、心血管事件发生风险均相应增加。

（3）HbA_{1c} 对于糖尿病发生有较好的预测能力。

2010 年，美国糖尿病协会（ADA）发布的糖尿病诊治指南中正式采纳以 $HbA_{1c}\geq6.5\%$ 作为糖尿病的诊断标准之一。HbA_{1c} 水平在 5.7％～6.4％ 为糖尿病高危人群，预示进展至糖尿病前期阶段，患糖尿病和心血管疾病风险均升高。2011 年世界卫生组织（WHO）也推荐 $HbA1c\geq6.5\%$ 作为糖尿病诊断切点。

（许金鹏）

第四节　糖化血清蛋白测定

血液中的葡萄糖可与血清蛋白的 N 末端发生非酶促的糖基化反应，形成高分子酮胺化合物，其结构类似果糖胺，总称为糖化血清蛋白。由于70%以上的糖化血清蛋白是糖化白蛋白，（其中也包含糖化球蛋白和微量糖化脂蛋白等混合物）。因此测定糖化白蛋白更能准确反映血糖控制的水平。临床上可以采用酶联免疫吸附法、高效液相色谱法、果糖胺法、酮胺氧化酶法来测定糖化血清蛋白或糖化白蛋白，其中用果糖胺法测定糖化血清蛋白和采用酮胺氧化酶法测定糖化白蛋白最为常用。

一、检测方法

（一）果糖胺法

1. 原理　血清中的葡萄糖与白蛋白及其他血清蛋白分子 N 末端的氨基酸可形成高分子酮胺结构，该酮胺结构能在碱性环境中与硝基四氮唑蓝（NBT）发生还原反应，生成有色物质甲䐶，以 1 - 脱氧 - 1 - 吗啉果糖（DMF）为标准参照物，进行比色测定。

2. 试剂　如下所述。

（1）0.1mol/L 碳酸盐缓冲液（pH10.8）：无水碳酸钠 9.54g，碳酸氢钠 0.84g；溶于蒸馏水并稀释至 1 000mL。

（2）0.11mol/L NBT 试剂：称取氯化硝基四氮唑蓝 100mg，用上述缓冲液溶解并稀释至 1 000mL，置 4℃冰箱保存，至少可稳定 3 个月。

（3）4mmol/L DMF 标准液：称取 DMF 99.6mg，溶于 40g/L 牛血清白蛋白溶液 100mL 中。

3. 操作　测定管加待检血清（血浆）0.1mL，空白管加蒸馏水 0.1mL，各管加 37℃预温的 NBT 试剂 4mL，混匀，置 37℃水浴 15 分钟，立即取出，流水冷却（低于 25℃）。冷却后 15 分钟内，用可见紫外分光光度计波长 550nm，比色杯光径 1.0cm，以空白管调零，读取测定管吸光度。从标准曲线查得测定结果。以果糖胺"mmol/L"报告。

4. 结果计算　取 4mmol/L DMF 标准液，用牛血清白蛋白溶液（40g/L）稀释成 1mmol/L、2mmol/L、3mmol/L、4mmol/L，并以牛血清白蛋白溶液（40g/L）为空白，与测定管同样操作，读取各浓度 DMF 相应的吸光度。以 DMF 浓度为横坐标，吸光度为纵坐标，制成标准曲线。浓度在 4mmol/L 以内与吸光度呈线性关系，从标准曲线查得测定结果。

5. 参考区间　成人果糖胺：1.65~2.15mmol/L。

6. 注意事项　如下所述。

（1）方法学特点：该法经济、快速，适用于自动生化分析仪，但 pH、反应温度、反应时间，对本实验影响较大，必须严格予以控制。

（2）干扰因素：当人血白蛋白 <30g/L 或尿蛋白 >1g/L 时，该法结果不可靠。血液中的胆红素、乳糜和低分子物质会对测定造成干扰。因此该法不适用于肾病综合征、肝硬化、异常蛋白血症或急性时相反应后的患者。

（二）酮胺氧化酶法

1. 原理　糖化白蛋白的酮胺键能与酮胺氧化酶发生特异性的酶促反应，释放过氧化氢，在过氧化物酶作用下使色原底物基质发生呈色反应，用紫外可见分光光度计测定吸光度的变化，计算出糖化白蛋白的浓度。再测定出血清中白蛋白的浓度，将糖化白蛋白浓度除以人血白蛋白浓度算出糖化白蛋白的百分比值（%）。

2. 试剂　自动生化分析仪试剂成分及其终浓度如下。

（1）糖化白蛋白试剂

R1 前处理液：酮胺氧化酶，30U/mL；

TODB，2.0mmol/L。

R2 酶液：过氧化物酶，40KU/mL；

4 - AA，5.0mmol/L。

（2）白蛋白试剂

R1 前处理液：琥珀酸，120mmol/L；

R2 发色液：BCP，0.13g/L。

目前各商品试剂与上述试剂相似，试剂组成及各成分浓度存在一定差异。

3. 操作　如下所述。

（1）糖化白蛋白的测定　测定过程为血清样品与 R1 混合，温育，加入 R2，在添加 R2 前和添加后的 5 分钟，以蒸馏水为对照，在主波长为 546nm/副波长为 700nm 时测定吸光度，计算出吸光度的变化。与定标品的值进行对照，计算出样本中的糖化白蛋白浓度。主要反应条件如下。

样品 - 试剂最终比例：1 ：40。

反应温度：37.0℃。

温育时间：10 分钟。

主波长：546nm。

吸光度监测时间：10 分钟。

不同实验室具体反应条件会因所使用的仪器和试剂而异，在保证方法可靠的前提下，应按仪器和试剂说明书设定测定条件，进行定标品、质控样品和血清样品分析。

（2）人血白蛋白的测定。

4. 结果计算　如下所述。

糖化白蛋白（%）＝（糖化蛋白浓度/血清蛋白浓度）×100%

5. 参考区间　成人糖化白蛋白：10.8% ~ 17.1%（此参考区间引自《临床生物化学检验》第5 版）。

6. 注意事项　该法可用于自动化生化分析仪，精密度高、准确性好，胆红素对其干扰较小。

二、临床意义

测定糖化血清蛋白水平可以反映患者 2 ~ 3 周前的血糖控制情况，白蛋白的半衰期为 20 天左右，不受临时血糖浓度波动的影响，是判断糖尿病患者在一定时间内血糖控制水平的一个较好指标。同一患者前后连续检测结果的比较更有临床价值。一些特殊情况下，如透析性贫血、肝病、糖尿病并发妊娠、降糖药物调整期等，结合糖化白蛋白能更准确地反映短期内的平均血糖变化，特别是当患者体内有血红蛋白变异体（如 HbS 或 HbC）存在时，会使红细胞寿命缩短，此时糖化白蛋白检测则更有价值。

（许金鹏）

第五节　血清 C 肽测定

C 肽是由 31 个氨基酸组成的分子量为 3.6kD 的连接肽，由胰岛素原在转化酶的作用下降解形成，本身无活性，但对维持胰岛素原分子的稳定性和完整性具有重要意义。C 肽与胰岛素等分子分泌入血，肝脏对 C 肽的摄取小于 10%，其测定更能反映胰岛 β 细胞的功能。C 肽测定的方法主要包括放射免疫分析法、酶联免疫吸附法和发光免疫分析法。放射免疫分析法测定 C 肽已逐渐被化学发光免疫分析法取代，后者灵敏度高，检测线性和重复性好，且无放射性污染，广泛适用于各种自动化免疫分析仪。

（许金鹏）

第六节　血清胰岛素测定

胰岛素是由含 51 个氨基酸组成的小分子蛋白质，由胰腺的 β 细胞分泌。可促进肝、肌肉和脂肪组织从血中摄取葡萄糖，并转换成糖原储存，抑制糖异生，降低血糖。人胰岛素基因位于第 11 号染色体上，经过转录翻译首先在胰岛 β 细胞胞质内质网中合成前胰岛素原，很快被酶水解为胰岛素原，胰岛素原转运至高尔基体被蛋白酶水解为由51个氨基酸构成的具有活性的胰岛素和由31个氨基酸构成的无活性的C肽，分泌到胰岛β细胞外。胰岛素相对分子量为5.8kD，由A、B两条肽链组成，并以二硫键相连，在调节体内糖、脂肪和蛋白质的代谢方面发挥重要作用。血糖是调节胰岛素分泌的最重要因素，一些氨基酸如精氨酸、赖氨酸也有刺激胰岛素分泌的作用；胃泌素、胰高血糖素等一些激素及支配胰岛的迷走神经也可刺激胰岛素的释放。

（许金鹏）

第七节　脑脊液葡萄糖测定

用于血液葡萄糖测定的葡萄糖氧化酶法或己糖激酶法均适用于脑脊液葡萄糖测定。但脑脊液中的葡萄糖含量仅为血液葡萄糖含量的50%~80%。为了提高测定的灵敏度，可将标本用量加倍，再将结果除以2。

脑脊液标本留取后应迅速送检，若想保存较长时间，可以选择草酸钾/氟化钠作为抗凝剂的采血管留取标本。

1. 参考区间　成人脑脊液葡萄糖：2.5~4.5mmol/L（45~80mg/dl）。

儿童脑脊液葡萄糖：2.8~4.5mmol/L（50~80mg/dl）。

2. 临床意义　脑脊液中葡萄糖的测定常用于细菌性脑膜炎与病毒性脑膜炎的鉴别诊断。化脓性或结核性脑膜炎时，葡萄糖被感染的细菌所分解而浓度降低。病毒性脑膜炎时，脑脊液葡萄糖含量正常。中枢神经系统真菌感染或脑膜癌时也可出现脑脊液葡萄糖降低。糖尿病及某些脑炎患者脑脊液葡萄糖可见增高。

（许金鹏）

第八节　尿液葡萄糖测定

己糖激酶法和葡萄糖脱氢酶法是测定尿液中葡萄糖含量较特异和准确的方法。根据测定氧消耗量（如氧电极法）的葡萄糖氧化酶法，对尿液葡萄糖测定也是可靠的。但葡萄糖氧化酶和过氧化物酶偶联法（即 GOD－POD 法）不适合用于尿液葡萄糖测定，因为尿液中各种还原性物质（如尿酸、维生素C等）含量较高，会消耗葡萄糖氧化酶反应中所产生的过氧化氢，降低呈色反应，引起假阴性。

1. 参考区间　成人尿糖定性试验：阴性。

2. 临床意义　尿液葡萄糖检测目前已作为尿液常规检查的一项指标。尿糖阳性主要见于糖尿病患者，某些肾脏疾病、老年人或妊娠等肾糖阈降低时也可出现尿糖阳性。

（潘　聪）

第十三章

血脂检验

第一节 血清总胆固醇检验

TC 测定方法据其准确度与精密度不同分为 3 级：①决定性方法。放射性核素稀释 – 气相色谱 – 质谱法（ID – GC – MS），此法最准确，测定结果符合"真值"，但需特殊仪器与试剂，技术要求高、费用贵。用于发展和评价参考方法及鉴定纯胆固醇标准。②参考方法。目前国际上公认的是 Abell、Levy、Brodie 及 Kendall 等（1952）设计的方法，称为 AL – BK 法，是目前化学分析法中最准确的方法。③常规方法。化学方法大都用有机溶剂提取血清中的胆固醇，然后用特殊试剂显色，比色测定。显色剂主要有 2 类，即醋酸 – 醋酸酐 – 硫酸反应（简称 L – B 反应）和高铁硫酸反应，这些反应须用腐蚀性的强酸试剂，特异性差，干扰因素多，准确性差，应予淘汰。现在已广泛应用酶法，这类方法特异性高、精密、灵敏，用单一试剂直接测定，既便于手工操作，也适用于自动分析仪测大批标本，既可作终点法，也可作速率法。

一、酶法测定胆固醇

1. 原理　血清中的胆固醇酯（CE）被胆固醇酯水解酶（CEH）水解成游离胆固醇（Chol），后者被胆固醇氧化酶（CHOD）氧化成 $\triangle^4$ – 胆甾烯酮并产生过氧化氢，过氧化氢再经过氧化物酶（POD）催化 4 – 氨基安替比林与酚（三者合称 PAP），生成红色醌亚胺色素（Trinder 反应）。醌亚胺的最大吸收光波长值在 500nm 左右，吸光度与标本中 TC 含量成正比。反应式如下：

$$胆固醇酯 + H_2O \xrightarrow{CEH} 胆固醇 + 脂肪$$

$$胆固醇 + O_2 \xrightarrow{CHOD} \triangle^4 – 胆甾烯酮 + H_2O_2$$

$$2H_2O_2 + 4 – 氨基安替比林 + 酚 \xrightarrow{POD} 醌亚胺 + 4H_2O$$

2. 参考区间　人群血脂水平主要决定于生活因素，特别是饮食营养，所以各地区调查所得参考区间高低不一，以致各地区有各自的高 TC 划分标准。现在国际上以显著增加冠心病危险的 TC 水平作为划分界限，在方法学标准化的基础上，采用共同的划分标准，有助于避免混乱。

（1）我国《血脂异常防治建议》提出的标准（1997，6）为：TC 水平理想范围 < 5.2mmol/L（< 200mg/dl）；边缘升高：5.23 ~ 5.69mmol/L（201 ~ 219mg/dl）；升高：≥5.72mmol/L（≥220mg/dl）。

（2）美国胆固醇教育计划（NCEP），成年人治疗组（Adult Treatment Panel）1994 年提出的医学决定水平：TC 水平理想范围 < 5.1mmol/L（< 200mg/dl），边缘升高 5.2 ~ 6.2mmol/L（200 ~ 239mg/dl），升高 ≥6.21mmol/L（≥240mg/dl）。

3. 临床意义　如下所述。

（1）影响 TC 水平的因素：①年龄与性别：TC 水平往往随年龄上升；②长期的高胆固醇、高饱和脂肪和高热量饮食可使 TC 增高；③遗传因素；④其他：如缺少运动、脑力劳动、精神紧张等可能使 TC 升高。

（2）高 TC 血症是冠心病的主要危险因素之一，病理状态下高 TC 有原发性的与继发性的 2 类。

原发性的如家族性高胆固醇血症（低密度脂蛋白受体缺陷）、家族性 apoB 缺陷症、多源性高 TC、混合性高脂蛋白血症。继发的见于肾病综合征、甲状腺功能减退症、糖尿病、妊娠等。

（3）低 TC 血症也有原发性的与继发性的，前者如家族性的无或低 β – 脂蛋白血症；后者如甲状腺功能亢进症、营养不良、慢性消耗性疾病等。

二、正己烷抽提 L – B 反应显色法测定胆固醇

此法原为 Abell 等（1952）设计，由美国疾病控制中心（CDC）的脂类标准化实验室协同有关学术组织作了评价和实验条件的最适化，称为 AL – BK 法，已被公认为参考方法。

1. 原理　本法用氢氧化钾乙醇溶液使血清蛋白变性，并水解血清中的胆固醇酯，加水后用正己烷分溶抽提，可以从碱性乙醇液中定量地提取胆固醇（达 99.7%），分溶抽提达到抽提与纯化的双重目的。提取的胆固醇溶液中除少量其他甾醇（人血清中约占总胆固醇的 1%）以外，基本上不含干扰物，故测定结果与放射性核素 – 稀释 – 气相色谱 – 质谱法（决定性方法）接近。

抽提液挥发干后，以 Lieberman – Bur – Chard（L – B）试剂与胆固醇显色，试剂中醋酸与醋酸酐作为胆固醇的溶剂与脱水剂，浓硫酸既是脱水剂又是氧化剂，所生成的绿色产物主要是五烯胆甾醇正离子，最大吸收光波长值为 620nm，但随后可变成黄色产物，故应该严格控制显色条件。

本法是目前化学分析法中最准确的方法，已被公认为参考方法。

2. 临床意义　同酶法。

（潘　聪）

第二节　血清三酰甘油检验

血清三酰甘油（TG）测定的决定性方法为放射性核素 – 稀释 – 质谱法，参考方法为二氯甲烷抽提、变色酸显色法。常规方法为酶法（GPO – PAP 法），作为临床测定，国内外均推荐 GPO – PAP 法。

一、酶法测定三酰甘油

1. 原理　用高效的微生物脂蛋白脂肪酶（LPL）使血清中 TG 水解成甘油与脂肪酸，将生成的甘油用甘油激酶（GK）及三磷腺苷（ATP）磷酸化，以磷酸甘油氧化酶（GPO）氧化 3 – 磷酸甘油（G – 3 – P），然后以过氧化物酶（POD）、4 – 氨基比林（4 – AAP）与 4 – 氯酚（三者合称 PAP）显色，测定所生成的 H_2O_2，故本法简称 GPO – PAP 法，反应如下：

$$TG + 3H_2O \xrightarrow{LPL} 甘油 + 3 – 脂肪酸$$

$$甘油 + ATP \xrightarrow{GK,\ Mg^{2+}} 3 – 磷酸甘油 + ADP$$

$$3 – 磷酸甘油 + O_2 + 2H_2O \xrightarrow{GPO} 磷酸二羟丙酮 + 2H_2O_2$$

$$H_2O_2 + 4 – 氨基安替比林 + 4 – 氯酚 \xrightarrow{POD} 苯醌亚胺 + 2H_2O + HCl$$

分光光度波长 500nm，测定吸光度（A），对照标准可计算出 TG 含量。

2. 参考区间　正常人 TG 水平高低受生活环境的影响，中国人低于欧美人，成年以后随年龄上升。TG 水平的个体内与个体间差异都比 TC 大，人群调查的数据比较分散，呈明显正偏态分布。营养良好的中、青年 TG 水平的平均值去除游离甘油（free glycerol，FG）为 0.90 ~ 1.00mmol/L（80 ~ 90mg/dl），老年前期与老年人平均超过 1.13mmol/L（100mg/dl），95% 中青年约 1.69mmol/L（150mg/dl），老年约为 2.26mmol/L（200mg/dl）。

美国国家胆固醇教育计划对空腹 TG 水平划分界限的修订意见（1993）是：TG 正常 < 2.3mmol/L（< 200mg/dl），TG 增高的边缘为 2.3 ~ 4.5mmol/L（200 ~ 400mg/dl），高 TG 血症 > 4.5mmol/L（>

400mg/dl），胰腺炎高危 >11.3mmol/L（ >100mg/dl）。

3. 临床意义　高 TG 血症也有原发性的与继发性的 2 类，其中包括家族性高 TG 血症与家族性混合型高脂（蛋白）血症等。继发的见于糖尿病、糖原累积病、甲状腺功能减退症、肾病综合征、妊娠、口服避孕药、酗酒等，但不易分辨原发或继发。高血压、脑血管病、冠心病、糖尿病、肥胖与高脂蛋白血症等往往有家族性集聚现象，其间可能有因果关系，但也可能仅仅是伴发现象；例如糖尿病患者胰岛素与糖代谢异常可继发 TG（或同时有 TC）升高，但也可能同时有糖尿病与高 TG 2 种遗传因素。冠心病患者 TG 偏高的比一般人群多见，但这种患者 LDL - C 偏高与 HDL - C 偏低也多见。一般认为单独有高 TG 不是冠心病的独立危险因素，只有伴以高 TC、高 LDL - C、低 HDL - C 等情况时才有病理意义。

通常将高脂蛋白血症分为 I、IIa、IIb、III、IV、V 等 6 型，除 IIa 型以外都有高 TG。

（1）I 型是极为罕见的高 CM 血症，原因有二，一为家族性 LPL 缺乏症，一为遗传性的 apoC II 缺乏症。

（2）最常见的是 IV 型，其次是 IIb 型，后者同时有 TC 与 TG 增高，即混合型高脂蛋白血症；IV 型只有 TG 增高，反映 VLDL 增高，但是 VLDL 很高时也会有 TC 轻度升高，所以 IV 型与 IIb 型有时难于区分，主要根据 LDL - C 水平做出判断。家族性高 TG 血症属于 IV 型。

（3）III 型又称为异常 β - 脂蛋白血症，TC 与 TG 都高，其比例近于 1：1（以 mg/dl 计），但无乳糜微粒血症。诊断还有赖于脂蛋白电泳显示宽 β 带；血清在密度 1.006g/mL 下超速离心后，其顶部（VLDL）做电泳分析证明有漂浮的 β - 脂蛋白或电泳迁移在 β 位的 VLDL 存在，化学分析示 VLDL - C/血清（或浆）TG >0.3 或 VLDL - C/VLDL - TG >0.35；apoE 分型多为 E_2/E_2 纯合子。

（4）V 型为乳糜微粒和 VLDL 都增多，TG 有高达 10g/L 以上的，这种情况可以发生在原有的家族性高 TG 血症的基础上，继发因素有糖尿病、妊娠、肾病综合征、巨球蛋白血症等，易引发胰腺炎。

二、变色酸显色法测定三酰甘油

原理：变色酸显色法为 CDC 参考方法。其原理是用二氯甲烷抽提血清 TG，同时加入硅酸去除磷脂、游离甘油、一酰甘油、部分二酰甘油及蛋白。TG 经氢氧化钾皂化生成甘油，酯化后以过碘酸氧化甘油产生甲醛，用亚砷酸还原过剩的过碘酸后，甲醛与变色酸在硫酸溶液中加热产生反应，产生紫红色物质，然后比色测定。

本法根据 Van Handel 等（1957）及 Carlson 法（1963）改进而来。

（潘　聪）

第三节　血清高密度脂蛋白胆固醇检验

高密度脂蛋白（HDL）是血清中颗粒数最多而且很不均一的一组脂蛋白，按其密度高低主要分为 HDL_2 与 HDL_3 2 个亚组分，临床一般只测定总 HDL，也可以分别测定其亚类。因为 HDL 组成中含蛋白质与脂质各半，脂质中主要是胆固醇与磷脂，磷脂测定比较麻烦，通常以测定胆固醇含量（HDL - C）代表 HDL 水平。HDL - C 测定参考方法为用超速离心分离 HDL，然后用化学法（ALBK 法）或酶法测定其胆固醇含量。20 世纪 70 年代出现不少多聚阴离子沉淀法，称直接测定法，有肝素 - Mn 法、磷钨酸（PTA）- 镁离子法、硫酸葡聚糖（DS）- 镁离子法和聚乙二醇（PEG）6000 法等。此类方法操作相对简便，被临床实验室用作常规测定。其中硫酸葡聚糖（DS）- 镁离子法和聚乙二醇（PEG）6000 法应用最为广泛。但此类方法的缺点是标本需预处理，不能直接上机测定，且高 TG 的标本由于 VLDL 沉淀不完全，会影响测定结果，新近中华医学检验学会血脂专题委员会推荐匀相测定法作为临床实验室测定 HDL - C 的常规方法。匀相法免去了标本预处理步骤，可直接上机测定，在自动分析仪普及的基础上，很快被临床实验室接受。

一、磷钨酸 - 镁沉淀法

1. 原理　血清 HDL 不含 apoB，临床检验中大都用大分子多聚阴离子化合物与两价阳离子沉淀含

apoB 的脂蛋白［包括 LDL、VLDL、Lp（a）］，本法中用磷钨酸与镁离子作沉淀剂，其上清液中只含 HDL，其胆固醇含量用酶法测定（同酶法测 TC）。

2. 临床意义　如下所述。

（1）流行病学与临床研究证明，HDL－C 与冠心病发病成负相关，HDL－C 低于 0.9mmol/L 是冠心病危险因素，HDL－C 增高（＞1.55mmol/L，即 60mg/dl）被认为是冠心病的"负"危险因素。HDL－C 下降也多见于脑血管病、糖尿病、肝炎、肝硬化等。肥胖者 HDL－C 也多偏低。吸烟可使 HDL－C 下降，饮酒及长期体力活动会使 HDL－C 升高。

（2）在生理与病理情况下，HDL－C 水平的变动往往由于 HDL_2－C 的变化，而 HDL_3－C 的变化较小。多数报道认为冠心病患者 HDL_2－C 下降比 HDL_3－C 明显，但也有不同的报道。肝病患者 HDL－C 下降主要是 HDL_3－C 部分下降。

二、硫酸葡聚糖－Mg 沉淀法

原理：硫酸葡聚糖－Mg 沉淀法为 CDC 指定的比较方法。其原理是，以硫酸葡聚糖 DS50（MW 50 000±5 000）与 Mg^{2+} 沉淀血清中含 apoB 的脂蛋白［LDL、VLDL、LP（a）］，测定上清液中的 HDL－C。

HDL 主要包括 HDL_2、HDL_3 亚组分（HDL，很少），适量增加 DS50 和 Mg^{2+} 浓度，可使血清中的 HDL_2 含 apoB 的脂蛋白同时沉淀，离心后上清液中只含 HDL_3，故可测出 HDL_3－C。总 HDL－C 与 HDL_3－C 之差即为 HDL_2－C。

三、匀相测定法

1. 原理　基本原理有以下几类。

（1）PEG 修饰酶法（PEG 法）：①CM、VLDL、LDL+α－环状葡聚糖硫酸盐+Mg^{2+}→CM、VLDL、LDL 和 α－环状葡聚糖硫酸盐的可溶性聚合物；②HDL－C+PEG 修饰的 CEH 和 COD→胆甾烯酮+H_2O_2；③H_2O_2+酚衍生物+4－AAP+POD→苯醌亚胺色素。

（2）选择性抑制法（SPD 法）：①CM、VLDL 和 LDL+多聚体阴离子+多聚体→CM、VLDL、LDL 和多聚阴离子生成聚合物并被多聚体掩蔽；②HDL－C+表面活性剂+CEH 和 COD→胆甾烯酮+H_2O_2；③同（1）③。

（3）抗体法（AB 法）：①CM、VLDL 和 LDL+抗 apoB 抗体→CM、VLDL、LDL 和抗 apoB 抗体聚合物；②HDL－C+CEH 和 COD→胆甾烯酮+H_2O_2；③同（1）③。

（4）过氧化氢酶法（CAT 法）：①CM、VLDL、LDL+选择性试剂+CEH 和 COD→胆甾烯酮+H_2O_2；②H_2O_2+过氧化氢酶→$2H_2O+O_2$；③HDL－C+CEH 和 COD+过氧化酶抑制剂→胆甾烯酮+H_2O_2；④同 1（3）。

2. 参考区间　如下所述。

（1）男性：1.16～1.42mmol/L（45～55mg/dl）。

（2）女性：1.29～1.55mmol/L（50～60mg/dl）。

（3）正常人 HDL－C 占 TC 的 25%～30%。

我国《血脂异常防治建议》提出的判断标准：理想范围＞1.04mmol/L（＞40mg/dl），降低＜0.91mmol/L（35mg/dl）。NCEP，ATPⅢ提出的医学决定水平：①＜1.03mmol/L（40mg/dl）为降低，CHD 危险增高；②≥1.55mmol/L（60mg/dl）为负危险因素。

ATPⅢ将 HDL－C 从原来的＜35mg/L（0.9mmol/L）提高到＜40mg/L（1.03mmol/L）是为了让更多的人得到预防性治疗（男性将从原来的 15% 提高到约 40%，女性从原来的 5% 提高到 15% 的人群被划归高危人群）。

3. 临床意义　同磷钨酸－镁沉淀法。

（潘　聪）

第四节　血清低密度脂蛋白胆固醇检验

直接测定血清（或血浆）LDL－C 的经典方法是超速离心分离 LDL，或超速离心（去除 VLDL）结合沉淀法，均非一般实验室所能采用。电泳分离 LDL 的方法也不够简单。10 多年来发展起来的简单方法有 2 类：一类是用化学法分离 VLDL，然后测定 HDL 和 LDL 部分的胆固醇，减去 HDL－C 得 LDL－C；另一类是选择沉淀 LDL 法。该法在 LDL 沉淀后，可测出上清液的 HDL＋VLDL 部分的胆固醇然后计算出 LDL－C，或直接取沉淀物测定 LDL－C，这类方法有 3 种沉淀剂：肝素－枸橼酸；聚乙烯硫酸（PVS）；多环表面活化阴离子。目前多用 PVS 沉淀法，美国 LRC 各实验室也统一采用此法（Boehringer 试剂盒）。但国内还很少用 LDL－C 直接测定，而是用 Friedewald 公式用 TC、TG、HDL－C 3 项测定计算 LDL－C，不如直接测定法可靠。新近，中华医学会检验学会已推荐匀相法作为临床实验室测定 LDL－C 的常规方法。

一、聚乙烯硫酸沉淀法

1. 原理　用聚乙烯硫酸（PVS）选择沉淀血清中 LDL，测出上清液中的胆固醇代表 HDL－C 与 VLDL－C 之和，所以 TC 减去上清液胆固醇即得 LDL－C 值。试剂中含 EDTA 用以除去两价阳离子，避免 VLDL 共同沉淀。适量的中性多聚物（聚乙二醇独甲醚 PEGME）用以加速沉淀。胆固醇测定同 TC 测定。

2. 操作　用早晨空腹血清，如在 4℃ 存放不得超过 4d，深低温保存只能冻 1 次，融化后即须测定。在小离心管中加入血清 200μl，沉淀剂 100μl，混合，室温放置 15min，离心（3 000r/min，15min）。

混合后，放置 37℃ 水浴 5min，用分光光度计测吸光度（A），波长 500nm。

3. 计算　如下所述。

（1）TC（mmol/L）＝ TC 测定管 A/标准管 A×校准管浓度（mmol/L）。

（2）非 LDL－C（mmol/L）＝（非 LDL－C 测定管 A）/标准管 A×校准管浓度（mmol/L）。

（3）LDL－C（mmol/L）＝ TC（mmol/L）－非 LDL－C（mmol/L）。

4. 临床意义　LDL 增高是动脉粥样硬化发生发展的主要脂类危险因素。过去只测 TC 估计 LDL－C 水平，但 TC 水平也受 HDL－C 水平的影响。故最好采用 LDL－C 代替 TC 作为动脉粥样硬化性疾病的危险因素指标。美国国家胆固醇教育计划成年人治疗专业组规定以 LDL－C 水平作高脂蛋白血症的治疗决策及其需要达到的治疗目标（病理改变参阅 TC 测定的临床意义）。

二、匀相测定法

1. 原理　基本原理有如下几类。

（1）增溶法（Sol 法）：①VLDL、CM 和 HDL 由表面活性剂和糖化合物封闭；②LDL－C 表面活性剂＋CEH 和 COD→胆甾烯酮＋H_2O_2；③H_2O_2＋4－AAP＋POD＋HSDA－苯醌胺色素。

（2）表面活性剂法（SUR 法）

1）VLDL、CM 和 HDL＋表面活性剂Ⅰ＋CEH 和 COD→胆甾烯酮＋H_2O_2。

H_2O_2＋POD→清除 H_2O_2，无色。

2）LDL－C＋表面活性剂Ⅱ＋CEH 和 COD→胆甾烯酮＋H_2O_2。

3）H_2O_2＋4－AAP＋POD＋HSDA→苯醌亚胺色素。

（3）保护法（PRO）

1）LDL＋保护剂，保护 LDL 不被酶反应。

非 LDL－C＋CEH 和 COD→H_2O_2＋过氧化氢酶→H_2O_2。

2）LDL－C＋去保护剂 CEH 和 COD→胆甾烯酮＋H_2O_2。

3）H_2O_2＋4－AAP＋POD＋HDAOS→显色。

（4）过氧化氢酶法（CAT 法）

1）非 LDL - C + 非离子表面活性剂 + CEH 和 COD→胆甾烯酮 + H_2O_2。

H_2O_2 + 过氧化物酶→H_2O。

2）LDL - C + 离子型表面活性剂 + CEH 和 COD→胆甾烯酮 + H_2O_2 过氧化氢酶 + NaN_3→抑制。

3）H_2O_2 + 4 - AAP + POD + HSDA→苯醌亚胺色素。

（5）紫外法（CAL 法）

1）LDL + Calixarene→可溶聚合物。

非 LDL - C + CE 和 CO + 肼→胆甾烯酮腙。

2）LDL - C + 去氧胆酸 + β - NAD + CEH 和 CH→胆甾烯酮腙 + β - NADH。

2. 参考区间 LDL - C 水平随年龄上升，中、老年人平均 2.7 ~ 3.1mmol/L （105 ~ 120mg/dl）。

（1）我国《血脂异常防治建议》提出的判断标准：理想范围 <3.12mmol/L （120mg/dl），边缘升高 3.15 ~ 3.61mmol/L （121 ~ 139mg/dl），升高 >3.64mmol/L （>140mg/dl）。

（2）NCEP，ATPⅢ提出的医学决定水平：理想水平 <2.58mmol/L （100mg/dl），接近理想 2.58 ~ 3.33mmol/L （100 ~ 129mg/dl），边缘增高 3.64 ~ 4.11mmol/L （130 ~ 159mg/dl），增高 4.13 ~ 4.88mmol/L （160 ~ 189mg/dl），很高 ≥4.91mmol/L （≥190mg/dl）。

三、Friedewald 公式计算法

Friedewald 原公式按旧单位（mg/dl）计算，假设血清中 VLDL - C 为血清 TG 量的 1/5（以重量计），则 LDL - C = TC - HDL - C - TG/5。

按法定计量单位（mmol/L）计，则应为：LDL - C = TC - HDL - C - TG/2.2。

（潘 聪）

第十四章

激素测定

第一节　垂体激素测定

垂体在组织学上分为神经垂体和腺垂体，各自分泌的激素相应为神经垂体激素和腺垂体激素，这些激素大多为糖蛋白或肽。下丘脑一些特殊分化的神经细胞分泌的多种控制腺垂体激素释放的调节性激素（包括释放激素和抑制激素），通过垂体门静脉系统直接被输送至腺垂体快速发挥作用。本节主要介绍腺垂体激素，主要有促黄体素、卵泡刺激素、泌乳素、促甲状腺激素、生长激素等。

一、促黄体素测定

促黄体素（luteinizing hormone，LH）由腺垂体的促性腺激素细胞分泌。对于女性，卵泡期 LH 与卵泡刺激素（FSH）共同作用，促使卵泡成熟和雌激素的合成，继而引起排卵。排卵后促使卵泡转变为黄体，促进间质生长以及黄体酮合成。对于男性，则能促使睾丸间质细胞增殖并合成雄激素、促进间质细胞分泌睾酮促进精子成熟。在正常情况下，下丘脑通过分泌的促性腺激素释放激素刺激 LH 和 FSH 脉冲式释放，不同时间段释放频率不一，如晚卵泡期 LH 的释放频率每 24 小时可达 17 次，而黄体中期每 24 小时仅 7 次。

LH 测定一般采用化学发光免疫测定（CLIA）法和电化学发光免疫测定（ECLIA）法。

（一）检测方法

1. CLIA 法　如下所述。

（1）原理：采用连续两步酶免法（"夹心法"）测定。将样本和包被有山羊抗小鼠 - 小鼠抗人 LH 复合物的顺磁性微粒和含蛋白质的 TRIS 缓冲液添加至反应管中。样本中 LH 首先与固相上固定的小鼠抗人 LH 抗体相结合。结合在固相上的复合物置于磁场内被吸附住，而未结合的物质被冲洗除去。随后，添加结合了碱性磷酸酶（ALP）的山羊抗人 LH 抗体，它与之前结合在微粒上的 LH 相结合。进行第二次分离与清洗，除去未结合的物质。将化学发光底物添加到反应管中，它在 ALP 的作用下迅速发光，所产生光的量与样本中 LH 的浓度成正比，通过多点校准曲线确定样本中 LH 的量。

（2）试剂：与分析仪配套的商品化 LH 测定成套试剂盒。

（3）操作：按仪器和试剂说明书设定测定条件，进行定标品、质控品和待测样品的测定。

（4）参考区间

女性：卵泡期：2.12 ~ 10.89IU/L；

排卵期：19.18 ~ 103.03IU/L；

黄体期：1.20 ~ 12.86IU/L；

绝经后：10.87 ~ 58.64IU/L。

男性：成人：1.24 ~ 8.62IU/L。

此参考区间引自商品化试剂说明书。

（5）注意事项

1）标本类型及稳定性：血清或肝素抗凝血浆作为检测样本。样本在 2～8℃可保存 14 小时；在 -20℃可保存 6 个月，避免反复冻融。由于 LH 呈脉冲式分泌，故血液中浓度变化较大，应注意采血时间和采血频次。

2）结果报告：在介于检测下限和最高定标品值之间的分析范围内，可进行样本的定量测定。若样本含量低于测定下限，以小于该值报告结果；若样本含量高于最高定标品值，则以大于该值报告结果。也可将样本与"S0"定标品等体积稀释或用配套试剂中的样品稀释液稀释后重新测定。

3）干扰因素：应注意患者体内可能存在的嗜异性抗体、某些激素、药物等活性物质对测定结果的影响。

2. ECLIA 法　如下所述。

（1）原理：为双抗体夹心法。待测样本、生物素连接的 LH - 特异性单克隆抗体和钌复合体标记的 LH - 特异性单克隆抗体一起孵育，形成一"三明治"样抗原 - 抗体复合物。添加包被了链霉亲和素的磁珠微粒进行孵育，通过生物素和链霉亲和素的作用使复合物与磁珠结合。将反应液吸入测量池中，通过电磁作用将磁珠吸附在电极表面。未与磁珠结合的物质被去除。电极加压后使复合物产生光信号，通过光电倍增器测量发光强度。由分析仪的定标曲线得到 LH 的测定结果。

（2）试剂：与分析仪配套的商品化 LH 测定成套试剂盒。

（3）操作：按仪器和试剂说明书设定测定条件，进行定标品、质控品和待测样品的测定。

（4）参考区间

女性：卵泡期：2.4～12.6IU/L；

排卵期：14.0～95.6IU/L；

黄体期：1.0～11.4IU/L；

绝经后：7.7～58.5IU/L。

男性：成人：1.7～8.6IU/L。

此参考区间引自商品化试剂说明书。

（5）注意事项

1）标本类型及稳定性：如果采用枸橼酸钠抗凝的血浆作为检测样本，所得结果必须通过 +10% 予以校准。将冷藏的试剂和样本在室温中平衡至 20～25℃再上机测定，避免过度振荡产生泡沫影响测定。

2）定标：批号不同的试剂必须进行定标，每批试剂应分别制作标准曲线。同一批号试剂如超过定标稳定时间，应重新定标。

3）干扰因素：对于接受高剂量生物素治疗的患者（>5mg/d），必须在末次生物素治疗 8 小时后采集样本。少数病例中极高浓度的待测物特异性抗体、链霉亲和素或钌抗体会影响测定结果。

（二）临床意义

1. LH 与 FSH 的联合测定　是判断下丘脑 - 垂体 - 性腺轴功能的常规检查方法，有关临床意义参见 FSH 测定的相关部分。

2. "LH 峰"　月经中期 LH 快速升高刺激排卵，此时快速增高的 LH 被称为"LH 峰"。绝大多数女性排卵发生在此后的 14～28 小时后，这个时间段的妇女最易受孕。因此可以通过测定"LH"峰以明确排卵功能是否正常以提高受孕率。

二、卵泡刺激素测定

卵泡刺激素（follicle stimulating hormone，FSH）由腺垂体细胞分泌，和 LH 同为促性腺激素家族成员。与 LH 相同，FSH 在促性腺激素释放激素的调控下也呈脉冲式释放，二者协同促进性腺（卵巢和睾丸）的生长发育并对其功能进行调控。

女性月经周期中 FSH 和 LH 同步变化，促进卵泡细胞生长发育、成熟，使卵泡膜细胞生成的雄激素转化为雌激素，并诱发卵泡 LH 受体的生成，增加卵泡甾体激素合成的能力，为排卵做准备。FSH 在男性中可刺激睾丸支持细胞发育，并促进能结合雄性激素的性激素结合球蛋白的产生，使发育的生殖细胞获得稳定而高浓度的雄性激素促进精子的分化成熟。

FSH 测定一般采用化学发光免疫测定（CLIA）法和电化学发光免疫测定（ECLIA）法。

（一）检测方法

1. CLIA 法　如下所述。

（1）原理：采用连续两步酶免法（"夹心法"）测定。将样本和包被有山羊抗小鼠－小鼠抗人 FSH 复合物的顺磁性微粒和含蛋白质的 TRIS 缓冲液添加至反应管中。样本中 FSH 首先与固相上固定的小鼠抗人 FSH 抗体相结合。结合在固相上的复合物置于磁场内被吸附住，而未结合的物质被冲洗除去。随后，添加标记了碱性磷酸酶（ALP）的山羊抗人 FSH 抗体，它与之前结合在微粒上的 FSH 相结合。进行第二次分离与清洗，除去未结合的物质。将化学发光底物添加到反应管中，它在 ALP 的作用下迅速发光，所产生光的量与样本中 FSH 的浓度成正比，通过多点校准曲线确定样本中 FSH 的量。

（2）试剂：与分析仪配套的商品化 FSH 测定成套试剂盒。

（3）操作：按仪器和试剂说明书设定测定条件，进行定标品、质控品和待测样品的测定。

（4）参考区间

女性：卵泡期：3.85～8.78IU/L；

排卵期：4.54～22.51IU/L；

黄体期：1.79～5.12IU/L；

绝经后：16.74～113.59IU/L。

男性：成人：1.27～19.26IU/L。

此参考区间引自商品化试剂说明书。

（5）注意事项

1）标本类型及稳定性：血清或肝素抗凝血浆作为检测样本。样本在 2～8℃可保存 14 小时；在 －20℃可保存 6 个月，避免反复冻融。

2）结果报告：在介于检测下限和最高定标品值之间的分析范围内，可进行样本的定量测定。若样本含量低于测定下限，以小于该值表示结果；若样本含量高于最高定标品值，则以大于该值表示结果。或者也可将样本与"S0"定标品等体积稀释或用配套试剂中的样品稀释液稀释后重新测定。

3）干扰因素：应注意患者体内可能存在的嗜异性抗体、进行雌激素治疗以及某些化学药物、生物物质会影响 FSH 的测定结果；妊娠时血中升高的绒毛膜促性腺激素（hCG）水平也会影响测定的准确性。

2. ECLIA 法　如下所述。

（1）原理：为双抗体夹心法。待测样本、生物素连接的 FSH－特异性单克隆抗体和钌复合体标记的 FSH－特异性单克隆抗体一起孵育，形成一"三明治"样抗原－抗体复合物。添加包被了链霉亲和素的磁珠微粒进行孵育，通过生物素和链霉亲和素的作用使复合物与磁珠结合。将反应液吸入测量池中，通过电磁作用将磁珠吸附在电极表面。未与磁珠结合的物质被去除。电极加压后使复合物产生光信号，通过光电倍增器测量发光强度。由分析仪的定标曲线得到 FSH 的测定结果。

（2）试剂：与分析仪配套的商品化 FSH 测定成套试剂盒。

（3）操作：按仪器和试剂说明书设定测定条件，进行定标品、质控品和待测样品的测定。

（4）参考区间

女性卵泡期：3.5～12.5IU/L；

排卵期：4.7～21.5IU/L；

黄体期：1.7～7.7IU/L；

绝经后：25.8～134.8IU/L。

男性成人：1.5～12.4IU/L。

此参考区间引自商品化试剂说明书。

（5）注意事项

1）标本稳定性：样本在 2~8℃ 可保存 14 小时；在 -20℃ 可保存 6 个月，避免反复冻融。将冷藏的试剂和样本在室温中平衡至 20~25℃，避免过度振荡产生泡沫影响测定。

2）定标：批号不同的试剂必须进行定标，每批试剂应分别制作标准曲线。同一批号试剂如超过定标稳定时间，应重新定标。

3）干扰因素：对于接受高剂量生物素治疗的患者（>5mg/d），必须在末次生物素治疗 8 小时后采集样本。少数病例中极高浓度的待测物特异性抗体、链霉亲和素或钌抗体会影响测定结果。

（二）临床意义

（1）FSH 浓度的测定可以用来说明下丘脑-垂体-卵巢系统的功能障碍。

（2）一般通过测定人体 LH 和 FSH 的水平判断下丘脑-垂体-性腺轴功能，如对月经周期、生育及诸如早发性卵巢衰竭、绝经、排卵紊乱和垂体衰竭等青春期发育异常现象进行检查。血中二者均增高的疾病有：垂体促性腺激素细胞腺瘤、卵巢功能早衰、性腺发育不全、精细管发育不全、完全性性早熟等。血中二者水平均降低的疾病一般由下丘脑-垂体病变所致，包括垂体性闭经、下丘脑性闭经、不完全性性早熟等。

（3）男性患无精症时 FSH 水平会很低。

（4）通过注射促黄体素释放激素（LHRH）观察 LH 和 FSH 的浓度变化，能动态地测定垂体 LH 的储备功能。反应减弱或无反应的疾病有：垂体病变、原发性甲状腺功能减退伴继发性闭经等。反应正常或延迟的疾病有下丘脑功能紊乱等。反应增高的疾病有原发性性功能低下及性早熟征等。

三、泌乳素测定

泌乳素（prolactin，PRL）由腺垂体细胞分泌，能促进其靶器官乳腺组织的生长发育和分化，是乳房正常发育和妇女哺乳期的必需条件。妊娠后 PRL 逐渐增加，至分娩前达高峰，此时具有调整羊水容量、羊水中离子浓度、胎儿细胞外液量的功能，起到保护胎儿的作用。

在雌激素、孕激素、糖皮质激素以及胰岛素等的参与下，PRL 能促进乳腺小泡成熟和乳液的分泌，在哺乳期起到维持乳液分泌的作用。如果不用母乳哺养，PRL 水平在分娩后三个星期内恢复正常。在睾酮（testosterone，T）的存在下，PRL 能促进男性前列腺及精囊的发育，并增强 LH 对 Leydig 细胞的作用，使睾酮合成增加。此外，PRL 还具有调节肾上腺生成雄激素、参与应激反应等作用。

PRL 测定一般采用化学发光免疫测定（CLIA）法和电化学发光免疫测定（ECLIA）法。

（一）检测方法

1. CLIA 法　如下所述。

（1）原理：采用连续两步酶免法（"夹心法"）测定。将样本和包被有山羊抗小鼠-小鼠抗人 PRL 复合物的顺磁性微粒和含蛋白质的 TRIS 缓冲液添加至反应管中。样本中 PRL 首先与固相上固定的小鼠抗人 PRL 抗体相结合。结合在固相上的复合物置于磁场内被吸附住，而未结合的物质被冲洗除去。随后，添加标记了碱性磷酸酶（ALP）的山羊抗人 PRL 抗体，它与之前结合在微粒上的 PRL 相结合。进行第二次分离与清洗，除去未结合的物质。将化学发光底物添加到反应管中，它在 ALP 的作用下迅速发光，所产生光的量与样本中 PRL 的浓度成正比，通过多点校准曲线确定样本中 PRL 的量。

（2）试剂：与分析仪配套的商品化 PRL 测定成套试剂盒。

（3）操作：按仪器和试剂说明书设定测定条件，进行定标品、质控品和待测样品的测定。

（4）参考区间

女性绝经前（<50 岁）：3.34~26.72μg/L；

绝经后（>50 岁）：2.74~19.64μg/L。

男性成人：2.64~13.13μg/L。

此参考区间引自商品化试剂说明书。

（5）注意事项

1）标本类型及稳定性：血清或肝素抗凝血浆作为检测样本。样本在 2～8℃可保存 14 小时；在 -20℃可保存 6 个月，避免反复冻融。

2）结果报告：在介于检测下限和最高定标品值之间的分析范围内，可进行样本的定量测定。若样本含量低于测定下限，以小于该值报告结果；若样本含量高于最高定标品值，则以大于该值报告结果。也可将样本用"S0"定标品或用配套试剂中的样品稀释液以 1：9 稀释后重新测定。

3）干扰因素：应注意患者体内可能存在的嗜异性抗体、某些激素、药物等活性物质对测定结果的影响。

2. ECLIA 法　如下所述。

（1）原理：采用双抗体夹心法原理测定。将待测样本、生物素抗 PRL 特异性单克隆抗体一起孵育，形成复合物。添加钌复合体标记的 PRL 特异性单克隆抗体和链霉亲和素包被的磁性微粒后，反应生成一"三明治"样抗原 - 抗体复合物，并在生物素和链霉亲和素的作用下形成固相。将反应液吸入测量池中，通过电磁作用将磁性微粒吸附在电极表面，将未与磁性微粒结合的游离物质除去。电极加压后使复合物产生光信号，通过光电倍增器测量发光强度。由分析仪的定标曲线得到 PRL 的测定结果。

（2）试剂：与分析仪配套的商品化 PRL 测定成套试剂盒。

（3）操作：按仪器和试剂说明书设定测定条件，进行定标品、质控品和待测样品的测定。

（4）参考区间

女性（未怀孕）：4.79～23.3μg/L。

男性：4.04～15.2μg/L。

此参考区间引自商品化试剂说明书。

（5）注意事项

1）标本稳定性：样本在 2～8℃可保存 14 小时；在 -20℃可保存 6 个月，避免反复冻融。需注意样本采集时间，因为泌乳素经垂体分泌，不同时间段分泌的量不同。冷藏的试剂和样本在室温中平衡至 20～25℃再上机测定，避免过度振荡产生泡沫影响测定。

2）定标：批号不同的试剂必须进行定标，每批试剂应分别制作标准曲线。同一批号试剂如超过定标稳定时间，应重新定标。

3）高值标本稀释：若样本中泌乳素浓度超过测定范围，可用通用稀释剂稀释样本。推荐稀释比例是 1：10，经稀释的样本浓度必须 >2.4μg/L。

4）干扰因素：对于接受高剂量生物素治疗的患者（>5mg/d），必须在末次生物素治疗 8 小时后采集样本。少数病例中极高浓度的待测物特异性抗体、链霉亲和素或钌抗体会影响测定结果。

（二）临床意义

（1）产后和新生儿的 PRL 水平升高，但是异常的高水平在女性中常伴有闭经泌乳、性功能下降、月经不调等症状。患 PRL 瘤的男性绝大多数性功能低下。因此，对于无生育能力的妇女、闭经泌乳的妇女和男性性功能低下者都应测定 PRL。高 PRL 血症还与卵巢类固醇激素分泌的抑制、卵泡成熟、促黄体激素和促卵泡激素的分泌有关。

（2）高 PRL 血症的病理因素：下丘脑功能和器官疾病、甲状腺功能减退和肾衰竭等。促甲状腺激素释放激素（TRH）分泌增多刺激释放出 PRL 的同时，血清 T_4 水平降低，促甲状腺素浓度升高，导致原发性甲状腺功能减退、血清 PRL 水平升高。

（3）多种药物会对测定结果造成一定的影响，如口服避孕药、西咪替丁等；使用左旋多巴可抑制 PRL 分泌；使用精神药物（吩噻嗪）、抗高血压药物（利血平）等会使 PRL 分泌增多。

（4）正常个体出现泌乳素缺乏的现象很罕见。

四、促甲状腺激素测定

促甲状腺激素（thyroid stimulating hormone，TSH）是由腺垂体细胞分泌的一种糖蛋白，包括 α 和 β

两个亚基，其中 β 亚基是功能亚基。TSH 的分泌受到下丘脑分泌的促甲状腺激素释放激素的调节以及血液循环中甲状腺激素的反馈调节，具有生物节律性。TSH 测定是评估甲状腺功能的初筛试验。游离甲状腺浓度的微小变化就会带来 TSH 浓度向反方向的显著调整。因此，TSH 测定是评估甲状腺功能的非常敏感的特异性参数，特别适合于早期检测或排除下丘脑－垂体－甲状腺轴功能紊乱。

由于 TSH 不与血浆蛋白结合，并且在测定时受其他干扰因素比测定甲状腺激素少，因此国内外均推荐测定血清 TSH 作为甲状腺功能紊乱的首选检查项目。

TSH 的测定一般采用化学发光免疫测定（CLIA）法和电化学发光免疫测定（ECLIA）法。

（一）检测方法

1. CLIA 法　如下所述。

（1）原理：采用双位点酶免法（"夹心法"）测定。将样本添加到含有抗 TSH－碱性磷酸酶结合物、蛋白缓冲液和包被着抗 TSH 单克隆抗体的顺磁性微粒的反应管中。样本中 TSH 与固定在固相上的抗 TSH 单克隆抗体结合，而抗 TSH－碱性磷酸酶结合物和 TSH 上不同的抗原位点反应。结合在固相上的复合物置于磁场内被吸附住，而未结合的物质被冲洗除去。随后将化学发光底物添加到反应管中，它在 ALP 的作用下迅速发光，所产生光的量与样本中 TSH 的浓度成正比，通过多点校准曲线确定样本中 TSH 的量。

（2）试剂：与分析仪配套的商品化 TSH 测定成套试剂盒。

（3）操作：按仪器和试剂说明书设定测定条件，进行定标品、质控品和待测样品的测定。

（4）参考区间：成人 TSH：0.34～5.60mIU/L（此参考区间引自商品化试剂说明书）。

（5）注意事项

1）标本类型及稳定性：血清或肝素抗凝血浆作为检测样本。样本在 2～8℃可保存 14 小时；在 -20℃可保存 6 个月，避免反复冻融。

2）干扰因素：应注意患者体内可能存在的嗜异性抗体对测定结果的影响。

3）结果报告：在介于功能灵敏度和最高定标品值之间的可报告范围内，可进行样本的定量测定。若样本中含量低于检测的功能灵敏度，以小于该值报告结果；若高于最高定标品值，则以大于该值报告结果，也可用 "S0" 定标品或样本稀释液对样本进行稀释后再测定。

2. ECLIA 法　如下所述。

（1）原理：采用双抗体夹心法原理测定。将待测样本、生物素抗 TSH 特异性单克隆抗体和钌复合体标记的抗 TSH 单克隆抗体一起孵育，反应生成一 "三明治" 样抗原－抗体复合物。加入链霉亲和素包被的磁珠微粒后，上述复合物通过生物素与链霉亲和素的相互作用与固相结合。反应液被吸入至测量池中，通过电磁作用将磁珠吸附在电极表面，将未与磁性微粒结合的游离物质除去。电极加压后使复合物产生光信号，通过光电倍增器测量发光强度。由分析仪的定标曲线得到 TSH 的测定结果。

（2）试剂：与分析仪配套的商品化 TSH 测定成套试剂盒。

（3）操作：按仪器和试剂说明书设定测定条件，进行定标品、质控品和待测样品的测定。

（4）参考区间：成人 TSH：0.270～4.20mIU/L

此参考区间引自商品化试剂说明书，实验室应评估参考值对相应患者人群（包括儿童、青春期和妊娠妇女）的适用性，必要时建立各自的参考区间。

（5）注意事项

1）标本稳定性：样本在 2～8℃可保存 7 天；在 -20℃可保存 1 个月，避免反复冻融。冷藏的试剂和样本应在室温中平衡至 20～25℃；避免过度振荡产生泡沫影响测定。

2）定标：批号不同的试剂必须进行定标，每批试剂应分别制作标准曲线。同一批号试剂如超过定标稳定时间，应重新定标。

3）稀释：若样本中 TSH 浓度超过测定范围，可用配套的稀释剂进行稀释。推荐稀释比是 1∶10，经过稀释的样本浓度必须 >10mIU/L。

4）干扰因素：对于接受高剂量生物素治疗的患者（>5mg/d），必须在末次生物素治疗 8 小时后采集样本。少数病例中极高浓度的待测物特异性抗体、链霉亲和素或钌抗体会影响测定结果。自身抗体的存在会产生高分子量复合物（巨大 – TSH），可能会导致 TSH 意外升高。

（二）临床意义

（1）对原发性甲状腺功能减退患者：TSH 测定是最灵敏的指标。此时由于甲状腺激素分泌减少，对垂体的抑制减弱，TSH 分泌增多；甲状腺功能亢进接受[131]I 治疗后、某些严重缺碘或地方性甲状腺肿流行地区的居民中，也可伴有 TSH 升高。

（2）原发性甲状腺功能亢进，T_3、T_4 分泌增多，TSH 水平下降或检测不出。

（3）原发性甲状腺功能减退患者接受 T_4 替代疗法可测定 TSH 作为调节用量的参考。

（4）继发性甲状腺功能减退或亢进患者根据其原发病变部位的不同，TSH 水平亦有变化。

（5）超敏 TSH 测定越来越多地用于确定亚临床或潜在性甲状腺功能减退或甲状腺功能亢进。

五、生长激素测定

生长激素（growth hormone，GH）由腺垂体嗜酸细胞分泌，为单链多肽类激素，以游离形式输送到靶组织发挥作用。GH 最重要的生理作用是促进骨骺软骨细胞 DNA 和 RNA 的合成，使软骨细胞分裂、增殖，蛋白黏多糖合成活跃，骨骺板增厚，身材长高。GH 广泛参与机体代谢，包括：①与促生长相适应的蛋白质同化作用；②促进脂肪水解，血游离脂肪酸升高并向肝脏转移；③与血糖变化有关；④还参与性发育调节。

GH 的分泌主要受下丘脑释放的生长素释放激素（GHRH）和生长素释放抑制激素（GHIH）调控，呈脉冲式分泌，并有明显的昼夜节律。生长激素与生长激素结合蛋白（GHBP）相结合，能够减弱因腺垂体脉冲式分泌引起的 GH 波动。GH 的基础水平在幼儿时期最高，随着年龄的增长逐步下降，在 60 岁时达到最低点。

GH 的测定一般采用化学发光免疫测定（CLIA）法和电化学发光免疫测定（ECLIA）法。

（一）检测方法

1. CLIA 法　如下所述。

（1）原理：采用一步酶免法（"夹心法"）测定。将样本添加到含有抗 GH – 碱性磷酸酶结合物、蛋白缓冲液和包被着抗 GH 单克隆抗体的顺磁性微粒的反应管中。样本中 GH 与固定在固相上的抗 GH 单克隆抗体结合，而抗 GH – 碱性磷酸酶结合物和 GH 上不同的抗原位点反应。结合在固相上的复合物置于磁场内被吸附住，而未结合的物质被冲洗除去。随后将化学发光底物添加到反应管中，它在 ALP 的作用下迅速发光，所产生光的量与样本中 GH 的浓度成正比，通过多点校准曲线确定样本中 GH 的量。

（2）试剂：与分析仪配套的商品化 GH 测定成套试剂盒。

（3）操作：按仪器和试剂说明书设定测定条件，进行定标品、质控品和待测样品的测定。

（4）参考区间

成年男性：0.003 ~ 0.971μg/L。

成年女性：0.010 ~ 3.607μg/L。

此参考区间引自商品化试剂说明书。

（5）注意事项

1）标本类型及稳定性：以血清或肝素抗凝血浆作为检测样本。样本在 2 ~ 8℃可保存 14 小时；在 – 20℃可保存 6 个月，避免反复冻融。

2）影响因素：由于 GH 主要以脉冲式分泌以及半寿期仅 20 分钟，在不能确定患者是否处于脉冲式分泌期或间隔期采血的情况下，不能仅根据 GH 的测定结果作出相关诊断。环境和诸多因素包括（不仅限于）营养摄入、运动、生理压力、消沉、外伤和年龄等都会影响 GH 的分泌和清除进而影响它在血液中的浓度。

3）干扰因素：应注意患者体内可能存在的嗜异性抗体对测定结果的影响。

4）结果报告：在介于检测的下限和最高定标品值之间的可分析范围内，可进行样本的定量测定。若样本含量低于检测的下限，以低于该值报告结果，若样本含量高于最高定标品值，则以大于该值报告结果。也可将样本与"S0"定标品或用配套试剂中的样品稀释液等体积稀释后重新测定。

2. ECLIA 法　如下所述。

（1）原理：采用双抗体夹心法原理测定。将待测样本、生物素抗 GH 特异性单克隆抗体和钌复合体标记的抗 GH 单克隆抗体一起孵育，反应生成一"三明治"样抗原 – 抗体复合物。加入链霉亲和素包被的磁珠微粒后，上述复合物通过生物素与链霉亲和素的相互作用与固相结合。反应液被吸入至测量池中，通过电磁作用将磁珠吸附在电极表面，将未与磁性微粒结合的游离物质除去。电极加压后使复合物产生光信号，通过光电倍增器测量发光强度。由分析仪的定标曲线得到 GH 测定结果。

（2）试剂：与分析仪配套的商品化 GH 测定成套试剂盒。

（3）操作：按仪器和试剂说明书设定测定条件，进行定标品、质控品和待测样品的测定。

（4）参考区间

男孩（0~10 岁）：0.094~6.29μg/L；

女孩（0~10 岁）：0.12~7.79μg/L。

男孩（11~17 岁）：0.077~10.8μg/L；

女孩（11~17 岁）：0.123~8.05μg/L。

男性（成年）：0.03~2.47μg/L；

女性（成年）：0.126~9.88μg/L。

此参考区间引自商品化试剂说明书。

（5）注意事项

1）标本类型及稳定性：血清或肝素锂/EDTA – K2/EDTA – K3 抗凝的血浆作为检测样本，不可使用有肉眼可见的溶血现象的标本。冷藏的试剂和样本应在室温中平衡至 20~25℃再上机测定；避免过度振荡产生泡沫影响测定。

2）定标：批号不同的试剂必须进行定标，每批试剂应分别制作标准曲线。同一批号试剂如超过定标稳定时间，应重新定标。

3）稀释：GH 浓度高于检测范围的样本可用试剂盒中配套的通用稀释液按 1：2 稀释，经稀释样本的浓度必须 >25μg/L。

4）干扰因素：对于接受高剂量生物素治疗的患者（>5mg/d），必须在末次生物素治疗 8 小时后采集样本。少数病例中极高浓度的分析物特异性抗体、链霉亲和素或钌抗体会影响检测结果。本测定与 TSH、FSH、LH、hCG、PRL 等有不同程度的交叉反应性。本测定不适用于检测怀孕妇女样本中的 GH，因其与胎盘中的 GH 会发生交叉反应性。胎盘中 GH 是脑垂体 GH36 的变异体，在怀孕过程中其血清水平会升高。

（二）临床意义

（1）儿童和青少年、GH 缺乏（包括原发性和继发性）会使纵向生长相比骨龄较为迟缓，导致躯体生长受阻，骨骼发育不全，性器官及第二性征发育受阻。若未伴有甲状腺功能减退，智力大多正常，有别于呆小症。

（2）成人若有严重的 GH 缺乏会出现肌力减退、骨量减少、胰岛素灵敏度下降、腹部肥胖和心血管危险因素升高。

（3）GH 的过度分泌会导致巨人症和肢端肥大症，但是二者的起病年龄不一样：在生长发育期 GH 过度分泌可致巨人症，而成年后 GH 过度分泌则可形成肢端肥大症。如果 GH 持续过度分泌，巨人症亦可发展为肢端肥大症。病因多为垂体腺瘤、腺癌或垂体嗜酸细胞异常增生。

（4）由于随机采取的血样测定 GH 水平基本无临床参考价值，故常用标准化的药理或运动激发试验对生长激素缺乏症进行诊断；GH 升高的个体应通过抑制试验确定生长激素是否过多。

（潘　聪）

第二节　甲状腺激素和甲状腺功能相关测定

　　甲状腺是人体最大的内分泌腺体，由甲状腺滤泡、滤泡旁细胞及间质组成。甲状腺滤泡是甲状腺的功能单位，负责合成、储存和释放甲状腺激素（thyroid hormones，TH），其中主要的是甲状腺素（T4）和较少量的三碘甲腺原氨酸（T3）。TH 可以作用于心血管、神经、免疫和生殖系统，尤其是脂类代谢和碳水化合物代谢，在机体的代谢、生长及发育过程中起重要作用。甲状腺滤泡旁细胞还分泌降钙素（calcitonin，CT），它在调节机体钙动态平衡中起重要作用，主要影响机体的骨代谢。下丘脑、垂体与甲状腺构成调节轴，共同调节甲状腺功能。下丘脑分泌促甲状腺激素释放激素（TRH），刺激腺垂体分泌促甲状腺激素（TSH），TSH 可刺激甲状腺合成激素并分泌。高水平的血清甲状腺激素会通过经典的负反馈途径抑制 TRH 和 TSH 的分泌。另外，甲状腺球蛋白及某些患者体内存在的自身抗体，如甲状腺球蛋白抗体、抗过氧化物酶抗体、抗促甲状腺素受体抗体等都参与并影响甲状腺功能的调节，在甲状腺功能的评价中具有重要意义。

一、三碘甲状腺原氨酸测定

　　三碘甲状腺原氨酸（3，5，3′–triiodothyronine，T_3）大部分由甲状腺素经酶脱碘而生成，只有一小部分由甲状腺滤泡细胞合成分泌。分泌入血的 T_3 大部分与甲状腺激素结合蛋白（TBG）、甲状腺结合前白蛋白及白蛋白结合，只有 0.3% 以游离状态存在，而游离状态的 T_3 才具有生物活性。T_3 主要通过与 T_3 受体以及其他相关蛋白质相互作用后，调控靶基因的转录和蛋白质的表达而发挥作用。T_3 生理功能主要有体内的氧化生热作用、促进机体生长发育的作用、调节蛋白质、脂类及碳水化合物合成代谢的作用、调节体内激素和药物代谢的作用等。血液中总 T_3 的测定是反映甲状腺合成分泌甲状腺激素的良好指标，可用于评价机体的甲状腺功能，并为相关疾病的诊断和治疗提供帮助。

　　T_3 的测定主要有 CLIA 法、ECLIA 法和 TrFIA 法。

（一）检测方法

　　1. CLIA 法　如下所述。

　　（1）原理：采用两步竞争结合酶免疫法测定。首先，样本和包被抗人 T_3 抗体的磁性颗粒混合反应，结合于甲状腺球蛋白、前白蛋白及白蛋白上的 T_3 被解离出来。游离的 T_3 与抗人 T_3 抗体结合，固定于磁性颗粒上，在磁场作用下通过洗涤将未结合的物质去除。然后吖啶酯标记的 T_3 加入到上述反应体系中，并与抗人 T_3 抗体上剩余的结合位点结合。洗涤去除未结合物质后，依次加入预激发液和激发液，激发吖啶酯发光。产生的光量与样本中总 T_3 的量成反比。

　　（2）试剂：与分析仪配套的商品化 T_3 测定成套试剂盒。

　　（3）操作：按仪器和试剂说明书设定测定条件，进行定标品、质控品和待测样品的测定。

　　（4）参考区间：成人 T_3：0.58～1.59μg/L（此参考区间引自商品化试剂说明书）。

　　（5）注意事项

　　1）标本类型及稳定性：推荐使用血清或血浆（肝素锂、肝素和 EDTA–K_2）样本，避免反复冻融。同一实验室避免使用不同类型样本进行检测。样本在 2～8℃ 下可保存 6 天；如在此期间无法完成检测，样本需在 –20℃ 以下保存。样本上机测定前应去除气泡、纤维蛋白、红细胞等颗粒物质。

　　2）试剂在 2～8℃ 下保存，使用前需混匀（磁性颗粒）。避免将不同批号的试剂混合使用。

　　3）结果报告：在介于检测下限和最高定标品值之间的分析范围内，可进行样本的定量测定。若样本含量低于测定下限，以小于该值报告结果；若样本含量高于最高定标品值，则以大于该值报告结果。也可将样本用定标品 1 作 1：2 稀释后重新测定。

　　2. ECLIA 法　如下所述。

　　（1）原理：采用竞争法测定。样本和钌标记的特异性抗人 T_3 抗体在反应管中一起孵育，反应管中的 8 - 苯基 - 1 - 萘磺酸（ANS）可使样本中与结合蛋白结合的 T_3 释放出来，与钌标记的抗人 T_3 抗体反应形成免疫复合物。向此反应系统中添加生物素化的 T_3 衍生物和链霉素包被的磁性微粒，生物素化的 T_3 衍生物与未结合的标记抗体结合，形成抗体 - 半抗原复合物。上述两种复合物通过生物素 - 链霉素之间的反应结合到固相载体上。将反应液吸入测量池中，通过电磁作用将磁珠吸附在电极表面，未与磁珠结合的物质被除去。给电极加以一定的电压，使复合体化学发光，发光强度与样本中的 T_3 含量成反比。

（2）试剂：与分析仪配套的商品化 T_3 测定成套试剂盒。

（3）操作：按仪器和试剂说明书设定测定条件，进行定标品、质控品和待测样品的测定。

（4）参考区间：成人 T_3：1.3 ~ 3.1nmol/L（此参考区间引自商品化试剂说明书）。

（5）注意事项

1）标本类型及稳定性：血清和血浆均可用于检测；样本 2 ~ 8℃ 下可稳定保存 7 天，-20℃ 下 1 个月内稳定，避免反复冻融；如果样本中有沉淀，应在测定前离心。检测前确保样本、定标品及质控品平衡至室温（20 ~ 25℃）。

2）干扰因素

a. 胺碘酮治疗能够导致 T_3 浓度的降低。苯妥英、苯基丁氮酮和水杨酸盐类能够导致结合蛋白结合的 T_3 释放，因此导致总 T_3 浓度的降低，但 FT_3 水平正常。

b. 患者体内若存在甲状腺激素自身抗体会影响检测结果。若结合蛋白发生病理性改变如家族型白蛋白合成障碍性高甲状腺激素血症（FDH）也可能影响检测结果。病理性的结合蛋白水平（TBG、白蛋白）也会导致 T_3 水平超出正常范围，但其甲状腺功能正常（如妊娠、口服避孕药等），这些病例需要检测 FT_3 和 FT_4 水平以明确诊断。

c. 对于接受高剂量生物素治疗的患者（>5mg/d），必须在末次生物素治疗 8 小时后采集样本。少数病例中极高浓度的分析物特异性抗体、链霉亲和素或钌抗体会影响检测结果。

3. TrFIA 法　如下所述。

（1）原理：采用竞争时间分辨免疫荧光法测定。用二抗包被反应孔。将样本、铕标记 T_3 和抗人 T_3 抗体一起加入反应孔中，振荡。样本中的 T_3 和铕标记 T_3 竞争性地结合抗人 T_3 抗体上的结合位点，形成免疫复合物。同时抗人 T_3 抗体被包被在反应孔上的二抗捕获，固定在反应孔上。通过振荡、洗板将未结合的物质清除。然后，加入增强液将标记在复合物中的铕离子解离产生荧光，荧光强度和样品中的 T_3 浓度成反比。

（2）试剂：商品化 T_3 测定成套试剂盒，主要成分如下。

1）96 微孔反应板：已包被第二抗体。

2）T_3 标准品：浓度分别为 0nmol/L、0.5nmol/L、1.0nmol/L、2.0nmol/L、4.0nmol/L、10nmol/L。

3）抗人 T_3 抗体：1 瓶（0.7mL）。

4）铕标记 T_3：1 瓶（冻干品）。

5）缓冲液：1 瓶（50mL）。

6）浓缩洗液（25×）：1 瓶（40mL）。

7）增强液：1 瓶（50mL）。

（3）操作

1）试剂准备

a. 洗涤液：40mL 浓缩洗液加 960mL 蒸馏水混合使用。

b. 铕标记 T_3：在铕标记 T_3 冻干品中加入 0.7mL 去离子水，复溶 30 分钟。

c. 铕标记 T_3 稀释液：使用前 1 小时用孵育缓冲液以 1:100 的比例稀释铕标记 T_3，按需要量配制，备用。

d. 抗人 T_3 抗体稀释液：用分析缓冲液以 1:100 的比例稀释抗人 T_3 抗体，按需要量配制，备用。

2）样本测定：洗板 1 次，拍干备用。吸取 $50\mu l$ 的标准品或待测样本，按顺序加入微孔反应板的孔中，每孔分别加入 $100\mu l$ 铕标记 T_3 稀释液和抗人 T_3 抗体稀释液，室温下慢速振荡 90 分钟。洗板 4 次，拍干。每孔加入 $200\mu l$ 增强液，慢速振荡 5 分钟。将微孔反应板置时间分辨荧光测定仪上检测。

3）结果显示：以试剂盒内 6 个标准品中 T3 的浓度为横坐标，其各自对应的荧光强度为纵坐标，绘制标准曲线。根据待测样本反应后的荧光强度，在标准曲线上换算出样本中 T3 的浓度。

（4）参考区间：成人 T_3：$1.3 \sim 2.5$ nmol/L（此参考区间引自商品化试剂说明书）。

（5）注意事项：操作及环境要求。

1）实验室环境干净无尘，对于实验成功有决定性意义。试剂和待检样本使用前应恢复至室温（$20 \sim 25℃$）。每次检测时最好用复孔制备参考曲线。

2）洗板机应定期进行检查，保证管道通畅。洗涤时确认微孔注满洗液，洗涤完成后保证微孔残留液不超过 $5\mu l$，并将微孔板倒扣于无尘吸水纸上拍干。

3）添加增强液及铕标记物时使用专用吸头，避免污染。吸头应悬空，避免接触小孔边缘及其中的试剂。

4）使用干净一次性容器配制铕标记物，不同试验的铕标记物不可混用。避免铕标记稀释液进入铕标记物原液中。

（二）临床意义

总 T_3 测定的主要临床意义在于对甲状腺功能紊乱的鉴别诊断。

1. 甲状腺功能亢进症　弥漫性毒性甲状腺肿、毒性结节性甲状腺肿时，T_3 水平显著升高，且早于 T_4；而 T_3 型甲状腺功能亢进，如功能亢进性甲状腺腺瘤、缺碘所致的地方性甲状腺肿与 T_3 毒血症等血中 T_3 水平也较 T_4 明显升高。此外，血中 T_3 明显升高还可见于亚急性甲状腺炎、过量使用甲状腺制剂治疗、甲状腺结合球蛋白结合力增高症等。

2. 甲状腺功能减退症　轻型甲状腺功能减退时，血中 T_3 下降不如 T_4 明显。黏液性水肿、呆小症、慢性甲状腺炎、甲状腺结合球蛋白结合力下降、非甲状腺疾病的低 T_3 综合征等患者血中 T_3 水平均明显降低。

3. T_3 浓度下降　妊娠时血中 T_3 水平可升高而某些药物（如丙醇、糖皮质激素、胺碘酮）及重症非甲状腺疾病时，会导致 T_4 向 T_3 的转化减少而引起 T_3 浓度的下降。

二、甲状腺素测定

甲状腺素（thyroxine，3，5，3′，5′ - tetraiodothyronine，T_4）是由甲状腺滤泡上皮细胞合成分泌的主要甲状腺激素，但其生物活性较 T_3 低 $4 \sim 5$ 倍，一般作为前体物质或激素原。T_4 在外周组织（如肝脏）经酶作用脱碘，形成 T_3 和反 T_3（reverse T_3，rT_3）。血液循环中的 T_4 主要结合于甲状腺结合蛋白、甲状腺结合前白蛋白和白蛋白，只有 0.03% 以游离状态存在，发挥生物学作用。T_4 主要通过脱碘产生 T_3，与 T_3 受体及相关蛋白质的作用产生生物学功能。测定血液中总 T_4 水平可以评价甲状腺合成分泌甲状腺激素的状况，反映甲状腺的功能，为相关疾病的诊断和治疗提供助。

血液中总 T_4 的测定主要用 CLIA 法、ECLIA 法和 TrFIA 法。

（一）检测方法

1. CLIA 法　如下所述。

（1）原理：采用两步竞争结合酶免疫法测定。首先，样本和包被抗人 T_4 抗体的磁性颗粒混合反应，样本中结合于甲状腺激素结合蛋白、前白蛋白及白蛋白上的 T_4 被解离出来，游离的 T_4 与抗人 T_4 抗体结合，固定于磁性颗粒上，在磁场作用下通过洗涤将未结合的物质去除。然后吖啶酯标记的 T_4 加入到上述反应体系中，吖啶酯标记的 T_4 与抗人 T_4 抗体上剩余的结合位点结合。洗涤去除未结合物质，依次加入预激发液和激发液，激发吖啶酯发光，产生的光量与样本中总 T_4 的量成反比。

（2）试剂：与分析仪配套的商品化 T_4 测定成套试剂盒。

（3）操作：按仪器和试剂说明书设定测定条件，进行定标品、质控品和待测样品的测定。

（4）参考区间：成人 T_4：4.87～11.72μg/dl（此参考区间引自商品化试剂说明书）。

（5）注意事项

1）标本类型及稳定性：推荐使用血清或 EDTA-K_2 抗凝血浆作为样本，避免反复冻融。同一实验室避免使用不同类型样本进行检测。样本在 2～8℃ 下可保存 6 天；如在此期间无法完成检测，样本需在 -20℃ 以下保存。

2）样本上机检测前应去除气泡、纤维蛋白、红细胞等颗粒物质；试剂在 2～8℃ 下保存，磁性颗粒使用前需混匀。避免将不同批号的试剂混合使用。

3）结果报告：在介于检测下限和最高定标品值之间的分析范围内，可进行样本的定量测定。若样本含量低于测定下限，以小于该值报告结果；若样本含量高于最高定标品值，则以大于该值报告结果。也可将样本用定标品 1 作 1：2 稀释后重新测定。

2. ECLIA 法　如下所述。

（1）原理：采用竞争法测定。样本和钌标记的特异性抗人 T_4 抗体在反应管中一起孵育，反应管中的 8-苯基-1-萘磺酸（ANS）可使样本中与结合蛋白结合的 T_4 释放出来，同钌标记的抗人 T_4 抗体反应形成免疫复合物。在此反应体系中添加生物素化的 T_4 衍生物和链霉素包被的磁珠微粒，前者将与未结合的标记抗体结合，形成抗体-半抗原复合物。上述两种复合物通过生物素-链霉素之间的反应结合到固相载体上。将反应液吸入测量池中，通过电磁作用将磁珠吸附在电极表面，未与磁珠结合的物质被除去。给电极加以一定的电压，使复合体化学发光，发光强度与样本中的 T_4 含量成反比。

（2）试剂：与分析仪配套的商品化 T4 测定成套试剂盒。

（3）操作：按仪器和试剂说明书设定测定条件，进行定标品、质控品和待测样品的测定。

（4）参考区间：成人 T_4：66～181nmol/L（此参考区间引自商品化试剂说明书）。

（5）注意事项

1）标本类型及稳定性：血清和血浆均可作为检测样本。用枸橼酸钠和氟化钠/草酸钾抗凝时，结果分别较血清测定结果低 10% 和 26%。样本在 2～8℃ 可稳定保存 7 天，在 -20℃ 下 1 个月内稳定，避免反复冻融。如果样本中有沉淀，应在检测前离心。确保样本、定标品及质控品平衡至室温（20～25℃）后再上机测定。

2）采血前准备：患者在接受含有 D-T_4 成分降脂药物治疗时不能检测 T_4。如果需要对这类患者进行甲状腺功能的检测，必须停药 4～6 周，使生理状态恢复正常后方能进行。

3）干扰因素：患者体内若存在甲状腺激素自身抗体会影响检测结果。结合蛋白发生病理性改变（如 FDH 时）也可影响检测结果。对于接受高剂量生物素治疗的患者（>5mg/d），必须在末次生物素治疗 8 小时后采集样本。少数病例中极高浓度的分析物特异性抗体、链霉亲和素或钌抗体会影响检测结果。

3. TrFIA 法　如下所述。

（1）原理：采用竞争时间分辨免疫荧光法测定。二抗包被反应孔。将样本、铕标记 T_4 和抗人 T_4 抗体一起加入反应孔中，振荡。样本中的 T_4 和铕标记 T_4 竞争性地结合抗人 T_4 抗体上的结合位点，形成免疫复合物。同时抗人 T_4 抗体被包被在反应孔上的二抗捕获而固定在反应孔上，通过振荡、洗板将未结合的物质清除。随后加入增强液将标记在复合物中的铕离子解离产生荧光，荧光强度和样品中的 T_4 浓度成反比。

（2）试剂：商品化 T_4 测定成套试剂盒，主要成分如下。

1）96 微孔反应板：已包被第二抗体。

2）T_4 标准品：浓度分别为 0nmol/L、20nmol/L、50nmol/L、100nmol/L、150nmol/L、300nmol/L。

3）抗人 T_4 抗体：1 瓶（0.75mL）。

4）铕标记 T_4：1 瓶（0.75mL）。

5）缓冲液：1 瓶（30mL）。

6）浓缩洗液（25×）：1瓶（40mL）。

7）增强液：1瓶（50mL）。

（3）操作

1）试剂准备

a. 洗涤液：40mL浓缩洗液加960mL蒸馏水混合使用。

b. 铕标记 T_4 稀释液：使用前1小时用孵育缓冲液以1：100的比例稀释铕标记 T_4，按需要量配制，备用。

c. 抗人 T_4 抗体稀释液：用分析缓冲液以1：100的比例稀释抗人 T_4 抗体，按需要量配制，备用。

2）样本测定：洗板1次，拍干备用；吸取25μl的标准品或待测样本，按顺序加入反应板的微孔中；每孔分别加入200μl的铕标记 T_4 稀释液和抗人 T_4 抗体稀释液，室温下慢速振荡90分钟（不能超过2小时）；洗板4次，拍干。每孔中加入200μl增强液，慢速振荡5分钟。微孔反应板置于时间分辨荧光测定仪上检测。

3）结果显示：以试剂盒内6个标准品中 T_4 的浓度为横坐标，其各自对应的荧光强度为纵坐标，绘制标准曲线。根据待测样本反应后的荧光强度，在标准曲线上即可换算出样本中 T_4 的浓度。

（4）参考区间：成人 T_4：69～141nmol/L（此参考区间引自商品化试剂说明书）。

（5）注意事项：操作及环境要求。

1）实验室环境干净无尘，对于实验成功有决定性意义。试剂和待检样本使用前应恢复至室温（20～25℃）。每次检测时最好用复孔制备参考曲线。

2）洗板机应定期进行检查，保证管道通畅。洗涤时确认微孔注满洗液，洗涤完成后保证微孔残留液不超过5μl，并将微孔板倒扣于无尘吸水纸上拍干。

3）添加增强液及铕标记物时，使用专用吸头避免污染。吸头应悬空，避免接触小孔边缘及其中的试剂。

4）使用干净一次性容器配制铕标记物，不同试验的铕标记物不可混用。避免铕标记稀释液进入铕标记物原液中。

（二）临床意义

（1）甲状腺功能紊乱症的鉴别诊断：甲状腺功能亢进症、T_3 毒血症、慢性甲状腺炎急性恶化期等患者血中 T_4 水平显著升高；原发或继发性甲状腺功能减退，如黏液性水肿、呆小症时血中 T_4 水平显著降低。

（2）血液循环中大部分（>99%）的总甲状腺素（T_4）以与其他蛋白质结合的形式存在，结合蛋白质的状况对 T_4 水平具有较大的影响。甲状腺结合球蛋白结合力增高征患者血中 T_4 水平显著升高；而结合力降低的患者，血中 T_4 则水平显著降低。另外，妊娠、服用雌激素或患肾病综合征时也能引起体内结合蛋白的水平变化，影响 T_4 的测定。

（3）个体服用某些药物，如大量服用甲状腺素时血中 T_4 水平明显升高；而服用抗甲状腺药物、苯妥英钠、柳酸制剂等时血中 T_4 水平显著降低。

（4）TSH抑制治疗的监测。

三、游离三碘甲状腺原氨酸测定

人体中大部分 T_3 与结合蛋白以结合状态存在，只有0.3%左右的具有生物活性的游离三碘甲状腺原氨酸（free triiodothyronine，FT_3）。血液循环中 FT_3 的水平与甲状腺功能状态密切相关，且 FT_3 的测定不受血液循环中结合蛋白浓度和结合特性变化的影响。正常情况下，甲状腺结合球蛋白（TBG）和 FT_3 是与总 T_3 水平相联系的。当总 T_3 水平由于甲状腺激素结合球蛋白的变化，尤其是TBG的改变或者低白蛋白浓度发生改变时，FT_3 的测量具有重要意义。FT_3 的测定有许多种方法，其中平衡透析法和超滤法是 FT_3 测定的参考方法。

临床实验室时中常用的 FT_3 测定方法有 CLIA 法、ECLIA 法和 TrFIA 法。

（一）检测方法

1. CLIA 法　如下所述。

（1）原理：采用两步竞争结合酶免疫法测定。首先将样本和包被抗人 FT_3 抗体的磁性颗粒混合反应，样本中游离的 FT_3 与抗人 FT_3 抗体结合，固定于磁性颗粒上。在磁场作用下通过洗涤将未结合的物质去除。随后将吖啶酯标记的 FT_3 加入到上述反应体系中。吖啶酯标记的 FT_3 与抗人 FT_3 抗体上剩余的结合位点结合。洗涤去除未结合物质，依次加入预激发液和激发液，激发吖啶酯发光。产生的光量与样本中 FT_3 的量成反比。

（2）试剂：与分析仪配套的商品化 FT_3 测定成套试剂盒。

（3）操作：按仪器和试剂说明书设定测定条件，进行定标品、质控品和待测样品的测定。

（4）参考区间：成人 FT_3：$1.71 \sim 3.71ng/L$（此参考区间引自商品化试剂说明书）。

（5）注意事项

1）标本类型及稳定性：推荐使用血清或肝素锂、$EDTA - Na_2$ 和 $EDTA - K_2$ 抗凝血浆作为样本，避免反复冻融。同一实验室避免使用不同类型样本进行检测。样本在 $2 \sim 8℃$ 下可保存 6 天，如在此期间无法完成检测，需将样本置 $-20℃$ 保存。

2）样本上机检测前应去除气泡、纤维蛋白、红细胞等颗粒物质。

3）试剂应在 $2 \sim 8℃$ 下保存，磁性颗粒使用前需混匀；避免将不同批号的试剂混合使用。

4）结果报告：在介于检测下限和最高定标品值之间的分析范围内，可进行样本的定量测定。若样本含量低于测定下限，以小于该值报告结果；若样本含量高于最高定标品值，则以大于该值报告结果。不能将样本稀释后再测定。

2. ECLIA 法　如下所述。

（1）原理：采用竞争法测定。样本和钌标记的特异性抗人 FT_3 抗体在反应管中一起孵育，样本中 FT_3 同钌标记的抗人 FT_3 抗体反应形成免疫复合物。向此反应体系中添加生物素化的 FT_3 衍生物和链霉素包被的磁珠微粒，前者与未结合的标记抗体结合，形成抗体 - 半抗原复合物。上述两种复合物通过生物素 - 链霉素之间的反应结合到固相载体上。将反应液吸入测量池中，通过电磁作用将磁珠吸附在电极表面，未与磁珠结合的物质被除去。给电极加以一定的电压，使复合体化学发光，发光强度与样本中的 FT_3 含量成反比。

（2）试剂：与分析仪配套的商品化 FT_3 测定成套试剂盒。

（3）操作：按仪器和试剂说明书设定测定条件，进行定标品、质控品和待测样品的测定。

（4）参考区间

成人：$3.1 \sim 6.8pmol/L$。

儿童：4~30 天：$3.0 \sim 8.1pmol/L$；

2~12 个月：$2.4 \sim 9.8pmol/L$；

2~6 岁：$3.0 \sim 9.1pmol/L$；

7~11 岁：$4.1 \sim 7.9pmol/L$；

12~19：$3.5 \sim 7.7pmol/L$。

此参考区间引自商品化试剂说明书。

（5）注意事项

1）标本类型及稳定性：血清和血浆均可作为检测样本。样本 $2 \sim 8℃$ 下可稳定保存 7 天，在 $-20℃$ 下 1 个月内稳定，避免反复冻融。如果样本中有沉淀，应在检测前离心。样本、定标品及质控品应平衡至室温（$20 \sim 25℃$）再上机测定。

2）干扰因素：对于接受高剂量生物素治疗的患者（$>5mg/d$），必须在末次生物素治疗 8 小时后采集样本。少数病例中极高浓度的分析物特异性抗体、链霉亲和素或钌抗体会影响检测结果。每日接受治疗剂量的呋塞米会使测定结果升高；患者体内若存在甲状腺激素自身抗体会影响检测结果；FDH 时对 FT_3 的测定也有影响。

3. TrFIA 法 如下所述。

（1）原理：采用竞争性的时间分辨免疫荧光分析法。用二抗（抗鼠 IgG）包被反应孔，样本和抗人 FT_3 抗体一起加入反应孔中，样本中的 FT_3 与抗人 FT_3 抗体上的结合位点结合，形成免疫复合物。同时抗人 FT_3 抗体被包被在反应孔上的二抗捕获而固定在反应孔上。温育后洗涤去除未结合物质。随后加入铕标记 FT_3，它能与抗人 FT_3 抗体上剩余的结合位点结合。通过振荡、洗涤将未结合的物质清除。加入增强液将标记在复合物中的铕离子解离产生荧光，荧光强度和样本中的 FT_3 浓度成反比。

（2）试剂：商品化 FT_3 测定成套试剂盒，主要成分如下。

1）96 微孔反应板：已包被第二抗体。

2）FT_3 标准品：浓度分别为 0pmol/L、2.2pmol/L、3.5pmol/L、8.0pmol/L、25pmol/L、60pmol/L。

3）抗人 FT_3 抗体：1 瓶（0.8mL）。

4）铕标记 FT_3：1 瓶（冻干品）。

5）分析缓冲液：1 瓶（30mL）。

6）孵育缓冲液：1 瓶（30mL）。

7）浓缩洗液（25×）：1 瓶（40mL）。

8）增强液：1 瓶（50mL）。

（3）操作

1）试剂准备

a. 洗涤液：40mL 浓缩洗液加 960mL 蒸馏水混合后使用。

b. 标准品：在每瓶标准品中加入 1.1mL 去离子水，使用前 30 分钟复溶。

c. 铕标记 FT_3：在铕标记 FT3 冻干品中加入 0.8mL 的去离子水，复溶 30 分钟。

d. 铕标记 FT_3 稀释液：使用前 1 小时用孵育缓冲液以 1：100 的比例稀释铕标记 FT_3，按需要量配制，备用。

e. 抗人 FT_3 抗体稀释液：用分析缓冲液以 1：100 的比例稀释抗人 FT_3 抗体，按需要量配制，备用。

2）样本测定：洗板 1 次，拍干备用。吸取 50μl 标准品或待测样本，按顺序加入反应板的微孔中。每孔中加入 200μl 抗人 FT_3 抗体稀释液，室温下慢速振荡 2 小时。洗板 4 次，拍干。每孔加入 200μl 铕标记 FT_3 稀释液，4℃下静置 30 分钟。洗板 6 次，拍干。每孔加入 200μl 增强液，慢速振荡 5 分钟。微孔反应板置于时间分辨荧光测定仪上检测。

3）结果显示：以试剂盒内 6 个标准品中 FT_3 的浓度为横坐标，其各自对应的荧光强度为纵坐标，绘制标准曲线。根据待测样本反应后的荧光强度，在标准曲线上即可换算出样本中 FT_3 的浓度。

（4）参考区间：成人 FT_3：4.6～7.8pmol/L（此参考区间引自商品化试剂说明书）。

实验室应评估参考值对相应患者人群的适用性，必要时建立各自的参考区间。

（5）注意事项：操作及环境要求。

1）实验室环境干净无尘，对于实验成功有决定性意义。试剂和待检样本使用前应恢复至室温（20～25℃）。每次检测时最好用复孔制备参考曲线。

2）洗板机应定期进行检查，保证管道通畅。洗涤时，确认微孔注满洗液；洗涤完成后保证微孔残留液不超过 5μl；并将微孔板倒扣于无尘吸水纸上拍干。

3）添加增强液及铕标记物时，使用专用吸头，避免污染。吸头应悬空，避免接触小孔边缘及其中的试剂。

4）使用干净一次性容器配制铕标记物，不同试验的铕标记物不可混用。避免铕标记稀释液进入铕标记物原液中。

（二）临床意义

（1）FT_3 明显升高：主要见于甲状腺功能亢进、弥漫性毒性甲状腺肿（Graves 病）、初期慢性淋巴细胞性甲状腺炎（桥本甲状腺炎）等患者血中；缺碘也会引起 FT_3 浓度的代偿性升高。

（2）FT_3 明显降低：主要见于甲状腺功能减退、低 T3 综合征、黏液性水肿、晚期桥本甲状腺炎等患者中。

（3）个体应用糖皮质激素、苯妥英钠、多巴胺等药物治疗时可出现 FT_3 的降低。

四、游离甲状腺素测定

虽然人体中甲状腺素（T_4）含量较高，但绝大部分 T_4 以结合状态存在，只有约 0.03% 具有生物学活性的游离甲状腺素（free thyroxine，FT_4）存在于血液循环中。FT_4 测定不受血液循环中结合蛋白浓度和结合力特性的影响，更能反映机体甲状腺功能状况。FT_4 测定有许多方法，其中平衡透析 – RIA 法是参考方法，此方法可在测定前将 FT_4 和与蛋白结合的 T_4 相分离。但是这种方法比较烦琐，且对技术要求较高，难以在临床实验室中广泛应用。

临床实验室中 FT_4 的测定主要用 CLIA 法、ECLIA 法和 TrFIA 法。

（一）检测方法

1. CLIA 法　如下所述。

（1）原理：采用两步竞争结合酶免疫法测定。首先将样本和包被抗人 FT_4 抗体的磁性颗粒混合反应，样本中游离的 FT_4 与抗人 FT_4 抗体结合，固定于磁性颗粒上。在磁场作用下通过洗涤将未结合的物质去除。随后将吖啶酯标记的 FT_4 加入到上述反应体系中，吖啶酯标记的 FT_4 与抗人 FT_4 抗体上剩余的结合位点结合。洗涤去除未结合物质，依次加入预激发液和激发液，激发吖啶酯发光。产生的光量与样本中游离 FT_4 的量成反比。

（2）试剂：与分析仪配套的商品化 FT_4 测定成套试剂盒。

（3）操作：按仪器和试剂说明书设定测定条件，进行定标品、质控品和待测样品的测定。

（4）参考区间：成人 FT_4：0.70～1.48ng/dl（此参考区间引自商品化试剂说明书）。

（5）注意事项

1）标本类型及稳定性：推荐使用血清或肝素锂、EDTA – Na_2 和 EDTA – K_2 抗凝血浆作为样本，避免反复冻融，同一实验室避免使用不同类型样本进行检测。样本在 2～8℃下可保存 6 天。如在此期间内无法完成测定，样本应在 –20℃下保存。

2）样本上机测定前应去除气泡、纤维蛋白、红细胞等颗粒物质。

3）试剂应在 2～8℃下保存，磁性颗粒使用前需混匀。避免将不同批号的试剂混合使用。

4）结果报告：在介于检测下限和最高定标品值之间的分析范围内，可进行样本的定量测定。若样本含量低于测定下限，以小于该值报告结果；若样本含量高于最高定标品值，则以大于该值报告结果。不能将样本稀释后再测定。

2. ECLIA 法　如下所述。

（1）原理：采用竞争法测定。样本和钌标记的特异性抗人 FT_4 抗体在反应管中一起孵育，样本中的 FT_4 同钌标记的抗人 FT_4 抗体反应形成免疫复合物。向反应体系中添加生物素化的 FT_4 衍生物和链霉素包被的磁珠微粒，前者与未结合的标记抗体结合，形成抗体 – 半抗原复合物。上述两种复合物通过生物素 – 链霉素之间的反应结合到固相载体上。将反应液吸入测量池中，通过电磁作用将磁珠吸附在电极表面，未与磁珠结合的物质被除去。给电极加以一定的电压，使复合体化学发光，发光强度与样本中的 FT_4 含量成反比。

（2）试剂：与分析仪配套的商品化 FT_4 测定成套试剂盒。

（3）操作：按仪器和试剂说明书设定测定条件，进行定标品、质控品和待测样品的测定。

（4）参考区间：成人 FT_4：12～22pmol/L（此参考区间引自商品化试剂说明书）。

（5）注意事项

1）标本类型及稳定性：血清和血浆均可用于测定 FT_4。样本在 2～8℃下可稳定保存 7 天，在 –

20℃下1个月内稳定，避免反复冻融。样本中有沉淀，应在测定前离心。

2）样本、定标品及质控品应平衡至室温（20~25℃）再上机测定。

3）干扰因素：对于接受高剂量生物素治疗的患者（>5mg7d），必须在末次生物素治疗8小时后采集样本。少数病例中极高浓度的分析物特异性抗体、链霉亲和素或钌抗体会影响检测结果。患者体内若存在甲状腺激素自身抗体会影响检测结果。若结合蛋白发生病理性改变（FDH）也会影响检测结果。每日接受治疗剂量的呋塞米者会使FT_4结果升高。接受含有$D-T_4$成分降脂药物治疗的患者不能检测FT_4，如果需要对这类患者进行甲状腺功能的检测，必须停药4~6周，使生理状态恢复正常后方能进行。

3. TrFIA法　如下所述。

（1）原理：采用竞争性时间分辨免疫荧光分析法。用二抗包被反应孔，抗人FT_4抗体加入至反应孔中孵育。抗人FT_4抗体被包被在反应孔上的二抗所捕获而固定在反应孔上，洗涤去除未结合物质。将样本加入反应孔中，样本中的FT_4结合于抗人FT_4抗体上的结合位点，形成免疫复合物。孵育后洗涤去除未结合物质，再向反应孔中加入铕标记FT_4，它与抗人FT_4抗体上剩余的结合位点结合。通过振荡、洗涤将未结合的物质清除。加入增强液将标记在复合物中的铕离子解离产生荧光，荧光强度和样本中的FT_4浓度成反比。

（2）试剂：商品化FT_4测定成套试剂盒，主要成分如下。

1）96微孔反应板：已包被第二抗体。

2）FT_4标准品：浓度分别为0pmol/L、2.8pmol/L、6.8pmol/L、15.4pmol/L、36pmol/L、80pmol/L。

3）抗人FT_4抗体：1瓶（0.75mL）。

4）铕标记FT_4：1瓶（0.75mL）。

5）分析缓冲液：1瓶（30mL）。

6）孵育缓冲液：1瓶（30mL）。

7）浓缩洗液（25×）：1瓶（40mL）。

8）增强液：1瓶（50mL）。

（3）操作

1）试剂准备：①洗涤液：40mL浓缩洗液加960mL蒸馏水混合使用；②铕标记FT_4稀释液：使用前1小时用孵育缓冲液以1：100的比例稀释铕标记FT_4，按需要量配制，备用；③抗人FT_4抗体稀释液：用分析缓冲液以1：100的比例稀释抗人FT_4抗体，按需要量配制，备用。

2）样本测定：每孔中加入200μl抗人FT_4抗体稀释液，慢速振荡70分钟。吸取25μl标准品或待测样本，按顺序加入微孔反应板的孔中，慢速振荡60分钟。洗板1次，拍干。每孔加入200μl铕标记FT_4稀释液，4℃下静置30分钟。洗板4次，拍干。每孔加入200μl增强液，慢速振荡5分钟。微孔反应板置于时间分辨荧光测定仪上检测。

3）结果显示：以试剂盒内6个标准品中FT_4的浓度为横坐标，其各自对应的荧光强度为纵坐标，绘制标准曲线。根据待测样本反应后的荧光强度，在标准曲线上即可换算出样本中FT_4的浓度。

（4）参考区间：成人FT_4：8.7~17.3pmol/L（此参考区间引自商品化试剂说明书）。

（5）注意事项：操作及环境要求。

1）实验室环境干净无尘，对于实验成功有决定性意义。试剂和待检样本使用前应恢复至室温（20~25℃）。每次检测时最好用复孔做参考曲线。

2）洗板机应定期进行校正，保证管道通畅。洗涤时，确认微孔注满洗液；洗涤完成后保证微孔残留液不超过5μl；并将微孔板倒扣于无尘吸水纸上拍干。

3）添加增强液及铕标记物时，使用专用吸头，避免污染。吸头应悬空，避免接触小孔边缘及其中的试剂。

4）使用干净一次性容器配制铕标记物，不同试验的铕标记物不可混用。避免铕标记稀释液进入铕标记物原液中。

（二）临床意义

（1）FT$_4$ 明显升高：主要见于甲状腺功能亢进（包括甲状腺功能亢进危象）、多结节性甲状腺肿、弥漫性毒性甲状腺肿、初期桥本甲状腺炎、部分无痛性甲状腺炎等。

（2）甲状腺功能减退、黏液性水肿、晚期桥本甲状腺炎等患者中 FT$_4$ 的降低较 FT$_3$ 更为明显。

（3）某些非甲状腺疾病，如重症感染发热、危重患者可见 FT$_4$ 升高；而部分肾病综合征患者可见 FT$_4$ 水平降低。

（4）服用药物治疗（如肝素、胺碘酮等）会引起 FT$_4$ 的升高，而应用抗甲状腺药物、苯妥英钠、糖皮质激素等患者体内 FT$_4$ 水平降低。

五、甲状腺球蛋白

绝大多数的甲状腺球蛋白（thyroglobulin，TG）是由甲状腺细胞合成并释放进入甲状腺滤泡残腔中的一种大分子糖蛋白，是甲状腺激素分子的前体。因 TG 含有酪氨酸，在甲状腺过氧化物酶（TPO）和碘的存在下，通过碘化作用使一部分 TG 形成单 - 碘酪氨酸和双 - 碘酪氨酸（MIT 和 DIT）。MIT 和 DIT 可在 TG 基质上进一步耦联形成 T$_3$ 和 T$_4$。TSH、甲状腺体内碘缺乏和甲状腺刺激性免疫球蛋白等因素可刺激 TG 的产生。

TG 主要存在于甲状腺滤泡的胶质中，少量可进入血液循环，正常健康人血清中可检测到少量 TG。疾病因素刺激甲状腺体时，导致部分 TG 释放入血液循环中，使得在血液循环中的浓度较正常状态下明显升高。因此，血液循环中 TG 水平能反映分化型甲状腺组织的大小、甲状腺体的物理伤害或炎症以及 TSH 刺激的程度，在甲状腺相关疾病的诊断、治疗及预后评估中具有重要意义。

TG 的测定主要用 CLIA 法和 ECLIA 法。

（一）检测方法

1. CLIA 法　如下所述。

（1）原理：采用一步酶免疫法（夹心法）测定。将样本、生物素化抗人 TG 单克隆抗体、抗人 TG 单克隆抗体 - ALP 结合物及包被着链霉亲和素的磁性微粒一起添加到反应管中。生物素化抗体与样本中的 TG 结合，并通过生物素 - 链霉亲和素系统结合于磁性微粒上。抗人 TG 单克隆抗体 - ALP 结合物和 TG 分子上的不同抗原位点反应。在反应管内完成温育后，结合在此微粒上的物质在磁场内被吸住，而未结合的物质将被冲洗除去。然后，将化学发光底物添加到反应管内，它在 ALP 的作用下迅速发光，产生的光量与样本内 TG 的浓度成正比。

（2）试剂：与分析仪配套的商品化 TG 测定成套试剂盒。

（3）操作：按仪器和试剂说明书设定测定条件，进行定标品、质控品和待测样品的测定。

（4）参考区间：成人 TG：1.15 ~ 130.77μg/L（此参考区间引自商品化试剂说明书）。

（5）注意事项

1）标本类型：推荐使用血清或肝素抗凝血浆，避免反复冻融。

2）结果报告：在介于检测下限和最高定标品值之间的分析范围内，可进行样本的定量测定。若样本含量低于测定下限，以小于该值报告结果；若样本含量高于最高定标品值，则以大于该值报告结果。也可将样本用样本稀释液作 5 倍或 10 倍稀释后重新测定。

3）干扰因素：样本中若含 TG 抗体（TGAb）会影响检测结果，因此所有样本都要检查是否含有 TGAb。TGAb 阳性则说明样本中 TG 的实际含量比测得的值大。应注意某些患者体内可能存在的异嗜性抗体对测定结果的影响。

2. ECLIA 法　如下所述。

（1）原理：采用双抗体夹心法原理测定。样本、生物素化的抗人 TG 单克隆抗体和钌标记的抗人 TG 单克隆抗体一起添加在反应管中，样本中 TG 与抗人 TG 单克隆抗体反应形成免疫复合物。加入链霉亲和素包被的磁珠微粒后，该复合物通过生物素－链霉亲和素的相互作用与固相结合。将反应液吸入测量池中，通过电磁作用将磁珠吸附在电极表面，未与磁珠结合的物质通过清洗除去。给电极加以一定的电压，使复合物化学发光，产生的光量与样本中 TG 的浓度成正比。

（2）试剂：与分析仪配套的商品化 TG 测定成套试剂盒。

（3）操作：按仪器和试剂说明书设定测定条件，进行定标品、质控品和待测样品的测定。

（4）参考区间：成人 TG：$1.4 \sim 78 \mu g/L$（此参考区间引自商品化试剂说明书）。

（5）注意事项

1）标本类型及稳定性：血清或血浆样本均可用于检测。样本在 $2 \sim 8$℃下可稳定保存 3 天，-20℃下 1 个月内稳定。避免反复冻融。如果样本中有沉淀，应在测定前离心。

2）干扰因素：患者血清中可能存在的抗甲状腺球蛋白抗体（TGAb）会影响 TG 测定结果，应通过 TG 回收试验核实测定结果，或通过 TGAb 测定进行检验。对于接受高剂量生物素治疗的患者（$>5mg/d$），必须在末次生物素治疗 8 小时后采集样本；少数病例中极高浓度的分析物特异性抗体、链霉亲和素或钌抗体会影响检测结果。

（二）临床意义

（1）所有类型的甲状腺功能亢进症：包括 Graves 病、毒性结节性甲状腺肿、亚急性甲状腺炎和淋巴细胞甲状腺炎等患者血中 TG 水平升高。TG 检测有助于鉴别诊断外源性甲状腺激素（医源性或人为的）和内源性因素引起的甲状腺功能亢进症。

（2）良性的甲状腺结节和恶性的甲状腺癌患者体内 TG 水平均明显升高。TG 在对不同甲状腺癌患者治疗过程中是非常有用的指标，全部或几乎全部切除甲状腺和残留甲状腺组织放射碘切除手术成功后，TG 水平会下降到非常低或者无法检测出的水平。

（3）先天性甲状腺功能减退患者：TG 测定有助于鉴别甲状腺完全缺失、甲状腺发育不全或其他病理状况。TG 测定也可用于鉴别诊断亚急性甲状腺炎和假性甲状腺毒症，后者因 TSH 的抑制作用而使 TG 含量降低。某些应用甲状腺激素的患者，通常也会引起血中 TG 水平的降低。

六、甲状腺球蛋白抗体测定

甲状腺球蛋白抗体（thyroglobulin autoantibodies，TGAb）是一类针对甲状腺球蛋白（TG）的自身抗体，主要存在于自身免疫性甲状腺病患者和非甲状腺自身免疫性疾病患者体内。在大约 10% 的健康个体尤其是老年人中也可以检测到 TGAb，女性中 TGAb 的阳性率要比男性中高（分别为 18% 和 5%）。因此，在甲状腺功能紊乱的诊断上，TGAb 测定并无较大的特殊意义。但是动态地监测 TGAb 水平，可以了解自身免疫性甲状腺的病变进程，并辅助诊断自身免疫性甲状腺炎。

TGAb 的测定主要用 CLIA 法和 ECLIA 法。

（一）检测方法

1. CLIA 法　如下所述。

（1）原理：采用连续两步酶免疫法（夹心法）测定。将样本和包被有 TG 的磁性微球加入反应管中孵育，样本中的 TGAb 与磁性微球表面的 TG 结合，形成免疫复合物。温育后，在磁场的作用下，结合于固相上的物质与未结合的物质分离。加入 TG－ALP 结合物，结合于磁性微球上的 TGAb 与 TG－ALP 结合物结合，在磁场作用下清洗去除未结合物质。加入化学发光底物，它在 ALP 的作用下迅速发光，产生的光量与样本中 TGAb 的含量成正比，通过多点校准曲线来确定样本中 TGAb 的浓度。

（2）试剂：与分析仪配套的商品化 TGAb 测定成套试剂盒。

（3）操作：按仪器和试剂说明书设定测定条件，进行定标品、质控品和待测样品的测定。

（4）参考区间：成人 TGAb：$<4IU/mL$（此参考区间引自商品化试剂说明书）。

（5）注意事项

1）标本类型：推荐使用血清、肝素或 EDTA 抗凝血浆，避免反复冻融。

2）结果报告：在介于检测下限和最高定标品值之间的分析范围内，可进行样本的定量测定。若样本含量低于测定下限，以小于该值报告结果；若样本含量高于最高定标品值，则以大于该值报告结果。也可将样本用"S0"定标品作 10 倍稀释后重新测定。

3）干扰因素：应注意某些患者体内可能存在的异嗜性抗体对测定结果的影响。

2. ECLIA 法　如下所述。

（1）原理：采用竞争法测定。将样本和生物素化的 TG 一起孵育，样本中的抗 TG 抗体和 TG 结合。将钌标记的抗 TG 抗体和链霉亲和素包被的磁性微粒加入到反应管中，钌标记的抗 TG 抗体与剩余的生物素化 TG 结合，形成免疫复合物。该复合物生物素 – 链霉亲和素的作用下被固定于磁性微粒上。将反应液吸入测量池中，通过电磁作用将磁性微粒吸附在电极表面，未与磁性微粒结合的物质通过清洗除去。给电极加以一定的电压，使复合物化学发光，产生的光量与样本中抗 TG 抗体含量成反比。

（2）试剂：与分析仪配套的商品化 TGAb 测定成套试剂盒。

（3）操作：按仪器和试剂说明书设定测定条件，进行定标品、质控品和待测样品的测定。

（4）参考区间：<115IU/mL（妊娠妇女、儿童、青春期者不适用）（此参考区间引自商品化试剂说明书）。

（5）注意事项

1）标本类型及稳定性：推荐使用血清或肝素 – Na、EDTA 抗凝血浆样本进行检测，避免使用肝素锂或枸橼酸钠抗凝血的浆样本。样本在 2～8℃下可稳定保存 3 天，–20℃下 1 个月内稳定。避免反复冻融。如果样本中有沉淀，应在检测前离心。

2）干扰因素：对于接受高剂量生物素治疗的患者（>5mg/d），必须在末次生物素治疗 8 小时后采集样本；少数病例中极高浓度的分析物特异性抗体、链霉亲和素或钌抗体会影响检测结果。若患者样本中 TG 浓度 >2 000ng/mL 可导致抗 TGAb 浓度假性升高。样本不可稀释后测定，自身抗体属异质性，会产生非线性稀释现象。

（二）临床意义

（1）TGAb 浓度升高常见于甲状腺功能紊乱的患者。慢性淋巴细胞浸润性甲状腺炎患者中，TGAb 阳性率约 70%～80%；Graves 病患者中，TGAb 阳性率约 30%。在某些甲状腺瘤或甲状腺癌中，TGAb 的阳性率也会升高。

（2）TGAb 浓度升高也可见于非甲状腺自身免疫性疾病。如 1 型糖尿病患者 TGAb 阳性率为 20%，艾迪生病为 28%，恶性贫血为 27%。

（3）TGAb 测定对于慢性淋巴细胞浸润性甲状腺炎的病程监测和鉴别诊断具有重要意义。在疾病的缓解期或漫长的病程之后原先升高的 TGAb 可能逐渐降低转为阴性，如果 TGAb 在缓解之后再次升高，提示可能复发。

（4）TG 测定时会受患者体内存在的 TGAb 影响。因此，在 TG 测定时一般要求同时检测 TGAb，以排除 TGAb 对 TG 检测结果的干扰。

（5）在部分正常健康个体中也观察到会有 TGAb 水平的升高。

七、甲状腺过氧化物酶抗体测定

甲状腺过氧化物酶（thyroid peroxidase，TPO）是一类大分子膜结合糖蛋白，仅在甲状腺细胞中表达。在甲状腺球蛋白的协同作用下，TPO 在 L – 酪氨酸的碘化和单碘、双碘酪氨酸的化学偶联以及生物合成甲状腺激素 T_4、T_3、和 rT_3 等方面具有重要作用。

TPO 是一种潜在的自身抗原，甲状腺过氧化物酶抗体（thyroid peroxidase autoantibodies，TPOAb）是机体针对 TPO 而产生的自身抗体。TPOAb 主要存在于自身免疫性甲状腺病患者和非甲状腺自身免疫性疾病患者体内，但是也可在部分健康人尤其是老年人体内检测到。并且在老年女性中的阳性率明显高于老年男性。

甲状腺过氧化物酶抗体测定的主要方法有 CLIA 法和 ECLIA 法。

（一）检测方法

1. CLIA 法 如下所述。

（1）原理：采用连续二步酶免疫法（夹心法）测定。反应管中含包被有 TPO 的磁性微粒，样本加入反应管中后，样本中的 TPOAb 与 TPO 结合。在反应管内温育后，结合在磁性微球上的物质在磁场内被吸住，而未结合的物质被冲洗除去。反应管中添加蛋白 A-ALP 结合物，该结合物与 TPOAb 相结合。在第二次温育后，结合在磁性微球上的物质在磁场内被吸住，而未结合的物质被冲洗除去。将化学发光底物添加到反应管内，它在 ALP 作用下迅速发光，所产生的光量与样本内的 TPOAb 浓度成正比。

（2）试剂：与分析仪配套的商品化 TPOAb 测定成套试剂盒。

（3）操作：按仪器和试剂说明书设定测定条件，进行定标品、质控品和待测样品的测定。

（4）参考区间：<9IU/mL（此参考区间引自商品化试剂说明书）。

（5）注意事项

1）标本类型：推荐使用血清或肝素锂、EDTA 抗凝血浆样本，避免使用溶血或脂血样本。样本避免反复冻融。

2）结果报告：在介于检测下限和最高定标品值之间的分析范围内，可进行样本的定量测定。若样本含量低于测定下限，以小于该值报告结果；若样本含量高于最高定标品值，则以大于该值报告结果。也可将样本用样本稀释液作 10 倍或 100 倍稀释后重新测定。

3）干扰因素：应注意某些患者体内可能存在的异嗜性抗体对测定结果的影响。

2. ECLIA 法 如下所述。

（1）原理：采用竞争法测定。样本和钌标记的 TPO-Ab 一起孵育。添加生物素化的 TPO 和包被链霉亲和素的磁性微粒，样本中的 TPOAb 与钌标记的 TPOAb 竞争结合生物素化的 TPO，形成免疫复合物。然后免疫复合物在生物素-链霉亲和素的作用下结合到磁性颗粒上。将反应液吸入测量池中，通过电磁作用将磁珠吸附在电极表面，未与磁珠结合的物质通过洗涤除去。给电极加以一定的电压，使复合物化学发光，所产生的光量与样本中 TPOAb 的浓度成反比。

（2）试剂：与分析仪配套的商品化 TPOAb 测定成套试剂盒。

（3）操作：按仪器和试剂说明书设定测定条件，进行定标品、质控品和待测样品的测定。

（4）参考区间：<34IU/mL（妊娠期妇女、儿童、青春期者不适用）（此参考区间引自商品化试剂说明书）。

（5）注意事项

1）标本类型及稳定性：血清或血浆样本均可作为测定样本。样本在 2~8℃下可稳定保存 3 天，-20℃下可稳 1 个月。避免反复冻融。如果样本中有沉淀，应在检测前离心。样本、试剂和质控品均应平衡至室温（20~25℃）再上机测定。

2）干扰因素：对于接受高剂量生物素治疗的患者（>5mg/d），必须在末次生物素治疗 8 小时后采集样本；少数病例中极高浓度的分析物特异性抗体、链霉亲和素或钌抗体会影响检测结果。TPOAb 浓度高于测量范围的样本可采用通用稀释液作 1:5 稀释后再测定。稀释样本的浓度必须 >200IU/mL。

（二）临床意义

（1）在约 65% Graves 病患者、95% 的桥本甲状腺炎或先天性黏液腺瘤患者、19% 的分化型甲状腺癌患者和 11% 的其他混合型非自身免疫甲状腺疾病患者体内可检测到 TPOAb 水平的升高。

（2）患者体内 TPOAb 水平升高是诊断慢性自身免疫性甲状腺疾病诊断的金标准。虽然与其他甲状腺抗体（TGAb、TRAb）同时检测可以增加敏感性，但是 TPOAb 阴性结果不能排除自身免疫性疾病的可能性。

（3）测定患者体内 TPOAb 水平可排除甲状腺肿大或非自身免疫导致的甲状腺功能减退症。如果患者体内出现 TPOAb 以及 TSH 水平升高，每年有 3% ~4% 的风险发展为甲状腺功能减退症。

（4）部分健康个体中也能检测到 TPOAb 水平的升高。

八、促甲状腺素受体抗体测定

促甲状腺素受体抗体（thyrotropin receptor autoantibodies，TRAb）为一组抗甲状腺细胞膜上 TSH 受体的自身抗体，其功能具有高度异质性。有些 TRAb 可刺激 TSH 受体并与 Graves 病导致的甲状腺功能亢进相关，如长效甲状腺刺激素（long - acting thyroid stimulator，LATS）和甲状腺刺激免疫球蛋白（thyroid - stimulating immunoglobulin，TSI）。TSI 可保护 LATS 免遭血清中相应抗体的中和，亦可与 TSH 受体结合发挥持久 TSH 样作用，而另一些 TRAb 则为 TSH 受体抑制剂，可拮抗 TSH 作用或破坏 TSH 受体。

TRAb 的测定主要采用 ECLIA 法。

（1）原理：采用竞争法测定。将样本和预处理缓冲液及预处理试剂缓冲液一起孵育，预处理缓冲液和预处理试剂缓冲液由可溶性猪 TSH 受体的前体物和生物素化鼠抗猪 TSH 受体单克隆抗体形成免疫复合物。样本中 TRAb 与 TSH 受体复合物发生反应。在反应体系中加入缓冲液，TRAb 进一步与 TSH 受体复合物反应。加入链霉亲和素包被的磁性微粒和钌标记的人甲状腺刺激性单克隆抗体 M22，根据它们对钌标记的 M22 结合的抑制能力来测定结合的 TRAb。整个复合物在生物素 - 链霉亲和素的作用下结合到固相载体上。将反应液吸入测量池中，通过电磁作用将磁性微粒吸附在电极表面，未与磁性微粒结合的物质通过清洗被除去。给电极加以一定的电压，使复合体化学发光。通过分析仪的定标曲线得到 TRAb 的测定结果。

（2）试剂：与分析仪配套的商品化 TRAb 测定成套试剂盒。

（3）操作：按仪器和试剂说明书设定测定条件，进行定标品、质控品和待测样品的测定。

（4）参考区间：成人 TRAb：1.22 ~1.58IU/L（此参考区间引自商品化试剂说明书）。

（5）注意事项

1）标本类型及稳定性：推荐使用血清样本，样本 2 ~8℃ 下可稳定保存 3 天，-20℃ 下 1 个月内稳定，避免反复冻融。接受肝素治疗患者的样本不可用于 TRAb 的测定。如果样本中有沉淀，应在检测前离心。样本、定标品和质控品应在平衡至室温（20 ~25℃）再上机测定。

2）干扰因素：对于接受高剂量生物素治疗的患者（>5mg/d），必须在末次生物素治疗 8 小时后采集样本；少数病例中极高浓度的分析物特异性抗体、链霉亲和素或钌抗体会影响检测结果。

（6）临床意义

1）自身免疫性甲状腺功能亢进的诊断或排除、与功能自主性甲状腺多发结节的鉴别诊断。TRAb 存在提示患者甲状腺功能亢进是由于自身免疫引起而不是毒性结节性甲状腺肿。这类抗体能与 TSH 受体结合，通过刺激作用能诱发 braves 病。因此在 95% 的患者中可检测到。

2）监测 braves 病患者治疗和复发：Graves 病患者抗甲状腺药物治疗期间 TRAb 浓度常下降。药物治疗后 TRAb 浓度降低或消失可能提示疾病缓解，可以考虑终止治疗。

3）由于 TRAb 是 IgG 类抗体，可通过胎盘并引起新生儿甲状腺疾病。有甲状腺疾病史的患者在怀孕期间测定 TRAb 对于评估新生儿甲状腺疾病危险程度非常重要。

九、甲状腺素摄取试验

甲状腺素（T4）作为甲状腺循环的生理学部分，对人体综合代谢具有调节作用。T4 浓度的检测对于甲状腺功能正常、甲状腺功能亢进和甲状腺功能减退的鉴别尤为关键。血液循环中，99% 以上的 T4 与载体蛋白相结合，而不到 1% 的 T4 以游离状态存在。因此，只有当血液循环中 T4 的蛋白结合能力正常时，其检测结果才可靠。甲状腺结合球蛋白（TBG）浓度的变化会影响蛋白结合激素的水平，而游离激素水平可保持不变。甲状腺素摄取试验（thyroid uptake）可测量 T4 的蛋白结合能力，与总 T4 联合测定还可计算游离甲状腺素指数（FTI），间接地反映出样本中游离 T_4 的相对量，反映甲状腺的功能状况。

甲状腺素摄取试验一般采用 CLIA 法和 ECLIA 法。

（一）检测方法

1. CLIA 法　如下所述。

（1）原理：采用竞争结合酶免疫法测定。将样本和测定用缓冲液添加到含有抗 T4 抗体、T4 – ALP 结合物（含未标记的 T4），以及包被着山羊抗小鼠捕获抗体的磁性微粒的反应管中。结合物试剂中未标记的 T4 被样本内的游离 TBG 所结合。而剩余的、未标记的 T4 与 T4 – ALP 结合物竞争性地与一定数量的抗 T4 抗体上的结合位点结合。产生的抗原 – 抗体复合物被山羊抗小鼠捕获抗体所结合。在反应管内温育后，结合在固相上的物质在磁场内被吸住，而未结合的物质被冲洗除去。然后，将化学发光底物添加到反应管内，它在 ALP 作用下迅速发光，产生的光量与 TBG 上的结合位点数成正比（与甲状腺摄取值成反比）。

（2）试剂：与分析仪配套的商品化 TBC 测定成套试剂盒。

（3）操作：按仪器和试剂说明书设定测定条件，进行定标品、质控品和待测样品的测定。

（4）参考区间：0.32～0.48（此参考区间引自商品化试剂说明书）。

（5）注意事项

1）标本类型及稳定性：推荐使用血清或肝素抗凝血浆样本，避免使用溶血或脂血样本，不可使用稀释过的样本。样本在 2～8℃下可放置 2 天，若 2 天内不能完成检测，应在 ≤ – 20℃下冷冻保存，避免反复冻融。

2）干扰因素：应注意某些患者体内可能存在的异嗜性抗体对测定结果的影响。

2. ECLIA 法　如下所述。

（1）原理：采用竞争法测定。将样本、外源性 T_4 和生物素化的 T_4 半抗原一起孵育。T_4 与样本中空闲结合位点结合。加入钌标记的抗人 T_4 单克隆抗体，生物素化 T_4 半抗原与钌标记的抗人 T_4 单克隆抗体反应形成复合物，形成的复合物与剩余的外源性 T_4 的量成反比。随后加入链霉亲和素包被的磁性微粒，免疫复合物通过生物素 – 链霉素的作用与磁性微粒结合。将反应液吸入测量池中，通过电磁作用将磁性微粒吸附在电极表面，未与其结合的物质通过清洗被除去。给电极加以一定的电压，使复合体发光，产生的光量与样本中甲状腺素摄取力成反比。

（2）试剂：与分析仪配套的商品化 TBC 测定成套试剂盒。

（3）操作：按仪器和试剂说明书设定测定条件，进行定标品、质控品和待测样品的测定。

（4）参考区间：0.8～1.3（此参考区间引自商品化试剂说明书）。

（5）注意事项

1）标本类型及稳定性：血清或血浆样本均可用于检测。样本在 2～8℃下可稳定保存 8 天，在 – 20℃下可稳 3 个月。避免反复冻融。如果样本中有沉淀，应在检测前离心。样本、试剂和质控品应平衡至室温（20～25℃）再上机测定。

2）干扰因素：对于接受高剂量生物素治疗的患者（＞5mg/d），必须在末次生物素治疗 8 小时后采集样本；少数病例中极高浓度的分析物特异性抗体、链霉亲和素或钌抗体会影响检测结果。接收含有 D – T_4 成分降脂药物治疗的患者不能检测 T_4。如果需要对这类患者进行甲状腺功能的检测，必须停药 4～6 周，使生理状态回复正常后方能进行。患者体内若存在甲状腺激素自身抗体会影响检测结果。家族型白蛋白合成障碍性高甲状腺激素血症（FDH）也可能影响检测结果。

（二）临床意义

（1）仅凭甲状腺素摄取试验的测定结果不能做出对甲状腺情况的判断，必须同其他甲状腺功能测试结合使用。

（2）甲状腺功能减退患者中甲状腺摄取值减小；甲状腺功能亢进患者中甲状腺摄取值增加。

（3）在 TBG 合成减少（雄激素或类固醇激素使用）、低蛋白血症（肝病、肾病、营养失调）、药物应用（苯妥英钠、水杨酸盐）、肢端肥大症及遗传性 TBG 缺乏等状态时甲状腺摄取值增加。

（4）在 TBG 合成增加（怀孕、雌激素服用、口服避孕药）、高蛋白血症、药物应用（吩噻嗪的持久服用）、肝脏疾病及遗传性 TBG 增高等状态时甲状腺摄取值减小。

（何亚楠）

第四篇

微生物学检验

第十五章

细菌检验技术

第一节 细菌形态学检查

一、显微镜

显微镜是由一个或几个透镜组合构成的一种光学仪器，主要用于放大微小物体成为人肉眼所能看到的仪器。由于细菌个体微小，观察其形态结构需要借助显微镜。根据所用光源的不同，显微镜可分为光学显微镜与电子显微镜。

光学显微镜通常由光学部分和机械部分组成。目前光学显微镜的种类很多，主要有普通光学显微镜、暗视野显微镜、荧光显微镜、相差显微镜、激光扫描共聚焦显微镜、偏光显微镜、微分干涉差显微镜、倒置显微镜等。

1. 普通光学显微镜（light microscope） 普通光学显微镜主要用于观察细菌菌体染色性、形态、大小，细胞形态学以及寄生虫等。操作基本步骤如下。

（1）取镜和放置：一般右手紧握镜臂，左手托住镜座，将显微镜放于实验台上，距离实验台边缘5~10cm，并以自己感觉舒适为宜。

（2）光线调整：低倍镜对准通光孔，打开并调节光栅，根据需要调整至适宜的光线强度。

（3）放置标本：将制备好的玻片放在载物台上，并用弹簧夹卡住玻片，然后调整至最佳位置。

（4）调节焦距：先用粗螺旋调整至能看见物像，再用细螺旋调焦使物像清晰。

（5）物镜的使用：先从低倍镜开始，将位置固定好，放置标本玻片，调节亮度、焦距至成像清晰。显微镜设计一般是共焦点，使用高倍镜时，仅需要调节光线强度即可呈现清晰图像。观察细菌一般使用油镜，从低倍镜、高倍镜到油镜依次转动物镜，滴少许香柏油至载玻片上，先将油镜头浸入香柏油中并轻轻接触到载玻片，注意不要压破载玻片，然后慢慢调节粗、细螺旋升起油镜，直到观察到清晰物像为止。

2. 暗视野显微镜（dark - field microscope） 暗视野显微镜主要用于未染色的活体标本的观察，如观察未染色活螺旋体的形态和动力等。与普通光学显微镜结构相似，不同之处在于以暗视野聚光器取代了明视野聚光器。该聚光器的中央为不透明的黑色遮光板，使照明光线不能直接上升进入物镜内，只有被标本反射或散射的光线进入物镜，因此，视野背景暗而物体的边缘亮。

3. 荧光显微镜（fluorescence microscope） 荧光显微镜用于组织细胞学、微生物学、免疫学、寄生虫学、病理学以及自身免疫病的观察诊断。荧光显微镜按照光路不同分为两种：透射式荧光显微镜和落射式荧光显微镜。透射式荧光显微镜的激发光源是通过聚光器穿过标本材料来激发荧光的，常用暗视野聚光器，也可使用普通聚光器，调节反光镜使激发光转射和旁射到标本上。优点是低倍镜时荧光强，缺点是随放大倍数增加而荧光减弱，所以对观察较大标本材料较好。落射式荧光显微镜是近代发展起来的新式荧光显微镜，与透射式荧光显微镜的不同之处是激发光从物镜向下落射到标本表面。优点是视野照明均匀，成像清晰，放大倍数越大荧光越强。

4. 相差显微镜（phase contrast microscope） 相差显微镜可以观察到透明标本的细节，适用于活体细胞生活状态下的生长、运动、增殖情况以及细微结构的观察。因此，相差显微镜常用于微生物学、细胞和组织培养、细胞工程、杂交瘤技术和细胞生物学等现代生物学方面的研究。

5. 倒置显微镜（inverted microscope） 倒置显微镜用于微生物、细胞、组织培养、悬浮体、沉淀物等的观察，可以连续观察细胞、细菌等在培养液中繁殖分裂的过程，在微生物学、细胞学、寄生虫学、免疫学、遗传工程学等领域广泛应用。倒置显微镜与普通光学显微镜结构相似，均具有机械和光学两大部分，只是某些部件安装位置有所不同，如物镜与照明系统颠倒，前者在载物台之下，后者在载物台之上。

6. 电子显微镜（electron microscope） 电子显微镜简称电镜，是以电子束作为光源来展示物体内部或表面的显微镜。电子显微镜可用于细胞、微生物（细菌、病毒、真菌）等表面及内部结构的观察。在医学、微生物学、细胞学、肿瘤学等领域有广泛应用。电子显微镜按照结构和用途不同分为透射式电子显微镜（transmission electron microscope，TEM）、扫描式电子显微镜（scanning electron microscope，SEM）、反射式电子显微镜和发射式电子显微镜等。透射式电子显微镜常用于观察分辨细微物质的结构，扫描式电子显微镜主要用于观察物体表面的形态、外貌，可以与 X 射线衍射仪或电子能谱仪结合，构成电子微探针，用于物质成分分析。

二、不染色标本检查

形态学检查是认识细菌、鉴定细菌的重要手段。细菌体积微小，需要借助显微镜放大 1 000 倍左右才可识别。由于细菌无色透明，直接镜检只能观察细菌动力，对细菌形态、大小、排列、染色特性以及特殊结构的观察，则需要经过一定染色后再进行镜检。研究超微结构则需要用电子显微镜观察。

不染色标本的检查用于观察标本中的各种有形成分，如观察细菌在生活状态下的形态、动力和运动状况等，可用普通光学显微镜、暗视野显微镜或相差显微镜进行观察。常用的观察方法有悬滴法、湿片法和毛细管法。

1. 悬滴法 取洁净的凹形载玻片以及盖玻片各一张，在凹孔四周的平面上涂布一层薄薄的凡士林，用接种环挑取细菌培养液或细菌生理盐水 1～2 环放置于盖玻片中央，将凹窝载玻片的凹面向下对准盖玻片上的液滴轻轻按压，然后迅速翻转载玻片，将四周轻轻压实，使凡士林密封紧密，菌液不至于挥发，放于镜下观察。先用低倍镜调成暗光，对准焦距后以高倍镜观察，不可压破盖玻片。有动力的细菌可见其从一处移到另一处，无动力的细菌呈布朗运动而无位置的改变。螺旋体由于菌体纤细、透明，需用暗视野显微镜或相差显微镜观察其形态和动力。

2. 湿片法 湿片法又称压片法。用接种环挑取菌悬液或培养物 2 环，置于洁净载玻片中央，轻轻压上盖玻片，于油镜下观察。制片时菌液要适量以防外溢，并避免产生气泡。

3. 毛细管法 毛细管法主要用于检查厌氧菌的动力。先将待检菌接种在适宜的液体培养基中，经厌氧培养过夜后，以毛细管吸取培养物，菌液进入毛细管后，用火焰密封毛细管两端。将毛细管固定在载玻片上，镜检。

三、染色检查

通过对标本染色，能观察到细菌的大小、形态、排列、染色特性，以及荚膜、鞭毛、芽孢、异染颗粒、细胞壁等结构，有助于细菌的初步识别或诊断。染色标本除能看到细菌形态外，还可按照染色反应将细菌加以分类。如革兰染色分为革兰阳性菌和革兰阴性菌。细菌的等电点（isoelectric point，pI）较低，pI 为 2～5，在近中性或弱碱性环境中细菌带负电荷，容易被带正电荷的碱性染料（如亚甲蓝、碱性复红、沙黄、结晶紫等）着色。

1. 常用染料 用于细菌染色的染料，多为人工合成的含苯环的有机化合物，在其苯环上带有色基与助色基。带有色基的苯环化合物——色原，虽然本身带色，但与被染物无亲和力而不能使之着色，助色基并不显色，但它本身能解离，解离后的染料可以与被染物结合生成盐类，使之着色。根据助色基解离后的带电情况,可将染料分为碱性和酸性两大类。此外,还有复合染料。

2. 常用的染色方法 在细菌感染标本的检查中,临床上常用的染色方法有革兰染色、抗酸染色和荧光染色。

(何亚楠)

第二节 培养基的种类和制备

一、常用玻璃器材的准备

微生物实验室内应用的玻璃器材种类很多,如吸管、试管、烧瓶、培养皿、培养瓶、毛细吸管、载玻片、盖玻片等,在采购时应注意各种玻璃器材的规格和质量,一般要求能耐受多次高热灭菌,且以中性为宜。玻璃器皿用前要经过刷洗处理,使之干燥清洁,有的需要无菌处理。对于每个从事微生物工作的人员应熟悉和掌握各种玻璃器皿用前用后的处理。

(一)新购入玻璃器皿的处理

新购玻璃器皿常附有游离碱质,不宜直接使用,应先在2%盐酸溶液中浸泡数小时,以中和碱性,然后用肥皂水及洗衣粉洗刷玻璃器皿内外,再以清水反复冲洗数次,以除去遗留的酸质,最后用蒸馏水冲洗。

(二)用后玻璃器皿的处理

凡被病原微生物污染过的玻璃器皿,在洗涤前必须进行严格的消毒后,再行处理,其方法如下。

(1)一般玻璃器皿(如平皿、试管、烧杯、烧瓶等)均可置高压灭菌器内灭菌(压力:103.4kPa,温度:121.3℃,时间:15~30min)。随后趁热将内容物倒净,用温水冲洗后,再用5%肥皂水煮沸5min,然后按新购入产品的方法同样处理。

(2)吸管类使用后,投入2%来苏儿或5%石炭酸溶液内浸泡48小时,以使其消毒,但要在盛来苏儿溶液的玻璃器皿底部垫一层棉花,以防投入吸管时损破。吸管洗涤时,先浸在2%肥皂水中1~2h,取出,用清水冲洗后再用蒸馏水冲洗。

(3)载玻片与盖玻片用过后,可投入2%来苏儿或5%石炭酸溶液,取出煮沸20min,用清水反复冲洗数次,浸入95%酒精中备用。

凡粘有油脂如凡士林、石蜡等的玻璃器材,应单独进行消毒及洗涤,以免污染其他的玻璃器皿。这种玻璃器材于未洗刷之前须尽量去油,然后用肥皂水煮沸趁热洗刷,再用清水反复冲洗数次,最后用蒸馏水冲洗。

(三)玻璃器皿的干燥

玻璃器材洗净后,通常倒置于干燥架上,自然干燥,必要时亦可放于干烤箱中50℃左右烘烤,以加速其干燥;烘烤温度不宜过高,以免玻璃器皿碎裂。干燥后以干净的纱布或毛巾拭去于后的水迹,以备做进一步处理应用。

(四)玻璃器皿的包装

玻璃器皿在消毒之前,须包装妥当,以免消毒后又被杂菌污染。

1. 一般玻璃器材的包装 如试管、三角瓶、烧杯等的包装,选用大小适宜的棉塞,将试管或三角烧瓶口塞好,外面再用纸张包扎,烧杯可直接用纸张包扎。

2. 吸管的包装 用细铁丝或长针头塞少许棉花于吸管口端,以免使用时,将病原微生物吸入口中,同时又可滤过从口中吹出的空气。塞进的棉花大小要适度,太松太紧对其使用都有影响。最后,每个吸管均需用纸分别包卷,有时也可用报纸每5~10支包成一束或装入金属筒内进行干烤灭菌。

3. 培养皿、青霉素瓶的包装 用无油质的纸将其单个或数个包成一包,置于金属盒内或仅包裹瓶口部分直接进行灭菌。

（五）玻璃器材的灭菌

玻璃器材干燥包装后，均置于干热灭菌器内，调节温度至160℃维持1～2h进行灭菌，灭菌后的玻璃器材，须在1周内用完，过期应重新灭菌，再行使用。必要时，也可将玻璃器材用油纸包装后，用121℃高压蒸汽灭菌20～30min。

二、培养基的成分与作用

培养基是指用人工方法配制的适合细菌生长繁殖的营养基质。培养基的成分主要可以分为营养物质、水、凝固物质、指示剂和抑制剂五大类。

1. 营养物质 如下所述。

（1）肉浸液：是将新鲜牛肉去除脂肪、肌腱及筋膜后，浸泡、煮沸而制成的肉汁。肉汁中含有可溶性含氮浸出物、非含氮浸出物及一些生长因子。该物质可为细菌提供氮源和碳源。

（2）牛肉膏：由肉浸液经长时间加热浓缩熬制而成。由于糖类物质在加热过程中被破坏，因而其营养价值低于肉浸液，但因无糖可用作肠道鉴别培养基的基础成分。

（3）糖与醇类：为细菌生长提供碳源和能量。制备培养基常用的糖类有单糖（葡萄糖、阿拉伯胶糖等）、双糖（乳糖、蔗糖等）、多糖（淀粉、菊糖等）；常用醇类有甘露醇、卫茅醇等。糖、醇类物质除作为碳源和提供能量外，还用于鉴别细菌。糖类物质不耐热，高温加热时间过长会使糖破坏，因而制备此类培养基时不宜用高温灭菌，而宜用55.46kPa/cm^{2}的压力灭菌。

（4）血液：血液中既含有蛋白质、氨基酸、糖类及无机盐等营养物质，还能提供细菌生长所需的辅酶（如V因子）、血红素（X因子）等特殊生长因子。培养基中加入血液，适用于营养要求较高的细菌的培养。含血液的培养基还可检测细菌的溶血特性。

（5）鸡蛋与动物血清：鸡蛋和血清不是培养基的基本成分，却是某些细菌生长所必需的营养物质，因而可用于制备特殊的培养基，如培养白喉棒状杆菌的吕氏血清培养基、培养结核分枝杆菌用的鸡蛋培养基等。

（6）无机盐类：提供细菌生长所需要的化学元素，如钾、钠、钙、镁、铁、磷、硫等。常用的无机盐有氯化钠和磷酸盐等。氯化钠可维持细菌酶的活性及调节菌体内外渗透压；磷酸盐是细菌生长良好的磷源，并且在培养基中起缓冲作用。

（7）生长因子：是某些细菌生长需要但自身不能合成的物质。主要包括B族维生素、某些氨基酸、嘌呤、嘧啶及特殊生长因子（X因子、V因子）等。在制备培养基时，通常加入肝浸液、酵母浸液、肉浸液及血清等，这些物质中含有细菌生长繁殖所需要的生长因子。

2. 水 水是细菌代谢过程中重要的物质，许多营养物质必须溶于水才能被细菌吸收。制备培养基常用不含杂质的蒸馏水或离子交换水。也可用自来水、井水、河水等，但此类水中常含有钙、磷、镁等，可与蛋白胨或肉浸液中磷酸盐生成不溶性的磷酸钙或磷酸镁，高压灭菌后，可析出沉淀。因而用自来水、井水等制备培养基时应先煮沸，使部分盐类沉淀，过滤后方可使用。

3. 凝固物质 制备固体培养基时，需在培养基中加入凝固物质。最常用的凝固物质为琼脂，特殊情况下亦可使用明胶、卵清蛋白及血清等。

琼脂是从石花菜中提取的一种胶体物质，其成分主要为多糖（硫酸酚醋半乳糖）。该物质在98℃以上时可溶于水，45℃以下时则凝固成凝胶状态，且无营养作用，不被细菌分解利用，是一种理想的固体培养基赋形剂。

4. 指示剂 在培养基中加入指示剂，可观察细菌是否利用或分解培养基中的糖、醇类物质。常用的有酚红（酚磺酞）、溴甲酚紫、溴麝香草酚蓝、中性红、中国蓝等酸碱指示剂及亚甲蓝等氧化还原指示剂。

5. 抑制剂 在培养基中加入某种化学物质，抑制非目的菌的生长而利于目的菌的生长，此类物质称抑制剂。抑制剂必须具有选择性抑制作用，在制备培养基时，根据不同的目的选择不同的抑制剂。常用的有胆盐、煌绿、玫瑰红酸、亚硫酸钠、抗生素等。

三、培养基的种类

1. **按培养基的物理性状可分为 3 类** 如下所述。

(1) 液体培养基：在肉浸液中加入 1% 蛋白胨和 0.5%NaCl，调 pH 至 7.4，灭菌后即成为液体培养基。液体培养基常用于增菌培养或纯培养后观察细菌的生长现象。

(2) 半固体培养基：在液体培养基中加入 0.2%~0.5% 的琼脂，琼脂溶化后即成半固体培养基。半固体培养基常用于保存菌种及观察细菌的动力。

(3) 固体培养基：在液体培养基中加入 2%~3% 的琼脂，琼脂溶化后即成固体培养基。该培养基倾注至培养皿中制成平板，用于细菌的分离纯化、鉴定及药敏试验等，注入试管中则可制成斜面而用于菌种的保存。

2. **按培养基的用途可分为下列几类** 如下所述。

(1) 基础培养基：含有细菌生长所需的基本营养成分，如肉浸液（肉汤）、普通琼脂平板等。基础培养基广泛应用于细菌检验，也是制备其他培养基的基础成分。

(2) 营养培养基：包括通用营养培养基和专用营养培养基，前者为基础培养基中添加合适的生长因子或微量元素等，以促使某些特殊细菌生长繁殖，例如链球菌、肺炎链球菌需在含血液或血清的培养基中生长；后者又称为选择性营养培养基，即除固有的营养成分外，再添加特殊抑制剂，有利于目的菌的生长繁殖，如碱性蛋白胨水用于霍乱弧菌的增菌培养。

(3) 鉴别培养基：在培养基中加入糖（醇）类、蛋白质、氨基酸等底物及指示剂，用以观察细菌的生化反应，从而鉴定和鉴别细菌，此类培养基称为鉴别培养基。常见的有糖发酵培养基、克氏双糖铁琼脂等。

(4) 选择培养基：是根据某一种或某一类细菌的特殊营养要求，在基础培养基中加入抑制剂，抑制非目的菌的生长，选择性促进目的菌生长，此类培养基为选择培养基。常用的有 SS 琼脂、伊红亚甲蓝琼脂、麦康凯琼脂等。

(5) 厌氧培养基：专供厌氧菌的分离、培养和鉴别用的培养基，称为厌氧培养基。这种培养基营养成分丰富，含有特殊生长因子，氧化还原电势低，并加入亚甲蓝作为氧化还原指示剂。其中心、脑浸液和肝块、肉渣含有不饱和脂肪酸，能吸收培养基中的氧；硫乙醇酸盐和半胱氨酸是较强的还原剂；维生素 K_1、氯化血红素可以促进某些类杆菌的生长。常用的有庖肉培养基、硫乙醇酸盐肉汤等，并在液体培养基表面加入凡士林或液状石蜡以隔绝空气。

四、培养基的制备

不同培养基的制备程序不尽相同，但配制一般培养基的程序基本相似，分为下列几个步骤。

1. **培养基配方的选定** 同一种培养基的配方在不同著作中常会有某些差别。因此，除所用的是标准方法并严格按其规定进行配制外，一般均应尽量收集有关资料加以比较核对，再依据自己的使用目的加以选用，记录其来源。

2. **培养基的制备记录** 每次制备培养基均应有记录，包括培养基名称，配方及其来源，最终 pH 值、消毒的温度和时间、制备的日期和制备者等，记录应复制一份，原记录保存备查，复制记录随制好的培养基一同存放，以防发生混乱。

3. **培养基成分的称取** 培养基的各种成分必须精确称取并要注意防止错乱，最好一次完成，不要中断。每称完一种成分即在配方上做出记号，并将所需称取的药品一次取齐，置于左侧，每种称取完毕后，即移放于右侧。完全称取完毕后还应进行一次检查。

4. **培养基各成分的混合和溶化** 使用的蒸煮锅不得为铜锅或铁锅，以防有微量铜或铁混入培养基中，使细菌不易生长。最好使用不锈钢锅加热溶化，也可放入大烧杯中再置于高压蒸汽灭菌器或流动蒸汽消毒器中蒸煮溶化。在锅中溶化时，可先用温水加热并随时搅动，以防焦化，如发现有焦化现象，该培养基即不能使用，应重新制备。待大部分固体成分溶化后，再用较小火力使所有成分完全溶化，直至煮沸。如为琼脂培养基，应先用一部分水将琼脂溶化，用另一部分水溶化其他成分，然后将两溶液充分混合。在加热溶化过程中，因蒸发而丢失的水分，最后必须加以补足。

5. 培养基 pH 值的调整　培养基 pH 值即酸碱度，是细菌生长繁殖的重要条件。不同细菌对 pH 值的要求不一样。一般培养基的 pH 值为中性或偏碱性的（嗜碱细菌和嗜酸细菌例外）。所以配制培养基时，都要根据不同细菌的要求将培养基的 pH 调到合适的范围。

在未调 pH 之前，先用精密 pH 试纸测量培养基的原始 pH，如果偏酸，用滴管向培养基中滴加入 1mol/L NaOH，边加边搅拌，并随时用 pH 试纸测其 pH，直至 pH 达到 7.2 ~ 7.6。反之，用 1mol/L HCl 进行调节。注意 pH 值不要调过头，以避免回调，否则将会影响培养基内各离子的浓度。对于有些要求 pH 值较精确的微生物，其 pH 的调节可用酸度计进行（使用方法，可参考有关说明书）。

培养基在加热消毒过程中 pH 会有所变化，例如，牛肉浸液约可降低 pH0.2，而肝浸液 pH 却会有显著的升高。因此，对这个步骤，操作者应随时注意探索经验、以期能掌握培养基的最终 pH，保证培养基的质量。pH 调正后，还应将培养基煮沸数分钟，以利培养基沉淀物的析出。

6. 培养基的过滤澄清　液体培养基必须绝对澄清，琼脂培养基也应透明无显著沉淀、因此需要采用过滤或其他澄清方法以达到此项要求。一般液体培养基可用滤纸过滤法，滤纸应折叠成折扇或漏斗形，以避免因压力不均匀而引起滤纸破裂。琼脂培养基可用清洁的白色薄绒布趁热过滤。亦可用中间夹有薄层吸水棉的双层纱布过滤。新制肉、肝、血和土豆等浸液时，则须先用绒布将碎渣滤去，再用滤纸反复过滤。如过滤法不能达到澄清要求，则须用蛋清澄清法。即将冷却至 55 ~ 60℃ 的培养基放入大的三角烧瓶内，装入量不得超过烧瓶容量的 1/2，每 1 000mL 培养基加入 1 ~ 2 个鸡蛋的蛋白，强力振摇 3 ~ 5 分钟，置高压蒸汽灭菌器中 121℃ 加热 20min，取出，趁热以绒布过滤即可。若能自行沉淀者，亦可静置冰箱中 1 ~ 2d 吸取其上清液即可。

7. 培养基的分装　如下所述。

（1）基础培养基：基础培养基一般分装于三角烧瓶中，灭菌后备用。

（2）琼脂平板：将溶化的固体培养基（已灭菌）冷却至 50℃ 左右，按无菌操作倾入无菌平皿内，轻摇平皿，使培养基铺于平皿底部，凝固后备用。一般内径为 90mm 的平皿中倾入培养基的量约为 13 ~ 15mL，如为 MH 琼脂则每个平皿倾入培养基的量为 25mL。内径为 70mm 的平皿内，倾入培养基约 7 ~ 8mL 较为适宜。

（3）半固体培养基：半固体培养基一般分装于试管内，分装量约为试管长度的 1/3，灭菌后直立凝固待用。

（4）琼脂斜面：制备琼脂斜面应将培养基分装在试管内，分装量为试管长度的 1/5，灭菌后趁热放置斜面凝固，斜面长约为试管长度的 2/3。

（5）液体培养基：液体培养基一般分装在试管内，分装量为试管长度的 1/3，灭菌后备用。

8. 培养基的灭菌　一般培养基经高压蒸汽法灭菌，这是目前最可靠的方法。培养基的灭菌温度和时间因培养基的品种、装量和容器的大小而定，如培养基中含不耐热的成分，灭菌时的压力不可过高。培养基可采用 121℃ 高压蒸汽灭菌 15min 的方法。在各种培养基制备方法中，如无特殊规定，即可用此法灭菌。某些畏热成分，如糖类应另行配成 20% 或更高的溶液，以过滤或间歇灭菌法消毒，以后再用无菌操作技术定量加入培养基。明胶培养基亦应用较低温度灭菌。血液、体液和抗生素等则应从无菌操作技术抽取和加入已经冷却 50℃ 左右的培养基中。琼脂斜面培养基应在灭菌后立即取出，待冷至 55 ~ 60℃ 时，摆置成适当斜面，待其自然凝固。

9. 培养基的质量测试　为确保培养基的使用效果，制备好的培养基应做以下检验，以确定所制的培养基质量是否合格。

（1）一般性状检查：一般性状检查包括培养基的颜色、澄清度、pH 值等是否符合要求。固体培养基还查其软硬度是否适宜。干燥培养基则应测定其水分含量和溶解性等。

（2）无菌检查：无论是经高压蒸汽灭菌或是无菌分装的培养基，均应做无菌试验，合格的方可使用。通常将配制好的培养基于 37℃ 培养，过夜后，观察是否有细菌生长。如果没有细菌生长视为合格。

（3）培养基性能试验：对于细菌生长繁殖、增菌、分离、选择和鉴别等用培养基，均应用已知特性的、稳定标准菌株进行检查，符合规定要求的方可使用。即使市购的干燥培养基商品，也要按照产说明书规定进行检查。

1）测试菌株选择：测试菌株是具有其代表种的稳定特性并能有效证明实验室特定培养基最佳性能的一套菌株，应来自国际/国家标准菌种保藏中心的标准菌株。

2）定量测试方法：测试菌株过夜培养物 10 倍递增稀释；测试平板和参照平板划分为 4 个区域并标记；从最高稀释度开始，分别滴一滴稀释液于试验平板和对照平板标记好的区域；将稀释液涂满整个 1/4 区域，37℃ 培养 18h；对易计数的区域计数，按公式计算生长率（生长率 = 待测培养基平板上得到的菌落总数/参考培养基平板上获得的菌落总数）。非选择性培养基上目标菌的生长率应不低于 0.7，该类培养基应易于目标菌生长；选择性培养基上目标菌的生长率应不低于 0.1。

3）半定量测试方法：平板分 ABCD 四区，共划 16 条线，平行线大概相隔 0.5cm，每条有菌落生长的划线记作 1 分，每个仅一半的线有菌落生长记作 0.5 分，没有菌落生长或生长量少于划线的一半记作 0 分，分数加起来得到生长指数 G。目标菌在培养基上应呈现典型的生长，而非目标菌的生长应部分或完全被抑制，目标菌的生长指数 G 大于 6 时，培养基可接受。

4）定性测试方法：平板接种观察法，用接种环取测试菌培养物，在测试培养基表面划平行直线。按标准中规定的培养时间和温度对接种后的平板进行培养，目标菌应呈现良好生长，并有典型的菌落外观、大小和形态，非目标菌应是微弱生长或无生长。

10. 培养基的保存　新配制的培养基，其保存条件的好坏，对培养基的使用寿命关系很大。如保存不当，加速培养基的物理和化学变化，因为培养基的成分大多是由动物组织提取的大分子肽和植物蛋白质，它们能引起不溶性的沉淀和雾浊。为避免和减慢这些变化，新配制的培养基一般存于 2～8℃ 冰箱中备用；为防止培养基失水，液体或固体的试管培养基应放在严密的容器中保存；平板培养基应密封于塑料袋中保存。放置时间不宜超过一周，倾注的平板培养基不宜超过 3d。

（何亚楠）

第三节　细菌的接种和培养

一、无菌技术

微生物检验的标本主要来自患者，这些标本具有传染性，有可能导致实验室感染和医院感染。另外，微生物广泛分布于自然界及正常人体，这些微生物可能污染实验环境、实验材料等，因而影响实验结果的判断。因此，微生物检验工作中，工作人员必须牢固树立无菌观念，严格执行无菌操作技术。

（1）无菌室、超净工作台、生物安全柜使用前必须消毒。

（2）微生物检验所用物品在使用前应严格进行灭菌，在使用过程中不得与未灭菌物品接触，如有接触必须更换无菌物品。

（3）接种环（针）在每次使用前、后，均应在火焰上烧灼灭菌。

（4）无菌试管或烧瓶在拔塞后及回塞前，管（瓶）口应通过火焰 1～2 次，以杀灭管（瓶）口附着的细菌。

（5）细菌接种、倾注琼脂平板等应在超净工作台或生物安全柜内进行操作。

（6）使用无菌吸管时，吸管上端应塞有棉花，不能用嘴吹出管内余液，以免口腔内杂菌污染，应使用吸耳球轻轻吹吸。

（7）微生物实验室所有感染性废弃物、细菌培养物等不能拿出实验室，亦不能随意倒入水池。须进行严格消毒灭菌处理后，用医用废物袋装好，送医疗废物集中处置部门处置。

（8）临床微生物检验工作人员须加强个人防护：工作时穿工作衣、戴口罩及工作帽，必要时穿防护衣、戴防护镜及手套。离开时更衣、洗手。实验台在工作完毕应进行消毒灭菌。

二、接种工具

接种环和接种针是微生物检验中用以取菌、接种及分离细菌的器具，是细菌学实验必需的工具。接种环可用于划线分离培养、纯菌转种、挑取菌落和菌液以及制备细菌涂片等。接种针主要用以挑取单个细菌、穿刺接种及斜面接种细菌等。

接种针一般用镍合金制成。接种环系由接种针的游离端弯成圆环而成，环部的直径一般 2~4mm。接种针的另一端固定于接种杆上，接种杆另一端为接种柄（图 15-1）。使用时右手握持接种环（针）的柄部（握毛笔状），将环（针）部置于酒精灯火焰上或红外接种环灭菌器中灭菌，杀灭环（针）部的细菌，冷却后挑取细菌。接种完毕再灭菌接种环（针）。

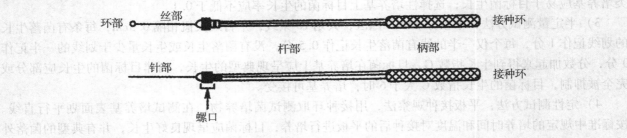

图 15-1　接种环与接种针示意

三、细菌的一般接种方法

细菌接种时，应根据待检标本的种类、检验目的及所用培养基的类型选择不同的接种方法。常用的细菌接种方法有平板划线分离法、斜面接种法、穿刺接种法、液体和半固体接种法、涂布接种法等。

（一）平板划线分离法

平板划线分离法是指把混杂在一起的微生物或同一微生物群体中的不同细胞用接种环在平板培养基表面，通过分区划线稀释而得到较多独立分布的单个细胞，经培养后生长繁殖成单菌落，通常把这种单菌落当作待分离微生物的纯种。有时这种单菌落并非都由单个细胞繁殖而来的，故必须反复分离多次才可得到纯种。

为方便划线，一般培养基不宜太薄，每皿约倾倒 20mL 培养基，培养基应厚薄均匀，平板表面光滑。划线分离主要有分区划线法和连续划线法两种（图 15-2）。分区划线法是将平板分为大小相似的几个区。划线时每次将平板转动 60°~70°划线，每换一次角度，应烧灼灭菌接种环，再通过上次划线处划线；另一种连续划线法是从平板边缘一点开始，连续作波浪式划线直到平板的另一端为止，当中不需烧灼灭菌接种环。

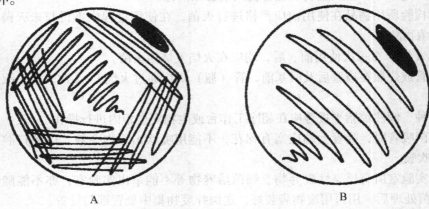

图 15-2　平板划线分离法

1. 连续划线法　轻轻摇匀待接种试管，左手手心托待接种试管底侧部，右手执接种环，右手小指拔下试管塞，灭菌接种环，并于酒精灯附近将接种环伸进试管，稍候，再插入待接接种液中，蘸一下，取满一环，抽出、烧塞、盖盖、放回试管架。或将接种环通过稍打开皿盖的缝隙伸入平板，在平板边缘空白处接触一下使接种环冷却，然后以无菌操作接种环直接取平板上待分离纯化的菌落。

用左手小指和无名指托接种的平皿底部，中指和拇指捏平皿盖，于靠近酒精灯处打开平皿盖约30°，右手将环伸进平皿，将菌种点种在平板边缘一处，轻轻涂布于琼脂培养基边缘，抽出接种环，盖上平皿盖，然后将接种环上多余的培养液在火焰中灼烧，打开平皿盖约30°伸入接种环，待接种环冷却后，再与接种液处轻轻接触，开始在平板表面轻巧滑动划线，接种环不要嵌入培养基内划破培养基，线条要平行密集，充分利用平板表面积，注意勿使前后两条线重叠，划线完毕，关上皿盖。灼烧接种环，待冷却后放置接种架上。培养皿倒置于适温的恒温箱内培养（以免培养过程皿盖冷凝水滴下，冲散已分离的菌落）。

2. 分区划线法　取菌、接种、培养方法与"连续划线法"相似。用接种环挑取细菌标本，将标本沿平板边缘均匀涂布在培养基表面，约占培养基面积的1/5，此为第一区；烧灼灭菌接种环，待冷，转动平板约70°，将接种环通过第一区3~4次，连续划线，划线面积约占培养基面积的1/5，此为第二区。依次划第三区、第四区、第五区。分区划线法多用于含菌量较多的细菌标本的接种，如粪便、脓汁、痰液等标本。经过分区划线，可将标本中的细菌分散开，从而获得单个菌落。

（二）斜面接种法

该法主要用于单个菌落的纯培养、保存菌种或观察细菌的某些特性。

（1）左手平托两支试管，拇指按住试管的底部。外侧一支试管是斜面上长有菌苔的菌种试管，内侧一支是待接的空白斜面，两支试管的斜面同时向上。用右手将试管塞旋松，以便在接种时容易拔出。

（2）右手拿接种环（如握毛笔一样），在火焰上先将环部烧红灭菌，然后将有可能伸入试管的其余部位也过火灭菌。

（3）将两支试管的上端并齐，靠近火焰，用右手小指和掌心将两支试管的试管塞一并夹住拔出，试管塞仍夹在手中，然后让试管口缓缓过火焰。注意不得将试管塞随意丢于桌上受到沾污，试管口切勿烧得过烫以免炸裂。

（4）将已灼烧的接种环伸入外侧的菌种试管内。先将接种环触及无菌苔的培养基上使其冷却。再根据需要用接种环蘸取一定量的菌苔，注意勿刮破培养基。将沾有菌苔的接种环迅速抽出试管，注意勿使接种环碰到管壁或管口上。

（5）迅速将沾有菌种的接种环伸入另一支待接斜面试管的底部，轻轻向上划线（直线或曲线，根据需要确定），勿划破培养基表面。

（6）接种好的斜面试管口再次过火焰，试管塞底部过火焰后立即塞入试管内。

（7）将沾有菌苔的接种环在火焰上烧红灭菌。先在内焰中烧灼，使其干燥后，再在外焰中烧红，以免菌苔骤热，会使菌体爆溅，造成污染。

（8）放下接种环后，再将试管塞旋紧，在试管外面上方距试管口2~3cm处贴上标签。

（9）在28~37℃恒温中培养。

斜面接种方法及无菌操作过程如下具体操作过程（图15-3）。

（三）穿刺接种法

此方法用于半固体培养基或细菌生化反应用鉴别培养基的接种。用接种针挑取菌落或培养物，由培养基中央垂直刺入管底（距管底约0.4cm），再沿穿刺线拔出接种针（图15-4）。

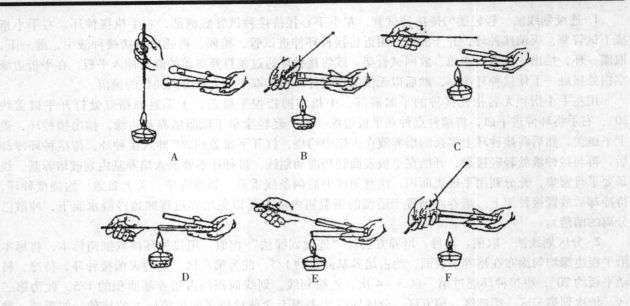

图15-3　斜面接种无菌操作示意

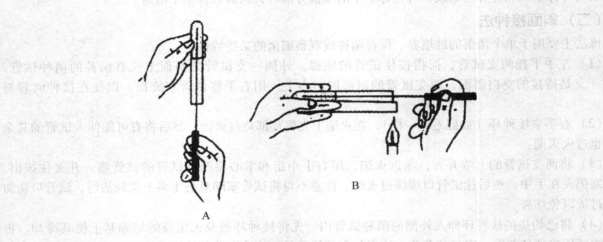

图15-4　穿刺接种的两种方法

（四）液体和半固体接种法

1. **液体接种法**　用接种环（针）挑取细菌，倾斜液体培养管，先在液面与管壁交界处（以试管直立后液体培养基能淹没接种物为准）研磨接种物，并蘸取少许液体培养基与之调和，使细菌均匀分布于培养基中。此方法多用于普通肉汤、蛋白胨水等液体培养基的接种。

2. **半固体培养基接种法**　将烧灼过的接种针插入菌种管冷却后，蘸取菌液少许，立即垂直插入半固体培养基的中心至接近于管底处，但不可直刺至管底，然后按原路退出（图15-5）。管口通过火焰，塞上棉塞，接种针烧灼灭菌后放下。将上述已接种好的培养物，37℃恒温箱内培养，24h后取出观察结果。

（五）涂布接种法

将琼脂平皿半开盖倒置于培养箱内至无冷凝水，用无菌移液管吸取菌悬液0.1mL，滴加于培养基平板上，右手持无菌玻璃涂棒，左手拿培养皿，并用拇指将皿盖打开一缝，在火焰旁右手持玻璃涂棒与培养皿平板表面将菌液自平板中央均匀向四周涂布扩散，切忌用力过猛将菌液直接推向平板边缘或将培养基划破。接种后，将平板倒置于恒温箱中，培养观察（图15-6）。

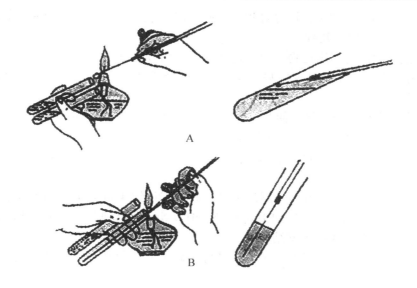

图 15 - 5 液体和半固体培养基接种法

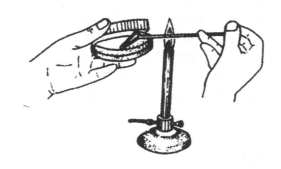

图 15 - 6 涂布接种操作过程示意

四、细菌的一般培养方法

根据细菌标本的类型、细菌的种类及培养目的，选择适宜的培养方法，对细菌进行培养。常用方法有：普通培养、二氧化碳培养及厌氧培养法等。

1. 普通培养法 又称需氧培养法，将已接种好的平板、肉汤管、半固体、斜面置于37℃温箱中，一般的细菌培养18～24h即可生长，但菌量很少或生长较慢的细菌培养3～7d，甚至一个月才能生长。注意事项：①箱内不应放过热或过冷物品，取放物品时应随手关闭箱门，以维持恒温。②箱内培养物不宜过挤，以保证培养物受温均匀。③金属孔架上物品不应过重，以免压弯孔架，物品滑脱，打碎培养物。④温箱底层温度较高，培养物不宜与之直接接触。

2. 二氧化碳培养 二氧化碳培养是将细菌置于5%～10% CO_2 环境中进行培养的方法。有的细菌（如脑膜炎奈瑟菌、淋病奈瑟菌、布鲁菌等）初次分离培养时在有 CO_2 环境中生长良好。

（1）二氧化碳培养箱培养法：二氧化碳培养箱能调节箱内 CO_2 的含量、温度和湿度。将已接种好细菌的培养基置于二氧化碳培养箱内，孵育一定时间后，可观察到细菌的生长现象。

（2）烛缸培养法：将接种好细菌的培养基置于标本缸或玻璃干燥器内，把蜡烛点燃后置于缸内，加盖，并用凡士林密封缸口，待蜡烛自行熄灭，缸内可产生50%～10%的 CO_2。

（3）化学法：将接种好细菌的培养基置于标本缸内，按标本缸每升容积加碳酸氢钠0.4g和浓盐酸0.35mL的比例，分别加入此两种化学物质于平皿内，将该平皿放入标本缸内，加盖密封标本缸。使标本缸倾斜，两种化学物质接触后发生化学反应，产生 CO_2。

3. 厌氧培养 厌氧菌对氧敏感，培养过程中，必须降低氧化还原电势，构成无氧环境。厌氧培养的方法很多，常用的方法有以下几种。

（1）庖肉培养法：此法为利用动物组织促进还原法。培养基中的肉渣含有不饱和脂肪酸和谷胱甘肽，能吸收培养基中的氧，使氧化还原电势下降。加之培养基表面用凡士林封闭，使与空气隔绝而造成厌氧条件。

方法：接种时先于火焰上稍加热，使凡士林融化后接种（如作厌氧芽孢菌分离，接种后将肉渣培养基置 80 ~ 85℃ 水浴 10min 处理），置 37℃ 温箱培养 2 ~ 4d 观察结果。

（2）焦性没食子酸法：焦性没食子酸与碱能生成棕色的焦性没食子碱，此碱性溶液能迅速吸收空气中的氧，造成厌氧条件。

方法：于接种厌氧菌的血平板盖的外侧面中央，放一直径约 4cm 圆形纱布两层，其上放焦性没食子酸 0.2g，再盖同样的纱布两层。然后加 100g/L NaOH 0.5mL，迅速将平皿底倒扣在盖上，周围用石蜡密封，置 37℃ 温箱培养 24 ~ 48h 观察结果。

（3）硫乙醇酸钠法：硫乙醇酸钠是还原剂，能除去培养基中氧或还原氧化型物质，有利于厌氧菌生长。

方法：将厌氧菌接种于含 1g/L 的硫乙醇酸钠液体培养基中，37℃ 温箱培养 24 ~ 48h，观察结果。培养基内加有亚甲蓝作氧化还原指示剂，无氧时亚甲蓝还原成无色。

（4）气袋法：此法不需要特殊设备，具有操作简便、使用方便等特点。气袋为一透明而密闭的塑料袋，内装有气体发生安瓿、指示剂安瓿、含有催化剂的带孔塑料管各 1 支。

方法：将接种厌氧菌的平板放入气袋中，用弹簧夹夹紧袋口（或用烙铁加热封闭），然后用手指压碎气体发生安瓿。30min 后再压碎指示剂安瓿，若指示剂不变蓝仍为无色，证明袋内达到厌氧状态。可放 37℃ 温箱进行培养 18 ~ 24h，观察厌氧菌生长情况。一只厌氧袋只能装 1 ~ 2 个平板，故只适合小量标本的使用。

（5）厌氧罐法：此法适用于一般实验室，具有经济并可迅速建立厌氧环境的特点。

方法：将已接种厌氧菌的平板置于厌氧罐中，拧紧盖子。用真空泵抽出罐中空气，再充入氮气使压力真空表指针回到零，如此反复三次，以排出绝大部分空气。最后当罐内压力为 -79.98kPa 时，充入 80% N_2、10% H_2、10% CO_2。排气过程中厌氧指示剂亚甲蓝呈淡蓝色，待罐内无氧环境建立后，指示剂亚甲蓝则持续无色。

（6）厌氧箱培养法：这是一种较先进的厌氧菌培养装置。适合于处理大量标本。标本接种、分离培养和鉴定等全部检验过程均在箱内进行，有利于厌氧菌检出。装置由手套操作箱和传递箱两个主要部分组成。

传递箱有两个门，一个与操作箱连接，一个与外部相通，起缓冲间的作用，以保持操作箱内的无氧环境不变。由外向内传递物品时，先关闭内侧门，物品由外侧门进入传递箱，然后关闭外侧门。用真空泵排气减压，充入氮气。重复排气一次，其中的氧可排除 99% 以上。再通过手套操作箱打开内侧门，无氧的气体则从操作箱自动流入传递箱，保持无氧环境。手套操作箱内有接种环、灭菌器、标本架和过氧化氢酶等用品。

五、细菌在培养基中的生长现象

将细菌接种到适宜的培养基中，经 35℃ 培养 18 ~ 24h（生长慢的细菌需数天或数周）后，可观察到细菌的生长现象。不同的细菌在不同的培养基中的生长现象不一样，据此可鉴别细菌。

（一）细菌在液体培养基中的生长现象

细菌在液体培养基中生长可出现 3 种现象。

1. 混浊 大多数细菌在液体培养基中生长后，使培养基呈现均匀混浊。

2. 沉淀 少数呈链状生长的细菌在液体培养基底部形成沉淀，培养液较清亮。如链球菌、炭疽芽孢杆菌等。

3. 菌膜 专性需氧菌多在液体表面生长，形成菌膜。如铜绿假单胞菌等。

（二）细菌在半固体培养基中的生长现象

有鞭毛的细菌在半固体培养基中可沿穿刺线扩散生长，穿刺线四周呈羽毛状或云雾状。无鞭毛的细菌只能沿穿刺线生长，穿刺线四周的培养基透明澄清。

（三）细菌在固体培养基上的生长现象

细菌经分离培养后，在固体培养基上生长可形成菌落。菌落是由单个细菌分裂繁殖形成的肉眼可见的细菌集团。当进行样品活菌计数时，以在琼脂平板上形成的菌落数来确定样品中的活菌数，用菌落形成单位表示。不同细菌在琼脂平板上形成的菌落特征不同，表现在菌落大小、形态、颜色、气味、透明度、表面光滑或粗糙、湿润或干燥、边缘整齐与否等方面各有差异。据细菌菌落表面特征不同，可将菌落分为 3 种类型。

1. 光滑型菌落（S 型菌落） 菌落表面光滑、湿润、边缘整齐。新分离的细菌大多为光滑型菌落。

2. 粗糙型菌落（R 型菌落） 菌落表面粗糙、干燥，呈皱纹或颗粒状，边缘不整齐。R 型菌落多为 S 型细菌变异失去表面多糖或蛋白质而成，其细菌抗原不完整，毒力及抗吞噬能力均比 S 型细菌弱。但也有少数细菌新分离的毒力株为 R 型，如结核分枝杆菌、炭疽芽孢杆菌等。

3. 黏液型菌落（M 型菌落） 菌落表面光滑、湿润、有光泽，似水珠样。多见于有肥厚荚膜或丰富黏液层的细菌，如肺炎克雷伯菌等。

另外，细菌在血琼脂平板上生长可出现不同的溶血现象。如出现 α 溶血（亦称草绿色溶血），菌落周围出现 1~2mm 的草绿色溶血环，可能为细菌代谢产物使红细胞中的血红蛋白变为高铁血红蛋白所致；β 溶血（又称完全溶血），菌落周围出现一个完全透明的溶血环，系由细菌产生溶血素使红细胞完全溶解所致；γ 溶血（即不溶血），菌落周围培养基无溶血环。

有些细菌在代谢过程中产生水溶性色素，使菌落周围培养基出现颜色变化，如绿脓杆菌产生的绿脓色素使培养基或脓汁呈绿色；有些细菌产生脂溶性色素，使菌落本身出现颜色变化，如金黄色葡萄球菌色素。

此外，有的细菌在琼脂平板上生长繁殖后，可产生特殊气味，如铜绿假单胞菌（生姜气味）、变形杆菌（巧克力烧焦的臭味）、厌氧梭菌（腐败的恶臭味）、白色假丝酵母菌（酵母味）和放线菌（泥土味）等。

（何亚楠）

第十六章

病毒检验技术

第一节 病毒形态学检查

一、形态学检查

（一）电镜技术

绝大多数病毒的大小超过了光学显微镜的分辨能力，通常只有在电镜下放大几万至几十万倍才能观察病毒的形态。

1. 标本制备 用电镜观察病毒颗粒必须使标本中含有大量的病毒才能进行，因此，浓缩标本是必要的。可以用超速离心或超过滤法直接浓缩标本中的病毒，也可以将标本接种于培养细胞使病毒增殖后再检查。此外，如果病毒是已知的，且有特异的抗血清，可用免疫凝集的方法浓缩病毒。常用的病毒标本制备方法有两种。①超薄切片法：也称正染法，标本用戊二醛固定，经过脱水、包埋、切片、染色后，观察病毒颗粒，本法操作复杂，但标本可长期保存。②负染法：直接将病毒悬液（也可用细胞）滴在铜网上，用重金属盐（通常用磷钨酸）进行染色，观察病毒颗粒，10~20min 可出结果，负染技术基于负性染料不渗入病毒颗粒，而是将病毒颗粒包绕，由于负性染料含重金属，不穿透电子束，使病毒颗粒具有亮度，在周围暗背景上显示亮区，这种方法较正染法显示的图像清晰，可显示病毒的表面结构，其缺点是敏感性低。

为了提高电镜技术的敏感性与特异性，在负染的基础上，又发展了免疫电镜技术。它基于抗原抗体结合形成免疫复合物的原理，用特异性抗体与样品结合，观察凝集的病毒颗粒，可使其敏感性提高10~100倍，同时病毒也较易识别。此外，还有胶体金标记技术。

2. 病毒的识别 负染技术将病毒分为两种形态，即裸露病毒和有包膜病毒，属于前者的有腺病毒、乳多空病毒等，属于后者的有疱疹病毒、布尼亚病毒等。大小也是鉴定病毒的标准之一，如小 RNA 病毒为 20~40nm，痘病毒达 200~300nm。电镜下病毒的形态有圆形、杆形、子弹形等规则形和不规则的多边形，如肠道病毒、登革病毒为圆形，狂犬病病毒为子弹形，呼肠孤病毒为六角形，疱疹病毒为圆形或多边形。有的病毒表面有刺突，如麻疹病毒、水疱性口炎病毒，而另一些病毒表面是光滑的，如单纯疱疹病毒、巨细胞病毒。RNA 病毒通常在细胞质成熟，DNA 病毒在细胞核成熟（痘病毒例外）。核衣壳的对称性也是鉴定病毒特征的重要标准，DNA 病毒一般为立体对称，RNA 病毒一般为螺旋对称。总之，在进行病毒的形态学识别时，应充分注意其特殊性与复杂性。很多病毒，如轮状病毒、星状病毒、嵌杯状病毒、甲型肝炎病毒等，都是用电镜首先发现的。

（二）光学显微镜

光学显微镜通常很难直接看到病毒颗粒，当细胞感染某些病毒以后，在细胞质和/或细胞核内可出现包涵体（inclusion body），通过 HE 染色后，在光学显微镜下可以看到包涵体：不同病毒的包涵体往往具有独特的形态、染色特性和存在部位，例如单个还是多个、圆形还是不规则形、外围有无晕圈、嗜酸性还是嗜碱性、在核内还是在胞质内等。通过包涵体的特征往往可以推断出是哪类病毒感染。例如疱疹病毒形成核内嗜酸性包涵体，痘病毒则形成胞质内嗜酸性包涵体，麻疹病毒同时形成核内和胞质内嗜酸性包涵体，狂犬病病毒在患病动物的神经细胞的胞质内形成嗜酸性内基小体等。

二、病毒大小的测定

测量病毒体大小的方法较多，如电子显微镜直接测量法、过滤法、超速离心沉淀法等，最常使用的是电子显微镜直接测量法。

1. 电子显微镜直接测量法　电子显微镜可直接观察到病毒的大小，将标本悬液置于载网膜上，进行负染色观察，对照电镜视野标尺，可以直接算出病毒体的实际大小。

2. 过滤法　将病毒液通过不同孔径大小的滤膜，根据通过与滞留病毒的孔径与滤过病毒的感染滴度可间接测定出病毒的大小。其方法如下。

（1）将病毒液（应含有少量的蛋白质，以防止病毒颗粒被滤膜或滤板吸附，一般用含2%血清或0.5%明胶或0.5%清蛋白的MEM）10 000 r/min离心20～30min，吸取上清液进行测定。

（2）取上清液分别通过不同孔径的滤器。

（3）将未过滤的病毒液以及通过各级孔径的滤液分别用敏感细胞或实验动物测定感染力，并计算出LD_{50}或$TCID_{50}$。

（4）根据通过与滞留病毒的孔径与滤过病毒的感染滴度计算出病毒的大小。

（何亚楠）

第二节　病毒的分离和鉴定

一、病毒分离鉴定的一般程序

病毒分离鉴定的一般程序见图16－1。

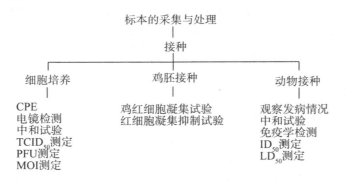

图16－1　病毒分离鉴定的一般程序

二、病毒的分离鉴定

（一）标本采集

根据临床诊断及病期的不同采集不同标本。无菌标本（脑脊液、血液、血浆、血清等）可直接接种于细胞、鸡胚或动物；无菌组织块经培养液洗涤后制成10%～20%悬液离心后，取上清液接种；咽洗液、粪便、尿、感染组织等污染标本在接种前先用抗生素处理，杀死杂菌。

（二）病毒的分离培养

病毒是严格的细胞内寄生的微生物，因此，应根据病毒的种类选择敏感的动物、组织细胞或鸡胚进行病毒的分离培养。

1. 细胞培养 用分散的活细胞培养称为细胞培养（cell culture）。所用培养液是含血清（通常为胎牛血清）、葡萄糖、氨基酸、维生素的平衡溶液，pH7.2～7.4。细胞培养适合绝大多数病毒生长，是病毒实验室的常规技术。其细胞培养方法通常有以下几种。

（1）原代细胞培养（primary cell culture）：用胰蛋白酶将人胚（或动物）组织分散成单细胞，加一定培养液，37℃孵育1～2d后逐渐在培养瓶底部长成单层细胞，如人胚肾细胞、兔肾细胞。原代细胞均为二倍体细胞，可用于产生病毒疫苗，如兔肾细胞生产风疹疫苗，鸡成纤维细胞生产麻疹疫苗，猴肾细胞生产脊髓灰质炎疫苗。原代细胞不能持续传代培养，不便用于诊断工作。

（2）二倍体细胞培养（diploid cell culture）：原代细胞只能传2～3代细胞即退化，少数细胞在体外分裂50～100代仍能保持染色体数为二倍体，称为二倍体细胞。大多为人成纤维细胞，如人胚肺细胞。二倍体细胞一经建立，应尽早将细胞悬浮于10%二甲基亚砜中，大量分装于安瓿瓶中，储存于液氮（-196℃）内，供以后传代使用。目前多用二倍体细胞培养制备病毒疫苗，也用于病毒的实验室诊断工作。

（3）传代细胞培养（continuous cell culture）：通常是由癌细胞或二倍体细胞突变而来（如Hela、Hep-2、Vero细胞系等），染色体数为非整倍体，细胞生长迅速，可无限传代，在液氮中能长期保存，目前广泛用于病毒的实验室诊断工作，根据病毒对细胞的亲嗜性，选择敏感的细胞系使用。

2. 鸡胚培养 用受精孵化的活鸡胚培养病毒比用动物更加经济、简便。一般采用孵化9～14d的鸡胚，根据病毒的特性可分别接种在鸡胚绒毛尿囊膜、尿囊腔、羊膜腔、卵黄囊、脑内或静脉内。

（1）羊膜腔：可用于初次分离培养流感病毒。

（2）尿囊腔：可用于流感病毒和腮腺炎病毒的分离培养。

（3）绒毛尿囊膜：可用于接种痘病毒和疱疹病毒。

（4）卵黄囊：可用于接种嗜神经性的狂犬病病毒和乙型脑炎病毒。如有病毒增殖，则鸡胚发生异常变化或羊水、尿囊液出现红细胞凝集现象，常用于流感病毒及腮腺炎病毒等的分离培养，但多数病毒在鸡胚中不生长。

3. 动物试验 动物试验是最原始的病毒分离培养方法。常用的实验动物有小鼠、大鼠、豚鼠、家兔及猴等，接种途径可根据各病毒对组织的亲嗜性而定，如鼻内、皮内、皮下、脑内、腹腔或静脉接种等，接种后逐日观察实验动物的发病情况，如有死亡，则取病变组织剪碎、研磨均匀制成悬液，继续传代，并作鉴定。

（三）病毒的鉴定

1. 病毒在细胞内增殖的指征 如下所述。

（1）细胞病变效应（cytopathogenic effect，CPE）：病毒在细胞内增殖可引起细胞退行性病变，表现为细胞皱缩、变圆，出现空泡、死亡和脱落。某些病毒产生特征性CPE，倒置于光学显微镜下观察上述细胞病变，结合临床表现可做出预测性诊断。免疫荧光法（IF）用于鉴定病毒具有快速、特异的优点，细胞内的病毒或抗原可被荧光素标记的特异性抗体着色，在荧光显微镜下可见斑点状黄绿色荧光，根据所用抗体的特异性判断为何种病毒感染。

（2）红细胞吸附现象（hemadsorption phenomenon）：流感病毒和某些副黏病毒感染细胞后24～48h，在细胞膜上可出现病毒的血凝素（hemoagglutinin，HA），能吸附豚鼠、鸡等动物及人的红细胞，发生红细胞吸附现象。若加入相应的抗血清，可中和病毒血凝素，抑制红细胞吸附现象的发生，称为红细胞吸附抑制试验。这一现象不仅可作为这类病毒增殖的指征，还可用于病毒种和型的初步鉴定。

（3）干扰现象（interference phenomenon）：一种病毒感染细胞后可以干扰另一种病毒在该细胞中的增殖，这种现象称为干扰现象。如前者为不产生CPE的病毒（如风疹病毒），但可干扰以后进入的病毒（如ECHO病毒）增殖，使后者进入宿主细胞后不再产生CPE。

2. 病毒感染性的定量测定 如下所述。

（1）空斑形成单位（plaque forming unit，PFU）测定：一种测定病毒感染性比较准确的方法。将适当浓度的病毒悬液接种到生长成单层细胞的平皿或培养瓶中，当病毒吸附于细胞后，再在其上覆盖一层熔化的半固体营养琼脂，待凝固后，孵育培养。当病毒在细胞内复制增殖后，每一个感染性病毒颗粒在单层细胞中产生一个局限性的感染细胞病灶，病灶逐渐扩大，若用中性红等活性染料染色，在红色的背景中显出没有着色的空斑，空斑清楚可见。由于每个空斑由单个病毒颗粒复制形成，所以病毒悬液的滴度可以用每毫升空斑形成单位（PFU）来表示。

（2）50%组织细胞感染量（50% tissue culture infectious dose，$TCID_{50}$）的测定：可估计所含感染性病毒的数量。将病毒悬液作10倍连续稀释，接种于敏感的单层细胞中，培养一定时间后，观察CPE等指标，以能感染50%的细胞最高稀释度，计算出$TCID_{50}$。

3. 病毒形态结构的观察 借助电子显微镜可直接观察分离培养的病毒颗粒，根据其大小、形态可初步判断病毒属于哪一类。

4. 病毒抗原或核酸的检测 可利用已知的诊断血清或单克隆抗体来检测分离培养的病毒抗原，或用核酸杂交、PCR等方法检测病毒核酸，必要时进行核酸测序，对病毒做出进一步鉴定。

（何亚楠）

第三节 病毒免疫学检测

病毒的免疫检测包括不同感染部位标本中特异性抗原的检测以及血清特异性抗体的检测。

一、病毒抗原的检测

1. 免疫荧光（immunofluorescence，IF）技术 IF技术可用于细胞培养病毒的鉴定，也适用于检测临床标本中的病毒抗原，具有快速、特异的优点。直接免疫荧光技术是用荧光素直接标记特异性抗体检测病毒抗原；间接免疫荧光技术是先用特异性抗体与标本中抗原结合，再用荧光素标记二抗与特异性抗体结合，从而间接识别抗原。近年来使用单克隆抗体（monoclonal antibody，McAb），大大提高了检测的灵敏度和准确性。

2. 免疫酶法（immunoenzyme assay，IEA） 其原理与应用范围同免疫荧光技术，IEA是用酶（通常是辣根过氧化物酶或碱性磷酸酶）取代荧光素标记抗体，酶催化底物形成有色产物，在普通光学显微镜下清晰可见，不需荧光显微镜，便于推广使用。

3. 放射免疫测定法（radioimmunoassay，RIA） RIA分为竞争RIA和固相RIA两种方法。竞争RIA是用同位素标记的已知抗原与标本中未标记的待检抗原竞争性结合特异性抗体的试验，将形成的复合物分离出来，用放射免疫检测仪测定其放射活性，同时与系列稀释的标准抗原测定结果进行比较，确定出待检抗原的浓度；固相RIA是用特异性抗体包被于固相载体以捕获标本中的抗原，然后加入放射性标记的特异性抗体与抗原结合，测定其放射活性，得知抗原的量。RIA是最敏感的方法，其缺点在于操作烦琐、费时，且有放射污染性，不易于广泛开展。

4. 酶联免疫吸附试验（enzyme-linked immunosorbent assay，ELISA） 先将特异性抗体包被（吸附）到塑料微孔板中以捕捉标本中相应抗原，然后加入酶标特异性抗体，相应抗原被夹在抗体之间，当加入酶的底物后显色，显色程度直接反映了标本中病毒抗原的量。因其敏感性接近RIA，又不接触放射性物质，现已被广泛应用于临床。

此外，必要时也可以用蛋白质印迹试验（western blot，WB）检测标本中的病毒抗原。

二、特异性抗体的检测

病毒感染后通常诱发机体针对病毒一种或多种抗原的免疫应答，特异性抗体效价升高或IgM抗体出现有辅助临床诊断的价值。

1. 补体结合试验（complement fixation test，CFT） CFT分两个阶段：①抗原与抗体（一个为已知，一个为待检）混合，加入一定量的补体，若抗原与抗体相对应，则补体被消耗。②在上述混合物中加入溶血素致敏的绵羊红细胞，若补体已与抗原抗体复合物完全结合，则没有剩余补体存在，那么绵羊红细胞就不会溶血，结果为阳性，说明待检标本中有特异性抗体（或抗原）存在，出现阳性结果时血清标本最高稀释度为抗体的效价。由于补体结合抗体产生早、消失快，适用于诊断病毒近期感染。

2. 中和试验（neutralization test，NT）　在活体或活细胞内测定病毒被特异性抗体中和而失去致病力的试验称为 NT。实验方法：①先测出病毒的半数致死量（LD_{50}）或半数感染量（ID_{50}）。②随即取活病毒与被试血清按不同比例混合，放置 1～2h 让其充分结合。③将病毒与血清混合液注入各组动物、鸡胚或组织细胞培养管/瓶内培养。④根据动物、鸡胚死亡数或细胞病变的管/瓶数，计算出百分比（%），然后再计算这些试验对象中的半数免于死亡或免于致病所需要的最少量血清（或最大量的病毒），就是该血清的中和抗体效价（称为 50% 终点的中和效价）。诊断病毒性疾病时，须取患者双份血清同时做对比试验，病后血清的中和抗体效价也必须超过病初血清 4 倍或 4 倍以上才能确诊。用此法鉴定病毒时，须将病毒分别与免疫血清及正常血清（对照）混合做对比试验，免疫血清比正常血清多中和 50～100 倍剂量的病毒，才能断定是该病毒。

病毒中和抗体的特异性高，持续时间久，显性或隐性感染后，血中可长期存在中和抗体，所以适用于流行病学调查或人群免疫水平研究，但因试验方法繁杂，耗用动物、鸡胚或细胞培养较多，故一般不作常规使用。

3. 血凝抑制试验（hemagglutination inhibition test，HIT）　某些病毒如流感病毒、副流感病毒、腮腺炎病毒、乙型脑炎病毒等能凝集红细胞，而抗体与这些病毒结合后能阻止其凝集，若双份血清抗体效价升高大于或等于 4 倍时，可诊断为这类病毒感染。本法简便、快速、经济、特异性高，常用于流行病学调查等。

4. IgM 捕捉 ELISA　特异性 IgM 出现于病毒感染的早期或病毒感染的活动期，因此，从急性期患者单份血清中检出特异性 IgM，作为实验室早期诊断病毒感染的可靠方法。实验中先用抗 μ 链血清包被微孔板，用以捕捉血清标本中的 IgM 类抗体，再加入特异性病毒抗原及酶标抗体以证实特异性 IgM 的存在。在先天性感染中，IgM 检测有特殊意义，因 IgM 不能通过胎盘，新生儿血清中如发现抗病毒 IgM 则提示为宫内感染。

5. 免疫印迹试验（WB）　对于某些病毒感染的诊断需慎重，如 HIV 感染，在初筛阳性后，尚需用 WB 法进行确认试验，先将提纯的 HIV 病毒裂解后经 SDS - PAGE，病毒蛋白质按其相对分子质量大小分开，再电转印至硝酸纤维素膜上制成膜条，然后将待检患者血清与带有 HIV 蛋白的膜条反应，若血清中含有抗 HIV 抗体则可与膜条上相应的 HIV 蛋白质条带结合，即可确证。

（郑　楠）

第四节　病毒的分子生物学检测

一、核酸杂交

临床病毒学中快速诊断方法通常是检测标本中的病毒抗原，然而核酸杂交（nucleicacid hybridization）具有高度敏感性和特异性，斑点杂交（dot hybridization）广泛用于检测呼吸道、尿液标本中的病毒核酸。标本滴加到硝酸纤维素膜上，病毒 DNA 结合到膜上，在原位进行碱变性处理后，用放射标记或生物素标记的 DNA 探针，按碱基互补原则结合成双链，经放射自显影或其他检测手段就可以判定膜上是否有同源的核酸分子存在。

二、DNA 印迹和 RNA 印迹

1. DNA 印迹（Southern blot）　将标本中提取的 DNA，经琼脂糖凝胶电泳进行分离，继而将其变性并按其在凝胶中的位置转移到硝酸纤维素薄膜或尼龙膜上，固定后再与同位素或其他标记物标记的 DNA 或 RNA 探针进行反应。

2. RNA 印迹（Northern blot）　在变性条件下将待检的 RNA 样品进行琼脂糖凝胶电泳，继而按照

Southern blot 相同的原理进行转膜和用探针进行杂交检测。但 RNA 变性方法与 DNA 不同，不能用碱变性，因为碱会导致 RNA 的水解。

三、聚合酶链反应

聚合酶链反应（polymerase chain reaction，PCR）是一种体外快速扩增特异性 DNA 片段的技术。PCR 反应体系中含有模板 DNA、引物、Mg^{2+}、4 种脱氧核糖核苷酸（dNTP）和 TaqDNA 聚合酶，在高温 94℃下变性，使双链模板解链为两条单链，在退火温度下使引物与模板 DNA 形成部分双链 DNA，然后在 60～72℃下，通过 TaqDNA 聚合酶使引物从 5'端向 3'端延伸，随着 4 种 dNTP 的掺入合成新的 DNA 互补链，完成第一轮变性、退火和延伸反应循环，由于每一轮循环扩增的产物可作为下一轮扩增反应的模板，因此，理论上每一轮循环可使 DNA 数量增加一倍。反复 25～30 次，特异 DNA 序列片段以指数方式可扩增 10^6 倍以上。PCR 扩增倍数 =（$1/X$）^{n}，X 为扩增效率，n 为 PCR 循环次数。通过这个技术，可使非常微量的 DNA 甚至单个细胞所含的 DNA 起始，产生微克（μg）量的 PCR 产物。经琼脂糖凝胶电泳，可见到溴化乙啶染色的核酸条带，扩增片段的大小取决于两引物的间距。此法较核酸杂交敏感、快速，已用于肝炎病毒、疱疹病毒等感染诊断，尤其适用于不易分离培养及含量极少的病毒标本，也可以用 RT–PCR 法扩增标本中的病毒 RNA。近年发展起来的实时荧光定量 PCR 法还可以定量检测标本中的病毒 DNA。

四、基因芯片技术

基因芯片（gene chip）技术的原理是将已知的基因探针大规模有序地排布于一小块硅片等载体上，与待检样品中的基因序列相互作用和反应，在激发光的顺序激发下，产生的荧光谱信号被接收器收集，经计算机自动分析处理数据得出结果，可以一次性完成大通量样品 DNA 的检测和分析。目前对已发现的病原性病毒的全基因测序已基本完成，为基因芯片技术的应用奠定了基础。

（郑　楠）

— 第十七章 —

真菌检验技术

第一节 真菌形态检验技术

形态学检查为检测真菌的重要手段，可获得真菌感染的直接证据，是最常用的实验室诊断方法。

一、标本的采集与处理

不同疾病采集不同的标本。浅部真菌病可采集皮屑、甲屑、毛发等，深部真菌病可采集血液、脓汁、脑脊液、痰液、分泌物、尿液、组织等，食物中毒可采集可疑食物、粪便等。标本应在用药前采集，已用药者，停药一段时间后再采集。采集标本时，应无菌操作，必要时培养基内要加入抗生素抑制细菌的生长。标本量要充足，液体标本应多于 5mL，组织标本应根据病理检验和组织培养的需要采取。标本采集后，立即送往实验室检查，一般不超过 2 小时，4℃保存不超过 8h。

二、直接镜检

直接采取标本制片镜检，不染色，若发现真菌菌丝或孢子可初步判定为真菌感染。但多数不能确定其种类。常用的方法有以下几种。

1. 氢氧化钾透明法 常用于癣病标本的检查。将皮屑、甲屑、毛发、组织等少许标本置于载玻片上，加一滴 10%~20% 的 KOH，盖上盖玻片，微加热促进角质蛋白溶解，使标本透明，并轻压盖玻片，驱逐气泡，用棉拭或吸水纸吸去周围溢液，置于显微镜下检查。检查时光线稍暗，先在低倍镜下检查有无菌丝和孢子，然后用高倍镜观察孢子和菌丝的形态特征。

2. 生理盐水法 常用于观察真菌的出芽现象。将标本置于载玻片上，加一滴生理盐水，在盖玻片四周涂上凡士林，盖在标本上，可防止水分蒸发，37℃ 3~4h 观察结果。此外，脓液、尿液、粪便等标本可滴加生理盐水直接镜检。

此外，还可用水合氯醛 – 苯酚 – 乳酸液来消化透明标本。

三、染色镜检

染色镜检可清晰地观察到真菌的形态结构，提高检出率。可根据菌种和检验要求选取染色方法，常用的染色方法如下。

1. 革兰染色 适用于酵母菌、孢子丝菌、组织孢浆菌等。所有真菌均为革兰阳性，深紫色。

2. 乳酸 – 酚 – 棉蓝染色 用于各种真菌的检查及标本保存。将少许标本置于洁净载玻片上，滴加染液，加上盖玻片（加热或不加热），镜检。真菌被染成蓝色。如需保存染色片，盖玻片四周用特种胶封固。

3. 印度墨汁染色 常用于脑脊液（CSF）中的新生隐球菌的检查。将印度墨汁或优质墨汁 1 滴滴于洁净载玻片上，加入待检标本或脑脊液沉渣 1 滴，必要时加生理盐水 1 滴稀释，加上盖玻片，镜检。在黑色背景下可见到圆形或有出芽的透亮菌体，外周有一层透明的荚膜，宽度与菌体相当。

如标本是皮屑、甲屑、毛发等，须先用 10% ~ 20% KOH 处理 5 ~ 20min，然后再在盖玻片一端加染液，另一端用吸水纸缓慢将 KOH 吸去，直到真菌染上颜色为止。此外，根据需要还可选用其他染色方法。如瑞氏染色用于骨髓和血液中荚膜组织胞质菌的检测；黏蛋白卡红染色法（MCS）用于新生隐球菌荚膜染色；糖原染色（PAS）、嗜银染色（GMS）及荧光染色可用于标本直接涂片或组织病理切片染色检查。

直接镜检也有局限性，阴性结果不能排除真菌感染，不如培养法敏感。可有假阳性结果，如脑脊液中的淋巴细胞在墨汁染色中易误认为新型隐球菌，微小的脂肪滴可误认为出芽的酵母细胞。可疑结果应复查或进一步培养检查。

（张展青）

第二节　真菌的培养技术

一、基本条件

多数真菌营养要求不高，在一般细菌培养基上能生长，多用沙保弱培养基培养。培养基可加入一些抑菌剂，有利于选择培养。深部真菌可用血琼脂或脑心葡萄糖血琼脂 37℃ 培养。还有通过显色来鉴别真菌的显色培养基。常用真菌培养基及用途见表 17 - 1。培养真菌需较多氧气。多数真菌在 22 ~ 28℃ 生长良好，有些深部真菌最佳生长温度为 37℃。最适 pH 为 4.0 ~ 6.0。需较高的湿度。真菌生长较慢，除类酵母菌等可在 1 ~ 2 天内长出菌落外，其他真菌需培养 1 ~ 2 周才能形成典型菌落。所有分离标本应孵育至少 4 周。

表 17 - 1　常用真菌培养基及用途

培养基	用途
沙保弱培养基	深浅部真菌的常规培养
马铃薯葡萄糖琼脂培养基	观察菌落色素，鉴别真菌
玉米粉聚山梨酯（吐温）-80 琼脂培养基	观察白色念珠菌厚膜孢子及假菌丝
脑心葡萄糖血琼脂培养基	培养深部真菌，使二相性真菌呈酵母型
皮肤真菌试验培养基	分离皮肤真菌
左旋多巴-枸橼酸铁和咖啡酸培养基	分离新生隐球菌
酵母浸膏磷酸盐琼脂培养基	分离荚膜组织胞质菌和皮炎芽生菌
科玛嘉念珠菌显色培养基	分离和鉴定主要致病性念珠菌
尿素琼脂培养基	鉴别酵母菌和类酵母菌，石膏样毛癣菌和红色毛癣菌

二、培养方法

1. 大培养　又称平皿培养，将标本接种在培养皿或特别的培养瓶内，因表面较大，可使标本分散，易于观察菌落特征。但因水分易蒸发，只能用于培养生长繁殖较快的真菌。

2. 试管培养　将标本接种在琼脂斜面上，主要用于临床标本分离培养、菌种保存和传代。

3. 其他培养方法　根据临床需要还可选用其他培养方法，如小培养、组织或细胞培养、单孢子培养等。

三、生长现象

真菌经过培养后，会长出菌落，菌落是鉴别真菌的重要依据。主要从生长速度、菌落的性质（酵母型菌落、类酵母型菌落、丝状菌落）、菌落的形态特征（菌落大小、菌落颜色、菌落表面、菌落质地、菌落的边缘、菌落高度及菌落底部等）来观察真菌的生长现象。

此外，通过小培养可在显微镜下直接观察菌体的结构及菌丝、孢子等形态。若培养基上长满细菌或确定为实验室污染菌者应弃去，尽快采集新鲜标本重检。

（张展青）

第三节　真菌的其他检验技术

一、生化试验检查

主要用于检测深部感染真菌，如假丝酵母菌、新型隐球菌等。有糖（醇）类发酵试验、同化碳源试验、同化氮源试验、明胶液化试验、牛乳分解试验、尿素分解试验及测定淀粉样化合物等试验。临床常用微量生化反应管或鉴定卡来鉴别真菌，有酵母样真菌生化鉴定管、酵母样真菌同化试验编码鉴定管等。

二、免疫学检查

色真菌的诊断除依靠病原学诊断外，有时还需免疫学手段进行辅助诊断。深部感染的病原菌如白念珠菌、曲霉菌和隐球菌等，传统的微生物检测方法主要为血培养，时间太长，阳性率较低，可用免疫学方法检测抗原、抗体及代谢产物辅助诊断。常用的方法有胶乳凝集试验、ELISA 法、荧光免疫法、放射免疫法等。

真菌的其他鉴定诊断实验还有动物实验、核酸检测及真菌毒素的检测及组织病理学检查，可根据临床需要选用。

（王　鹏）

第十八章

支原体检验

第一节　概述

支原体（Mycoplasma）是一类无细胞壁，形态上呈高度多形性，可通过滤菌器，能在无生命培养基中生长繁殖的最小的原核细胞型微生物。1898 年被法国人 Nocard 和 Roux 首次从患有胸膜炎的牛胸腔积液中分离出，因其能形成有分枝的长丝，1967 年正式命名为支原体。

在生物学分类上，支原体归属于柔膜体纲（Mollicutes）、支原体目（Mycoplasmatales）、支原体科（Mycoplasmataceae）。支原体科分为四个属，即支原体属（Mycoplasma）、血虫体属（Eperythrozoon）、血巴尔通氏体属（Haemobartonella）和脲原体属（Ureaplasma）。支原体在自然界分布广泛，目前已分离出 200 余种，寄居于人体的有 16 种，其中对人致病的支原体主要有肺炎支原体（M. pneumoniae）、人型支原体（M. hominis）、生殖支原体（M. genitalium）等，条件致病支原体主要有解脲脲原体（Ureaplasma urealyticum，Uu）、穿透支原体（M. penetrans）、发酵支原体（M. fermentans）和梨支原体（M. pirum）等。此外，支原体常污染细胞培养，给实验室病毒分离、单克隆抗体制备等工作带来一定困难。

根据支原体对葡萄糖、精氨酸和尿素的分解能力、红细胞吸附等特性的不同可对其进行鉴别（表18 – 1）。

表 18 – 1　人类主要支原体的生物学特性

支原体	葡萄糖	尿素	精氨酸	吸附细胞	致病性
肺炎支原体	+	-		红细胞	肺炎、支气管炎
解脲脲原体	-	+	-	-	泌尿生殖道感染
人型支原体	-	-	+	-	泌尿生殖道感染
生殖支原体	+	-	-	-	泌尿生殖道感染
穿透支原体	+	-	+	红细胞、CD4$^+$ T 淋巴细胞、巨噬细胞	条件感染，多见于艾滋病

支原体的许多生物学特性与细菌 L 型相似，如无细胞壁、高度多形性、能通过滤菌器、在固体培养基中形成"油煎蛋"样菌落、对低渗敏感、对青霉素不敏感等。但细菌 L 型的细胞壁缺失属于表型变异，在无抗生素等诱因作用下易返祖为原菌，而支原体细胞壁缺失属于基因型变异，在遗传上与细菌无关。支原体细胞膜含有胆固醇，故分离培养时需添加胆固醇，而细菌 L 型细胞膜不含胆固醇，培养时无须添加胆固醇（表 18 – 2）。

表 18 - 2　支原体与细菌 L 型的异同

	支原体	细菌 L 型
形态	多形性	多形性
大小	0.2 ~ 0.3m	0.6 ~ 1.0m
细胞壁	无	无
细胞膜	有胆固醇	无胆固醇
菌落	"油煎蛋"样	"油煎蛋"样
滤菌器	能通过	能通过
遗传性	与细菌无关	与原菌相同
返祖	不能	能
青霉素	不敏感	不敏感
致病性	支原体肺炎、泌尿生殖道感染等	慢性感染

（王　鹏）

第二节　肺炎支原体

肺炎支原体（Mycoplasma pneumoniae，Mp）是引起人类呼吸道感染的病原体之一，除能引起上呼吸道感染外，还能引起间质性肺炎，本病约占非细菌性肺炎的 1/3 以上，个别患者出现脑膜炎等肺外并发症。

一、临床意义

肺炎支原体依靠黏附因子 P1 蛋白黏附于呼吸道上皮细胞，吸取宿主细胞的养料而生长繁殖，产生毒性代谢产物如过氧化氢、核酸酶等，导致宿主细胞肿胀、坏死和脱落等。病理改变以间质性肺炎为主，又称为原发性非典型性肺炎或支原体肺炎，与肺炎链球菌引起的典型肺炎不同，其临床表现和 X 线胸片所见均类似病毒性肺炎。肺炎支原体主要通过飞沫传播，多发生于夏末秋初。易感染儿童和青少年，5 ~ 15 岁发病率最高。临床症状有咳嗽、发热、头痛、咽喉痛及肌肉痛，5 ~ 10 天后消失，但肺部 X 线改变可持续 4 ~ 6 周。

二、生物学特性

肺炎支原体缺乏细胞壁，仅有细胞膜，呈高度多形性，典型形态似酒瓶状，也可呈球形、球杆形、分枝状及丝状等。一端有一种球状的特殊结构（图 18 - 1），能使支原体黏附在宿主呼吸道黏膜上皮细胞表面，与致病性有关。革兰染色阴性，但不易着色，吉姆萨染色（Giemsa stain）呈淡紫色。电镜下观察，细胞膜由三层结构组成，厚 7.5 ~ 10.0nm。其中内外两层为蛋白质和多糖的复合物，中间层为脂质。脂质中胆固醇含量占 36%，在抵抗细胞外部渗透压、维持细胞膜完整性方面有一定作用。故凡能作用于胆固醇的物质，如两性霉素 B、皂素等均可导致支原体细胞膜破裂而死亡。所有肺炎支原体均具有 P1 膜蛋白和菌体蛋白，为其主要的特异性免疫原，也是目前血清学诊断的主要抗原。

肺炎支原体有 DNA 和 RNA 两种核酸，基因组为环状双股 DMA。测序研究结果表明肺炎支原体的基因组大小已从几百万个碱基对缩减到现在的几十万个，其原因可能为，在进化过程中肺炎支原体丢失某些氨基酸合成或参与 DNA 修复的相关编码基因，故寄生于宿主细胞时需掠夺其营养物质。同时，这也是支原体体外人工培养困难的原因之一。支原体基因组中表达黏附素、可编译表面抗原的基因数量多，利于其入侵宿主和逃逸宿主免疫系统的监视。

肺炎支原体营养要求较高，培养时需添加 10% ~ 20% 的动物血清，以提供支原体不能合成的胆固醇和其他长链脂肪酸，同时还需加入 10% 酵母浸液、组织浸液及辅酶等才能生长。肺炎支原体在 37℃、

pH 7.8 ~ 8.0、5% CO_2 的微氧环境中生长较好。繁殖较慢，常以二分裂方式繁殖，繁殖周期为 3 ~ 4h。此外也可通过断裂、出芽及分枝等方式繁殖，因胞质分裂常落后于核酸复制而形成多核丝状体。肺炎支原体在固体培养基中形成直径 10 ~ 100μm 的菌落，初次分离时菌落呈细小的草莓状，反复传代后呈典型的"油煎蛋"样菌落（图 18 - 2）。在液体培养基中常呈轻度混浊。

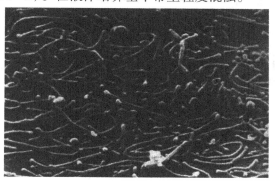

图 18 - 1　肺炎支原体（扫描电镜 ×5 500）

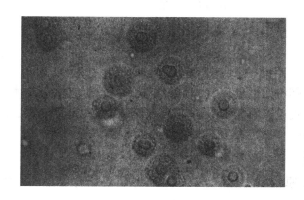

图 18 - 2　肺炎支原体"油煎蛋"样菌落

肺炎支原体的抗原物质主要是细胞膜上的蛋白质及糖脂。糖脂抗原能刺激机体产生补体结合抗体、生长抑制抗体和代谢抑制抗体。另外，糖脂抗原与多种其他支原体、人体红细胞膜 I 型抗原、肺炎链球菌 23 型、32 型及 MG 链球菌有共同抗原，可引起交叉反应，特异性较差。P1 膜蛋白和菌体蛋白特异性强，能刺激机体产生持久的高效抗体。P1 膜蛋白是支原体的主要型特异性抗原，其抗原性常用生长抑制试验（growth inhibition test，GIT）与代谢抑制试验（metabolism inhibition test，MIT）鉴定。GIT 是将含有型特异性抗血清的滤纸片置于接种有支原体的固体培养基上，经培养出现同型血清抑制该型支原体生长的现象；MIT 是将支原体接种在含有抗血清的葡萄糖（酚红）培养基中，若抗体与支原体型别相对应，则抑制该支原体分解葡萄糖，酚红不变色。此两种方法可将某些支原体分成若干血清型。

支原体无细胞壁，对理化因素较细菌敏感，对热抵抗力差。50℃ 30min 或 55℃ 5 ~ 15min 死亡。耐寒，-20℃ 可存活 1 年，冷冻干燥可长期保存。耐碱，对酸和有机溶剂较敏感，易被消毒剂、清洁剂灭活。对干燥敏感，标本应尽快接种。对青霉素、亚甲蓝及醋酸铊有抵抗力，可用于分离培养时去除杂菌。

三、微生物学检验

（一）检验程序

肺炎支原体检验程序见图 18 - 3。

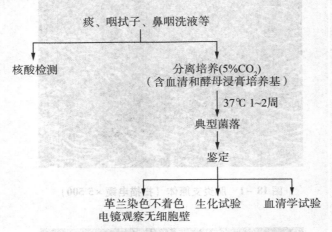

图 18 - 3 肺炎支原体检验程序

（二）标本采集

取患者痰、咽拭子、鼻咽洗液、支气管分泌物、胸腔积液及血清等标本。因肺炎支原体有黏附细胞作用，故以拭子标本为宜。支原体对热和干燥较敏感，取材后应立即接种，或置于蔗糖磷酸盐缓冲液转运培养基中。4℃能保存 24h，-70℃或液氮能长期保存。

（三）标本直接检查

1. 显微镜检查 肺炎支原体无固定形态，染色结果不易与标本中的组织碎片等区别，因此患者标本直接镜检的诊断意义不大。

2. 核酸检测 可快速诊断肺炎支原体感染。目前某些实验室利用 PCR 法从患者痰标本中检测肺炎支原体 DNA，PCR 引物多选自 16S rRNA 基因或 P1 蛋白基因。PCR 技术具有特异性好、敏感性高、快速、简便的优点，但在实验中要注意引物的选择和标本的处理方法，以避免污染。

3. 基因探针 根据核苷酸链碱基互补配对的特性，用核酸探针检测标本中是否存在互补的目的核酸。此法特异性强，与其他支原体无交叉反应，但敏感性不如 PCR 技术。

（四）分离培养和鉴定

1. 分离培养 是确诊肺炎支原体感染的可靠方法之一。常用含有 20% 小牛血清、新鲜酵母浸液的脑心浸液培养基，培养基中加入青霉素、醋酸铊，以防杂菌。通常先将标本接种于含葡萄糖、酚红、亚甲蓝指示剂的液体培养基中增菌，37℃培养 1 ~ 2 周，当培养液 pH 改变、培养基由紫色变为绿色且液体清晰时，可考虑肺炎支原体生长。再转种固体培养基，5% CO_2 环境中 37℃培养。初分离时，一般 10 天左右长出菌落，菌落密集圆形，常不出现"油煎蛋"样，数次传代后菌落开始典型。肺炎支原体分离培养阳性率不高（培养敏感性仅 40% 左右），且需时长，故不适于临床快速诊断，但对流行病学调查有重要意义。近年来国外使用 SP - 4 培养基分离肺炎支原体，能提高分离率 30% ~ 40%。

2. 鉴定 挑选可疑菌落进行生化反应和血清学鉴定。肺炎支原体发酵葡萄糖，不分解精氨酸和尿素（表 18 - 1），还原亚甲蓝，能使无色的氯化三苯四氮唑（TTC）还原为粉红色的甲䐝。在分离培养过程中，常规的某些生物学特性已能提供初步鉴定。如呼吸道标本能在含葡萄糖培养基中生长产酸，使酚红指示剂变黄，生长的菌落能吸附红细胞，即可推测标本中有肺炎支原体；而发酵支原体能很快使培养基变色，但生长的菌落不能吸附红细胞。进一步鉴定需用特异性抗血清做 GIT 与 MIT。

（五）抗体检测

由于肺炎支原体不易培养，临床上很少用分离培养的方法来鉴定呼吸道标本中的肺炎支原体。血清学试验目前是检测肺炎支原体感染的主要手段，包括 ELISA、补体结合试验、免疫荧光试验等。若患者恢复期血清的 Mp 抗体滴度较急性期有 4 倍以上的升高则有助于诊断。

1. 冷凝集试验和 MG 链球菌凝集试验　对支原体肺炎有辅助诊断价值。方法是将患者稀释血清与人 O 型 Rh 阴性红细胞在 4℃ 做凝集试验。约 50% 肺炎支原体感染者为阳性（效价≥1∶64），效价越高或双份血清呈 4 倍以上升高，则肺炎支原体近期感染的可能性越大。冷凝集试验是检测患者血清中冷凝集素的一种非特异性试验，感染呼吸道合胞病毒、腮腺炎病毒及流感病毒等也可呈阳性。MG 链球菌凝集试验为非特异性凝集试验。肺炎支原体感染后，约 1/3 的患者血清中可出现能凝集甲型链球菌 MG 株的抗体，效价≥1∶20，而病毒性肺炎患者常无此抗体出现，故本试验有助于两者的鉴别。

2. 补体结合试验（CF）　采用有机溶媒提取肺炎支原体糖脂半抗原做 CF，若双份血清抗体效价升高 4 倍以上或单份血清效价≥1∶64 ~ 1∶128 时，80% 的病例表明近期有感染。但由于肺炎支原体感染起病缓慢，患者一般在发病数日或一周后才就诊，此时血清抗体已出现或已达到一定浓度，故难以满足双份血清 4 倍以上升高的诊断标准。此外，该实验操作烦琐，试验采用的脂质抗原与人体组织及某些细菌有共同抗原，有时可出现交叉反应。

3. ELISA　敏感性和特异性高，快速、经济，用 170KDa 的 P1 蛋白和 43KDa 多肽检测相应抗体，为目前诊断肺炎支原体感染的可靠方法。

（任美英）

第三节　解脲脲原体

解脲脲原体（Ureaplasma urealyticum，Uu）也称溶脲脲原体，1954 年 Shepard 首先从非淋球菌尿道炎（NGU）患者的尿道分泌物中分离获得，因其培养时形成的菌落细小，曾称为 T 支原体（T – mycoplasmas）。按此菌分解尿素的特性而命名为解脲脲原体。解脲脲原体与人类多种疾病有关，现已被列为性传播疾病的病原体。

一、临床意义

解脲脲原体是人类泌尿生殖道最常见的寄生菌之一，为条件致病菌，致病机制可能与侵袭性酶和毒性产物有关。Uu 黏附于宿主细胞后可产生磷脂酶，分解细胞膜中的磷脂，损伤细胞膜；Uu 的尿素酶可分解尿素产生氨，对宿主细胞有急性毒性作用；Uu 产生 IgA 蛋白酶，破坏泌尿生殖道黏膜表面 IgA 的局部抗感染作用，有利于解脲脲原体黏附于泌尿生殖道黏膜的表面而致病。

Uu 最常引起非淋菌性尿道炎，是本病中仅次于衣原体（占 50%）的重要病原体，主要通过性接触传播和母婴传播。此外 Uu 还与前列腺炎、附睾炎、阴道炎、宫颈炎、流产及不育等有关。

二、生物学特性

解脲脲原体在液体培养基中以球形为主，直径为 0.05 ~ 0.3μm（图 18 - 4），常单个或成对排列，能通过 0.45μm 的滤菌器。革兰染色阴性，但不易着色，吉姆萨染色呈紫蓝色。解脲脲原体无细胞壁，细胞膜由三层结构构成，内、外两层由蛋白质组成，中层为类脂质，膜厚度为 7.5 ~ 10.0nm，胞内含核糖体和双股 DNA。

解脲脲原体营养要求较高，需要供给胆固醇和酵母浸液，最适 pH 为 5.5 ~ 6.5。常用的基础培养基为牛心消化液，在液体选择培养基中 37℃ 培养 18 ~ 24h，分解尿素产 NH_3，培养基变为红色；在固体培养基中，置于 95% N_2、5% CO_2 气体环境下，37℃ 培养 2 ~ 3 天，形成细小（10 ~ 40μm）、周边较窄的"油煎蛋"样菌落，需用低倍镜观察。

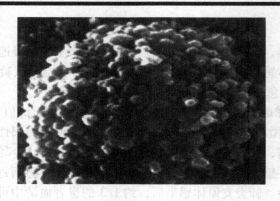

图 18-4 解脲脲原体（扫描电镜 ×5 500）

解脲脲原体含有脂多糖抗原、蛋白质抗原和脲酶抗原，后者是解脲脲原体种特异性抗原，可与其他支原体区别。解脲脲原体有 16 个血清型，其中第 4 型引起疾病的频率最高。将 16 个血清型的标准菌株分为 A、B 两群，A 群含 2、4、5、7、8、9、10、11、12 型；B 群含 1、3、6、14 型。A 群各型均含有 16kDa 和 17kDa 多肽，B 群各型含有 17kDa 多肽，13 血清型含有 16kDa 多肽。利用能识别 16kDa 和 17kDa 多肽的单抗可鉴定 Uu 血清群。

解脲脲原体无细胞壁，对渗透作用特别敏感，易被脂类溶媒、清洁剂、酒精、特异性抗体及补体溶解。对醋酸铊不敏感。对热抵抗力差，4℃存活 2 周左右，-70℃ 可存活 2~3 年。

三、微生物学检验

（一）检验程序

解脲脲原体检验程序见图 18-5。

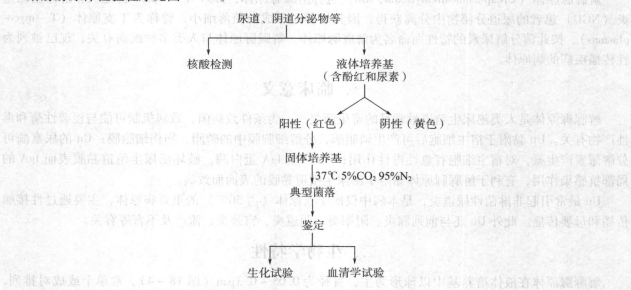

图 18-5 解脲脲原体检验程序

（二）标本采集

用无菌试管或无菌瓶收集非淋菌性尿道炎患者的中段尿、慢性前列腺炎患者按摩后的前列腺液、原因不明的不育症患者的精液、阴道炎与宫颈炎患者的炎性分泌物等。

（三）标本直接检查

1. **核酸检测** 以部分尿素酶基因的核苷酸序列为模板合成相应引物，进行体外扩增，解脲脲原体 16 个血清型均见 460bp 的 DNA 片段。通过对 PCR 产物的核酸杂交和序列分析可将各种支原体鉴别分类，该法敏感性高。DNA 探针技术是直接用缺口转移法制备 P 标记的 DMA 探针，测定时将标本粗提 DNA100μl 点样到硝酸纤维膜上，与放射性探针杂交。此法敏感，可检测 50～100pg 的 DNA。

2. 免疫斑点试验（IDT） 检测抗原提取物，敏感、特异、快速，不需特殊仪器，易于推广。可作为临床 Uu 感染者病原检查的特异诊断方法，此法也可检测 Uu 培养物。

（四）分离培养和鉴定

1. 分离培养 将标本接种于含尿素、精氨酸和酚红指示剂的液体培养基中，标本中若有解脲脲原体存在，则 37℃ 培养 24～48h，解脲脲原体分解尿素或精氨酸产氨，培养基 pH 上升至 7.6～8.6，液体培养基颜色由橙黄色转变成红色，即为阳性。解脲脲原体在液体培养基中不出现菌膜、浑浊及沉淀生长现象。如培养基出现浑浊则表明有杂菌污染，不能报告解脲脲原体阳性。液体培养阳性者应及时转种相应琼脂平板，置于 5% CO_2、95% N_2 环境中做次代培养，Uu 在 A8 琼脂平板中 1～3 天出现圆形、棕色菌落。以放大镜或低倍镜观察菌落形态，需注意支原体菌落与水泡、水、脂质滴物及其他杂质的区分。

2. 鉴定 取培养物分别作吉姆萨染色、革兰染色和细胞壁染色，观察菌体形态。Uu 分解尿素产氨，不分解葡萄糖和精氨酸（表 18－1），氯化三苯四氮唑还原阴性。进一步鉴定需用特异性抗血清做 GIT 与 MIT。

泌尿生殖道感染支原体的血清学检查临床意义不大。

（任美英）

第四节　其他支原体

一、穿透支原体

穿透支原体（M penetrans）是 1990 年 Lo 从 AIDS 患者尿中分离到的新支原体，因能吸附宿主细胞并能穿入细胞内而得名。

（一）临床意义

穿透支原体凭借顶端结构黏附于尿道上皮细胞、红细胞、单核细胞及 $CD4^+T$ 淋巴细胞，穿过细胞膜进入细胞内繁殖，导致宿主细胞受损、死亡。Mpe 为条件致病菌，通过性接触传播，能促进无症状 HIV 感染者进展为有症状的 AIDS，是加速 AIDS 进程的协同因子，Mpe 感染可能是 AIDS 的辅助致病因素。

（二）生物学特性

Mpe 形态为杆状或长烧瓶状，长 0.8～2μm，宽 0.2～0.4μm，一端为尖形结构，与肺炎支原体相似，具有黏附和穿入细胞的作用。可通过 0.45μm 孔径的滤膜。Mpe 营养要求高，培养基中需添加血清，在改良 SP－4 培养基中生长，形成"油煎蛋"样菌落。生长缓慢，初代培养多需 10 天以上。在液体培养基中生长时呈透明状，无明显混浊或沉淀。

（三）微生物学检验

1. 标本采集 用无菌棉拭子在 AIDS 患者或 HIV 感染者咽部蘸取黏液，洗脱于 3mL 改良 SP－4 培养基中；血清、尿液标本 2 500r/min 离心 20min，弃去上清，取沉淀物与 3mL 改良 SP－4 培养基混匀。上述标本培养液均用 0.45μm 孔径的滤膜过滤后分离培养，也可取 AIDS 患者组织做免疫组化及电镜等技术检测。

2. 标本直接检查 采用 Mpe 套式 PCR（nPCR），靶基因为 Mpe 的 16S rRNA 基因特异性片段，Mpe nPCR 最终扩增长度为 410bp。双重套式 PCR（DN－PCR）也以 16S rRNA 基因为靶基因，外套引物用 Mpe 与发酵支原体 Mf 共用，内套引物则用 Mpe 种特异建立 N－PCR 扩增体系，可扩增出特异性 Mpe DNA，此法为灵敏、特异、快速的 Mpe 检验方法。

3. 分离培养和鉴定 如下所述。

（1）分离培养：每份标本液用改良 SP-4 培养基稀释成不同浓度（1：10、1：50、1：100），37℃培养，每天观察颜色变化。若由红色变为黄色，透明无沉淀，为"培养可疑阳性"；再用滤膜过滤，滤液转种传代。当培养基颜色再次由红色变为黄色，则为"初代培养阳性"。应同步设培养基对照以便比较。若标本观察 30 天仍不变色则为"培养阴性"。AIDS 相关支原体一般在 10～14 天后变色，阳性培养物应进一步鉴定。分离培养 AIDS 相关 Mpe 难度较大，如有条件应在做培养基培养的同时结合细胞培养法，分离培养与 PCR 检测同时进行。

（2）鉴定

1）生化反应：Mpe 能发酵葡萄糖，分解精氨酸，不分解尿素（表 18-1）。培养物接种含 1% 葡萄糖的 SP-4 培养基（发酵葡萄糖试验），若能分解葡萄糖，则培养基颜色由红色变为黄色。培养物接种含精氨酸（不含葡萄糖）的 SP-4 培养基（水解精氨酸试验），若能水解精氨酸，则 pH 上升。培养物接种仅含尿素的 SP-4 培养基（分解尿素试验），观察 pH 变化。

2）代谢抑制试验（MIT）：取 10^4 CCU/mL 阳性培养物，分别加入 2 支含 3mL 改良 SP-4 培养基中，其中 1 支加入适量抗 Mpe 标准血清作为试验管，另 1 支不加抗血清作为对照管，37℃培养。若试验管培养基颜色不变（生长被抑制），对照管颜色由红色变为黄色（支原体生长），则为阳性，该培养物为Mpe。根据抗血清型别进行 Mpe 分型。

4. 抗体检测 国外学者在 HIV 感染者中用 ELISA 法检测出大量 Mpe 抗体，其中无症状者阳性率为20%，AIDS 患者为 40%。

二、人型支原体

人型支原体（M. hominis）主要寄居在生殖道，可通过性接触传播，引起附睾炎、宫颈炎、盆腔炎和产褥热，新生儿可致肺炎、脑膜炎及脑脓肿。

人型支原体为球杆状，基因组大小为 700kbp。最适 pH 为 7.2～7.4。在液体培养基中，因人型支原体分解精氨酸产氨，pH 升至 7.8 以上而死亡。在固体培养基上形成 100～200μm 较大、典型的"油煎蛋"样菌落。

实验室检查常用的方法是分离培养和核酸检测。将泌尿生殖道标本接种液体培养基，培养 24～48h 后分解精氨酸产碱，酚红指示剂由淡红色变为红色。再取阳性培养物转种固体培养基，在 95% N_2、5% CO_2 的气体环境下，37℃培养 3 天左右，用低倍镜观察菌落。可疑菌落经形态、培养及生化反应做初步鉴定，人型支原体能分解精氨酸，不分解尿素和葡萄糖（表 18-1），进一步鉴定需用特异性抗血清做GIT 与 MIT。PCR 法可快速检测泌尿生殖道标本 16S rRNA 基因，特异性强，适于大批量标本检测。

三、生殖支原体

生殖支原体（M. genitalium）通过性接触传播，引起尿道炎、宫颈炎及盆腔炎等，且与男性不育有关。

生殖支原体形态为烧瓶状，长 0.6～0.7μm，顶宽 0.06～0.08μm，底宽 0.3～0.4μm，有一明显的颈部，宽约 7nm。基因组大小为 580kbp。营养要求高，需在不含醋酸铊的 SP-4 培养基中才能生长，菌落呈典型的"油煎蛋"样。生长缓慢，初次分离培养需 50 多天，传代培养亦需 30 多天。生殖支原体顶端结构的黏附素 MgPa 与肺炎支原体的 P1 黏附蛋白在血清学上有交叉反应。

生殖支原体能发酵葡萄糖，不分解尿素和精氨酸（表 18-1）。因其培养较困难，且生长缓慢，故临床上通过培养方式鉴定生殖支原体意义不大。核酸检测是实验室诊断生殖支原体最好的方法，目前主要用 PCR 技术检测 16S rRNA 基因和 MgPa 基因，敏感性高，特异性强。

（李永钢）

第十九章

衣原体检验

第一节 概述

衣原体（Chlamydia）是一类专性寄生在真核细胞内，有独特发育周期，能通过细菌滤器的原核细胞型微生物。其体积略大于病毒，可在光学显微镜下观察到；含 DNA 和 RNA 及核糖体，具有近似革兰阴性细菌的细胞壁结构；对多种抗生素敏感；有独立的生活周期，但酶系统不完善，必须依靠宿主细胞提供代谢能量。

按第 9 版 Bergey 细菌分类手册，衣原体分类上属于衣原体目（Chlamydiales），下有衣原体科（Chlamydiaceae）、衣原体属（Chlamydia）。衣原体属中按照抗原结构和 DNA 同源性的特点，分为沙眼衣原体（C. trachomatis）、肺炎嗜衣原体（C. pneumoniae）、鹦鹉热嗜衣原体（C. psittaci）和兽类衣原体（C. pecorum）4 种。此外，利用新的分子生物学分类法，根据 16S 和 23S 的 rRNA 同源性将衣原体目分为 4 个科，其中衣原体科分为嗜衣原体属和衣原体属，衣原体属包括沙眼衣原体、猪衣原体和鼠衣原体 3 个种；嗜衣原体属包括鹦鹉热嗜衣原体、流产嗜衣原体、肺炎嗜衣原体、家畜嗜衣原体、猫嗜衣原体和豚鼠嗜衣原体 6 个种。衣原体广泛寄生于人类、哺乳动物及禽类体内，仅少数致病，能引起人类疾病的衣原体主要有沙眼衣原体、肺炎嗜衣原体和鹦鹉热嗜衣原体，其中沙眼衣原体最为常见。

（李永钢）

第二节 沙眼衣原体

沙眼衣原体（C. trachomatis）不仅可致眼部感染，还可引起泌尿生殖道感染、性病淋巴肉芽肿和其他器官感染。西方国家 50% 以上的非淋球菌性尿道炎和宫颈炎由其所致，我国性病高发人群中沙眼衣原体的感染率也达 60% 左右，故沙眼衣原体日益受到医学界的关注。目前发现其有 18 个血清型，不同血清型引起不同部位的感染，其中沙眼感染的血清型为 A、B、Ba、C；性病淋巴肉芽肿感染的血清型为 L1、L2、L2a、L3；泌尿生殖道感染的血清型为 D ~ K。

一、临床意义

沙眼衣原体感染范围较广，可侵害不同系统和器官，所致疾病主要有沙眼、包涵体性结膜炎、泌尿生殖道感染（如宫颈炎、输卵管炎及附睾炎等）、性病淋巴肉芽肿、新生儿肺炎及中耳炎等。

（一）沙眼

主要由沙眼亚种 A、B、Ba 和 C 血清型引起。传播方式为眼 – 眼或眼 – 手 – 眼。沙眼衣原体可感染结膜上皮细胞，并在其中繁殖形成包涵体。症状有流泪、黏性及脓性分泌物、结膜充血及滤泡增生等。晚期可出现结膜瘢痕、眼睑内翻、倒睫及角膜血管翳，严重者可导致失明。

（二）包涵体结膜炎

由沙眼亚种 B、Ba、D、Da、E、F、G、H、I、Ia、J 及 K 血清型感染引起。表现为婴儿型和成人型。婴儿型是婴儿经产道感染，引起滤泡性结膜炎，不侵犯角膜，不出现角膜血管翳。成人型则由性接触，经手至眼，亦可由接触污染的游泳池水被感染，引起滤泡性结膜炎。

（三）泌尿生殖道感染

主要由沙眼生物变种 D–K 血清型感染引起，经性接触传播，引起非淋菌性尿道炎。性接触传播引起的非淋菌性泌尿生殖道感染，易发展为持续感染或无症状携带者。男性多表现为尿道炎，可转变为慢性病周期性加重，也可并发附睾炎、直肠炎及前列腺炎等。女性可引起尿道炎、宫颈炎、盆腔炎及输卵管炎等。输卵管炎反复发作可导致不孕症或宫外孕。

（四）呼吸道感染

沙眼衣原体引起的肺炎多见于婴幼儿，由 D、Da、E、F、G、H、I、Ia、J 及 K 血清型感染引起。

（五）性病淋巴肉芽肿

由沙眼衣原体的性病淋巴肉芽肿生物变种（LGV）生物型 L1、L2、L2a 及 L3 感染引起。主要通过性接触传播，可侵犯男性腹股沟淋巴结，引起化脓性淋巴结炎和慢性淋巴肉芽肿，常形成瘘管；也可侵犯女性会阴、肛门及直肠，形成肠皮肤瘘管及会阴–肛门–直肠狭窄与梗阻。

二、生物学特性

（一）发育周期与形态染色

衣原体在宿主细胞内生长繁殖时具有独特的发育周期。在普通光学显微镜下观察衣原体可见两种大小和形态各异的颗粒。一种为小而致密的颗粒，称为原体（elementary body，EB）；一种为大而疏松的颗粒，称为网状体（reticulate body，RB）。原体具有强感染性，Giemsa 染色呈紫色，Macchiavello 染色呈红色。网状体，亦称为始体，以二分裂方式繁殖，为繁殖型，无感染性，Macchiavello 染色呈蓝色。原体具有感染性，感染后吸附于易感细胞表面，通过吞饮作用进入细胞内，由宿主细胞膜包围形成空泡。原体在空泡内发育、增殖成网状体。网状体代谢活跃，以二分裂方式繁殖，在空泡内形成许多子代原体。子代原体聚集，由膜包绕形成各种形态的包涵体。不同衣原体的包涵体形态及在宿主细胞的位置不尽相同，根据此特点可鉴别衣原体。子代原体成熟后即从破坏的感染细胞中释出，再感染新的易感细胞，开始新的发育周期，一个发育周期为 48～72h。

（二）抗原结构

根据细胞壁的不同成分，可分为属、种、型特异抗原。

1. 属特异抗原　位于胞壁，为脂多糖 LPS，类似革兰阴性菌的脂蛋白–脂多糖复合物。可用补体结合试验检测。

2. 种特异抗原　多数衣原体的种特异抗原位于主要外膜蛋白（major outer membrane protein，MOMP）上，可用补体结合试验和中和试验检测，借此可鉴别不同种衣原体。

3. 型特异抗原　根据主要外膜蛋白抗原可将每种衣原体分为不同血清型或生物型（biovar）。型特异性差别的分子基础是由氨基酸可变区的顺序变化决定的。常用的检验方法是单克隆抗体微量免疫荧光试验。

（三）抵抗力

衣原体对热和常用消毒剂敏感，60℃仅能存活 5～10min，–70℃可保存数年，冷冻干燥保存 30 年以上仍有活性。用 75% 乙醇半分钟或 2% 来苏液 5min 均可杀死衣原体。红霉素、多西环素和四环素等有抑制衣原体繁殖的作用。

三、微生物学检验

（一）检验程序

沙眼衣原体检验程序见图 19 – 1。

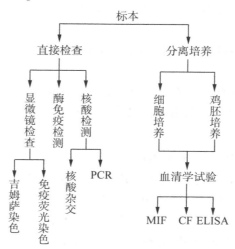

图 19 – 1 沙眼衣原体检验程序

（二）标本采集

1. 眼和泌尿生殖道 沙眼和包涵体结膜炎患者，用拭子在结膜上穹隆或下穹隆用力涂擦，或取眼结膜刮片；沙眼衣原体尿道炎患者，因沙眼衣原体仅感染柱状及鳞柱状上皮细胞，故女性可采集宫颈拭子标本、男性采集尿道拭子标本及尿液。

2. 性病淋巴肉芽肿 采集患者淋巴结脓汁，用肉汤或组织培养营养液适当稀释，以供分离培养。

（三）标本直接检查

1. 直接显微镜检查 衣原体感染时可在宿主细胞内出现包涵体，用光学显微镜观察有一定预诊意义，特别在眼结膜、尿道及子宫颈上皮细胞内发现典型包涵体更有参考价值。包涵体的检出对急性、严重的新生儿包涵体性结膜炎的诊断价值大，对成人眼结膜和生殖道感染的诊断意义次之（图 19 – 2）。一般采用 Giemsa 染色法，标本涂片干燥后染色镜检，原体染成紫红色，始体呈蓝色，此法简单易行，但敏感性较低。

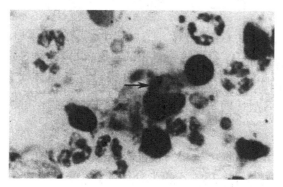

图 19 – 2 沙眼衣原体包涵体（Giemsa 染色）

2. 抗原检测 如下所述。

（1）免疫荧光法：用直接荧光抗体试验（direct fluorescence antibody test，DFA）检测上皮细胞内的典型衣原体抗原。

（2）酶免疫法：由于脂多糖（LPS）的含量和溶解度远远大于 MOMP，故酶免疫测定（enzyme immunoassay，EIA）均采用酶标记抗衣原体 LPS 的单克隆或多克隆抗体，通过分光光度计对酶催化的底物显色反应进行检测。

（3）胶体金法：利用沙眼衣原体可溶性抗原 LPS 的单克隆抗体，采用胶体金免疫层析双抗体夹心法，可快速检测女性宫颈分泌物和男性尿道分泌物中的沙眼衣原体。

3. 核酸检测　如下所述。

（1）PCR 法：检查尿道和宫颈拭子、初段晨尿等标本中特异性 DMA 片段。此法敏感性较高，临床慎用。

（2）DNA 探针法：用^{125}I 标记的沙眼衣原体 rDNA 探针检测宫颈标本的衣原体，该法检测只需 1h，且无放射危害，其敏感性和特异性与细胞培养相比分别为 82.8% 和 99.4%。

（四）分离培养和鉴定

1. 细胞培养　分离沙眼衣原体的细胞有 HeLa - 229 或 McCoy 细胞等。在装有盖玻片的小培养瓶中加入 HeLa - 229 或 McCoy，加入 Eagle 氏液或 199 营养液、10% 灭活小牛血清等，培养 24h 细胞长成单层。将标本拭子浸入含抗生素的稀释液中制成 10% ~20% 悬液，接种到上述培养瓶中，37℃培养 72h，取出盖玻片做 Giemsa 染色。如标本中有沙眼衣原体，则染色后可见蓝色、深蓝色或暗紫色的包涵体。初代分离培养 72~96h 后传代或盲传。90% 有症状患者的标本第 1 代即可见包涵体，而无症状患者需传代后才得到阳性结果。细胞培养法的敏感性为 80%~90%，特异性 100%，是目前确诊沙眼衣原体感染最可靠的方法，也是评价其他衣原体检测法的标准。

2. 鸡胚培养　1955 年我国学者汤飞凡（1897—1958）采用鸡胚卵黄囊接种法在世界上首次分离培养出沙眼衣原体，他是世界上发现重要病原体的第一个中国人，开创了沙眼衣原体的实验研究工作。实验所用鸡胚须来自饲料中不添加抗生素的养鸡场，且种鸡应无衣原体感染。培养后如卵黄囊膜涂片发现衣原体、连续传代鸡胚死亡，且血清学鉴定为阳性，即为阳性分离结果。

（五）抗体检测

目前检测抗体的血清学方法在常规临床诊断中价值不大。因不易获得衣原体感染患者的急性期和恢复期双份血清，且性传播疾病的高危人群多有慢性重复感染，体内原有抗体水平较高，故限制了血清学方法的应用。用于检测血清中特异性抗体的方法有补体结合试验（CF）、微量免疫荧光试验（MIF）、酶免疫法等，其中 CF 敏感性和特异性较差，而 MIF 敏感性和特异性较高。

（刘　淼）

第三节　肺炎嗜衣原体

肺炎嗜衣原体（Chlamydophila pneumoniae）是衣原体属中的一个新种，只有一个血清型，即 TWAR 株衣原体。这是根据最初分离的两株病原体，即 1965 年自一名台湾小学生眼结膜分离的一株衣原体（TW - 183），和 1983 年自美国大学生急性呼吸道感染者咽部分离的另一株衣原体（AR - 39），因两株衣原体的抗原性相同，因此将这两株的字头并发后，称作 TWAR 株。肺炎嗜衣原体是一种引起呼吸道疾病的重要病原体。

一、临床意义

TWAR 在人与人之间经飞沫或呼吸道分泌物传播，亦可在家庭或医院等场所相互传染。TWAR 感染具散发和流行交替出现的特点，其扩散较为缓慢，潜伏期平均 30 天左右，在感染人群中流行可持续 6 个月左右。TWAR 主要引起青少年急性呼吸道感染，如肺炎、支气管炎、咽炎和鼻窦炎等。起病缓慢，临床常表现有咽痛、声音嘶哑等症状，还可引起心包炎、心肌炎和心内膜炎。近年来还发现 TWAR 与冠状动脉硬化和心脏病的发生有关。

二、生物学特性

原体直径为0.38μm，在电镜下呈梨形，并有清晰的周浆间隙，原体中无质粒，感染细胞中形成包涵体，包涵体中无糖原。TWAR株与鹦鹉热嗜衣原体、沙眼衣原体的DNA同源性<10%，而不同来源的TWAR株都具有94%以上的DNA同源性，其限制性内切酶的图谱相同。TWAR只有一个血清型，外膜蛋白顺序分析完全相同，98kDa蛋白为特异性抗原。其单克隆抗体与沙眼衣原体及鹦鹉热嗜衣原体无交叉反应。TWAR株用Hep-2和H-292细胞系较易分离和传代，但在第一代细胞内很少能形成包涵体。

三、微生物学检验

（一）检验程序

肺炎嗜衣原体检验程序同图19-1。

（二）标本采集

由于痰液标本对培养细胞有毒性作用，一般取支气管肺泡灌洗液和鼻咽部拭子，标本最好用膜式滤菌器除去杂菌，不加抗生素。若做血清学检查可采集患者外周血标本。

（三）标本直接检查

1. 直接显微镜检查　同沙眼衣原体直接显微镜检查。
2. 特异性核酸检测　采用限切酶Pst I对TWAR DNA酶切后，可获得一段474bp的核酸，其他两种衣原体无此DNA片段。采用PCR技术，检测TWAR特异性核酸片段。

（四）分离培养和鉴定

用HL和Hep-2细胞培养肺炎嗜衣原体较易生长，用McCoy细胞及其他传代细胞分离培养肺炎嗜衣原体较困难。细胞分离培养常选用HEP-2和H-292细胞系，35℃48h培养后，可用荧光标记的单克隆抗体作直接或间接法荧光染色，观察并计算包涵体数目（图19-3）。如果第1代培养包涵体阴性，则盲传至第2代，培养48h后，荧光抗体染色镜检。若仍为阴性则盲传至第3代，培养48h后，再检测。根据3代培养结果，以出现包涵体与否作出结论性报告。

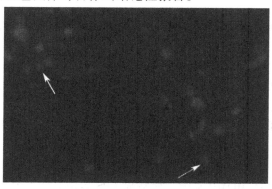

图19-3　肺炎嗜衣原体包涵体（荧光抗体染色）

（五）抗体检测

目前诊断TWAR感染较敏感的方法是用微量免疫荧光试验检测血清中的抗体。分别检测TWAR特异性的IgM和IgG抗体，有助于区别近期感染和既往感染，也有利于区别原发感染和再感染。凡双份血清抗体滴度增高4倍或以上，或单份血清IgM抗体滴度≥1∶16，或IgG抗体滴度≥1∶512，可确定为急性感染。

（刘　淼）

第四节　鹦鹉热嗜衣原体

　　鹦鹉热嗜衣原体（Chlamydophila psittaci）因首先从鹦鹉体内分离到而得名，可感染鹦鹉科鸟类、家禽、家畜和野生动物等，主要存在于动物肠道内，由粪便排出污染环境，以气溶胶传播，人接触后易引起鹦鹉热，可表现为非典型肺炎。

一、临床意义

　　感染鹦鹉热嗜衣原体的患者多呈急性发病，发冷、头痛及喉痛、不适，体温38℃，很快上升到39~40℃；典型临床表现为非典型肺炎，干咳、少量黏痰，有时呈铁锈色，X线检查可见肺部单个或者多个实变性阴影。严重病例可累及心血管及神经系统，表现为心肌炎、心内膜炎、脑膜炎和脑炎等症状，可在心肌炎患者心肌内的巨噬细胞中检查到包涵体。

二、生物学特性

　　鹦鹉热嗜衣原体也有衣原体独特的生活周期。包涵体较致密，形态不一，不含糖原，碘染色为阴性，是与沙眼衣原体鉴别的要点之一（沙眼衣原体含糖原，碘染色呈阳性）。

三、微生物学检验

（一）检验程序

　　鹦鹉热嗜衣原体检验程序同图19-1。

（二）标本采集

　　采取患者的血液、痰或咽喉含漱液。如为血块，加肉汤或组织培养液制成10%悬液。痰液标本一般加2~10倍体积的含抗生素的灭菌肉汤用力振摇成乳悬液，室温1~2h后，低速离心取上清液接种。尸检材料取肺、脾、肝等组织和腹腔、心包渗出液。

（三）标本直接检查

　　1. 直接显微镜检查　Giemsa或Machiavello染色法观察衣原体的原体和网状体。Giemsa染色可观察包涵体。

　　2. 抗原检测　如下所述。

　　（1）免疫荧光法：以衣原体属、种或型的单克隆抗体与荧光素结合后，用免疫荧光方法检测组织或细胞中衣原体抗原的存在或用于衣原体分型。

　　（2）酶免疫法（EIA）：采用衣原体可溶性抗原LPS的抗体，能在数小时内完成组织或细胞中的衣原体可溶性抗原的检测，适用于同时检测大量标本。

　　3. 核酸检测　如下所述。

　　（1）DNA探针法：以衣原体MOMP基因、属特异LPS表位基因及其他鹦鹉热嗜衣原体保守序列设计和制备探针，采用斑点杂交或Southern印迹杂交试验，可准确、灵敏地检测出标本中的鹦鹉热嗜衣原体，也可用于种内株系鉴别。

　　（2）PCR法：除常规PCR外，目前已开发多种荧光定量PCR方法，可快速、准确、灵敏地检测出标本中衣原体。

（四）分离培养和鉴定

　　1. 鸡胚培养　鹦鹉热嗜衣原体的分离常用鸡胚卵黄囊接种与传代，可取得满意效果，详见沙眼衣原体分离培养。

　　2. 小鼠分离　选择腹腔接种、颅内接种及滴鼻接种进行试验。最具特征性的表现为小鼠嗜睡和麻痹，胀气的十二指肠上覆盖一层薄的黏性渗出物，全肺叶有实变。

3. 细胞培养　细胞培养常用 PL 细胞、BHK 细胞及 Vero 细胞等，鹦鹉热嗜衣原体均能生长。但直接用于临床标本的分离培养效果不好，最好先接种鸡胚卵黄囊，经繁殖后再细胞培养易于成功，其原因可能是临床标本中衣原体数量较少。

（五）抗体检测

检验方法有补体结合试验（CF）、间接血凝试验（IHA）及酶联免疫吸附试验（ELISA）等。取患者急性期和恢复期双份血清，CF 抗体效价呈 4 倍升高者可作诊断。单次 CF 抗体结果，效价高于1 ∶ 64 也可诊断。

（王原媛）

参考文献

[1] 翟登高. 医学免疫学. 第 2 版. 北京：人民卫生出版社，2012.

[2] 安云庆，姚智. 医学免疫学. 北京：北京大学医学出版社，2009.

[3] 王明琼. 传染病学. 第 4 版. 北京：人民卫生出版社，2011.

[4] 李凡，刘晶星. 医学微生物学. 第 7 版. 北京：人民卫生出版社，2012.

[5] 李竹. 出生缺陷防治. 北京：科学出版社，2010.

[6] 何维. 医学免疫学. 北京：人民卫生出版社，2010.

[7] 皮至明. 免疫学与免疫检验技术. 北京：高等教育出版社，2010.

[8] 王兰兰. 临床免疫学检验. 第 5 版. 北京：人民卫生出版社，2012.

[9] 毕胜利，曾常茜. 临床免疫学. 北京：科学出版社，2010.

[10] 侯振江. 血液学检验. 第 3 版. 人民卫生出版社，2012.

[11] 曹励民. 寄生虫学检验. 第 3 版. 人民卫生出版社，2012.

[12] 吕世静. 临床免疫学检验. 第 2 版. 北京：中国医药科技出版社，2010.

[13] 曹雪涛. 生命科学实验指南系列：免疫学技术及其应用. 北京：科学出版社，2010.

[14] 贺志安. 检验仪器分析. 北京：人民卫生出版社，2012.

[15] 刘辉. 免疫学检验. 第 3 版. 北京：人民卫生出版社，2012.

[16] 段满乐. 生物化学检验. 第 3 版. 北京：人民卫生出版社，2012.

[17] 刘运德，楼永良. 临床微生物学检验技术. 北京：人民卫生出版社，2015.

[18] 龚非力. 医学免疫学. 北京：科学出版社，2012.

[19] 甘晓玲. 微生物学检验. 第 5 版. 北京：人民卫生出版社，2011.

[20] 葛海良，张冬青. 免疫学技术. 北京：科学出版社，2009.

[21] 吕建新，樊绮诗. 临床分子生物学检验. 第 3 版. 人民卫生出版社，2012.

[22] 孙黎飞. 细胞免疫学实验研究方法. 北京：人民军医出版社，2009.

[23] 倪语星，尚红. 临床微生物学检验. 第 5 版. 北京：人民卫生出版社，2012.

[24] 陈东科，孙长贵. 实用临床微生物学与图谱. 北京：人民卫生出版社，2011.

[25] 贾文祥. 医学微生物学. 第 2 版. 北京：人民卫生出版社，2010.